肝胆膵画像診断の鉄則

Liver, Gallbladder, Pancreas : The Golden Rules of Diagnostic Imaging

くまもと県北病院　理事長

山下康行

Yamashita Yasuyuki

医学書院

■山下康行(やましたやすゆき)

くまもと県北病院理事長，前熊本大学放射線診断学講座教授．もともと消化器，泌尿器の画像診断が専門であるが，画像診断全般に関心がある．日本医学放射線学会では長年教育を担当する．同学会のガイドライン委員会を立ち上げ，「画像診断ガイドライン2013年版」（金原出版）の編集に携わった．最近ではAIに興味を持っている．

画像診断関係の著書，編著は10冊以上で，『肝胆膵の画像診断—CT・MRIを中心に改訂第2版』(Gakken)，「知っておきたい泌尿器のCT・MRI改訂第2版」(Gakken)，『ジェネラリストを目指す人のための画像診断パワフルガイド第2版』(MEDSi)，『新版 これで完璧！MRI』（金原出版），『医学生・研修医のための画像診断リファレンス』（医学書院），『レジデントのための画像診断の鉄則』（医学書院）などがある．

肝胆膵画像診断の鉄則

発　　行　2024年10月15日　第1版第1刷©
著　　者　山下康行
発行者　株式会社　医学書院
　　　　　代表取締役　金原　俊
　　　　　〒113-8719　東京都文京区本郷1-28-23
　　　　　電話　03-3817-5600(社内案内)
印刷・製本　横山印刷

本書の複製権・翻訳権・上映権・譲渡権・貸与権・公衆送信権(送信可能化権を含む)は株式会社医学書院が保有します．

ISBN978-4-260-05662-5

本書を無断で複製する行為(複写，スキャン，デジタルデータ化など)は，「私的使用のための複製」など著作権法上の限られた例外を除き禁じられています．大学，病院，診療所，企業などにおいて，業務上使用する目的(診療，研究活動を含む)で上記の行為を行うことは，その使用範囲が内部的であっても，私的使用には該当せず，違法です．また私的使用に該当する場合であっても，代行業者等の第三者に依頼して上記の行為を行うことは違法となります．

[JCOPY]〈出版者著作権管理機構　委託出版物〉
本書の無断複製は著作権法上での例外を除き禁じられています．複製される場合は，そのつど事前に，出版者著作権管理機構(電話03-5244-5088，FAX 03-5244-5089，info@jcopy.or.jp)の許諾を得てください．

Introduction

　画像診断において最もワクワクするのは，あまり情報が出揃っていない段階で鑑別診断についてあれこれと考えるプロセスではないかと思います．臨床情報，疾患確率，特徴的な画像所見の有無など，持てる知識を総動員して，時には書籍やネットの情報も併用して考えを巡らせます．臨床所見をベースにしながらも，自由な発想で病態を考え，臨床医が思いつかなかったような診断を提示できるのが画像診断の醍醐味です．しかし，全く異なった疾患が類似の所見を呈することも少なくありません．鑑別診断に苦慮するも，結果を聞くと思わぬ疾患であることもあります．

　私は画像診断において鑑別を考えることの重要性を痛感し，雑誌の別冊などで肝胆膵の鑑別診断のポイントを紹介した本を出版したこともあります．しかしながら，やや専門的な内容であったため，研修医やレジデントを対象に鑑別診断のプロセスをわかりやすく紹介できないかと考えていました．

　先般，医学書院より『レジデントのための画像診断の鉄則』を上梓し，望外の評価を得ることができました．前著では全臓器を対象としつつ，画像診断のバックを貫く"鉄則"を紹介しましたが，各領域でもっと詳しく紹介して欲しいという声も数多くいただ

いておりました．しかし，既に臓器別，疾患ごとの素晴らしい書籍は数多くありましたので，もし出版するならこれまでにない形の本をと考え，臓器別の第一弾として肝胆膵疾患の鑑別診断の鉄則を紹介する本を執筆することとしました．本書においては肝胆膵の代表的な画像所見をみた場合，日常臨床ではこれだけ考えれば十分という鉄則を紹介しています．

　本書も前著同様，私が大学勤務時代にローテートの研修医や，クリニカルクラークシップの学生などと毎週，少人数での画像の読影カンファレンスで培った鑑別診断の知識を集めたものです．少人数のカンファレンスを再現すべく，QR コードでアクセスする Web 付録を取り入れ，まずスマホで解説の入っていない画像をみていただくことにしております．いくつかの質問に答えたうえで，本文を読んでいただくことによりさらに内容がよく理解できると思います．鑑別診断のプロセスには一定のルール，つまり"鉄則"がありますので，本書でぜひ会得していただきたいと思います．画像診断医のみならず，消化器疾患の臨床に携わる専門医やレジデントの読影の幅が大きく拡がり，日常臨床の力が大幅にパワーアップすると確信しています．

2024 年8月

山下 康行

iii

Contents

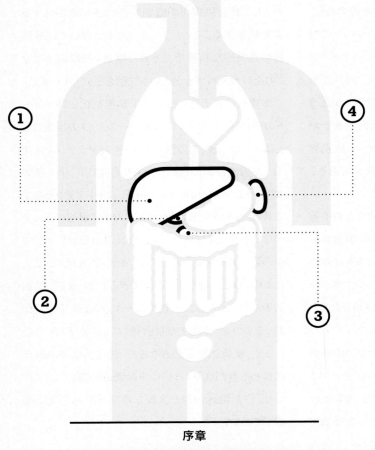

Chapter
① 肝臓
7

Chapter
② 胆嚢
163

Chapter
③ 膵臓
219

Chapter
④ 脾臓
289

序章
肝胆膵画像診断の掟
1

肝胆膵の画像診断ではダイナミックCTの理解が重要
1

MRIの出番は?
4

膵胆道系のMRIはどうか?
5

シナリオ

1	多血性の腫瘤	8
2	乏血性(リング状増強効果)の腫瘤	19
3	遷延性濃染を示す腫瘤	30
4	肝の囊胞性病変	38
5	肝内に多発する囊胞	49
6	多発性の微小結節	55
7	染まる病変は腫瘍とは限らない	64
8	EOB を取り込む肝腫瘤	72
9	脂肪を含んだ肝腫瘤	81
10	血管が貫通している肝腫瘤	90
11	肝細胞癌のいろいろ	97
12	小児の肝腫瘤	105
13	肝臓の石灰化	113
14	肝内ガス	119
15	びまん性の肝腫大(肝臓の吸収値はほぼ正常)	126
16	肝実質の著明な高吸収	134
17	肝実質のびまん性(広範囲)低吸収	139
18	門脈周囲の低吸収域	148
19	肝表, 肝周囲の病変	155
1	胆囊の隆起性病変	164
2	胆囊の壁肥厚	170
3	胆管壁肥厚, 狭窄	180
4	総胆管の管腔内病変・陰影欠損	192
5	総胆管拡張	199
6	肝内胆管拡張	210
1	単房性の膵囊胞性腫瘤	220
2	多房性の膵囊胞性腫瘤	227
3	膵の乏血性腫瘤(壊死性の乏血を含む)	237
4	膵の多血性腫瘤	248
5	膵のびまん性腫大	257
6	主膵管拡張	264
7	膵の石灰化	272
8	急性膵炎を疑ったら	281
1	脾腫	290
2	脾臓の腫瘤性病変	297
3	脾臓の囊胞性病変	305
4	脾臓の多発性病変	311

デザイン：松本 聖典, イラスト：シマ マスミ

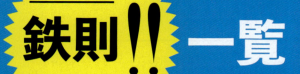

Chapter 1 肝臓

シナリオ 1　多血性の腫瘤　　　8

- いきなり画像に飛びつくな！
- 多血性の肝腫瘤をみたら，まず①肝細胞癌，②血管腫，③ FNH を考える
- 最もキーとなる所見を重点的に攻める
- CT で確信が持てないときは MRI を
- 多発性の多血性病変では転移を忘れるな
- FNH と肝腺腫の鑑別には EOB 造影 MRI が有用である

シナリオ 2　乏血性（リング状増強効果）の腫瘤　　　19

- 乏血性肝腫瘤で頻度の高い疾患は肝転移，胆管細胞癌，一部の肝細胞癌である．肝膿瘍や悪性リンパ腫も忘れてはならない
- リング状濃染は悪性腫瘍，膿瘍，血管腫でみられる
- 悪性リンパ腫などの浸潤性腫瘍では，リング状濃染を欠くことがある
- 造影 CT では微小な肝転移の診断は難しく，EOB 造影 MRI を考慮すべき
- 拡散強調画像において肝膿瘍と転移とでは拡散制限のメカニズムが異なる

シナリオ 3　遷延性濃染を示す腫瘤　　　30

- 遷延性濃染は豊富な線維性間質でみられることが多い
- 硬化性や混合型肝細胞癌，胆管細胞癌，転移性腫瘍，類上皮性血管内皮腫，硬化型血管腫は，線維性間質が豊富で，遷延性濃染がみられる
- 線維性の腫瘤は肝表の陥凹を伴うことがある

シナリオ 4　肝の囊胞性病変　　　38

- 単発の非定型肝囊胞性病変をみたら，複雑性囊胞，囊胞性転移，肝膿瘍，肝粘液性囊胞腫瘍などを考える
- 囊胞壁肥厚，不整な隔壁，充実部がみられる場合は悪性腫瘍を考える
- 囊胞性転移は充実性腫瘍が囊胞変性したものが多く，GIST や NEC，扁平上皮癌でみられる
- 卵巣癌や膵の囊胞腺癌などの囊胞性腫瘍は転移巣も囊胞性を呈することが多い
- 肝臓の多房性囊胞では肝粘液性囊胞腫瘍，エキノコックス，複雑性（出血性）囊胞，膿瘍，Caroli 病などを考える
- 囊胞の内容液の推定には MRI（T1 強調画像，拡散強調画像）が有用だ

シナリオ 5   肝内に多発する囊胞   49

- 肝に囊胞が多発する場合, 多発性肝囊胞以外に胆管性過誤腫, Caroli 病, 胆管周囲囊胞なども考える
- 多数の囊胞状小病変が肝全体にみられたら胆管性過誤腫を考える
- 胆管周囲囊胞は門脈の両側にみられるが, 胆管拡張は一側にしかみられない
- Caroli 病では肝末梢の門脈域に囊胞が多発し, 囊胞内に門脈が貫通する(central dot sign)

シナリオ 6   多発性の微小結節   55

- 硬変肝に多発性微小結節をみた場合, 再生結節以外に多血性の過形成結節, びまん型肝細胞癌の可能性も考える
- 非硬変肝に粟粒病変を認めた場合, 結核やサルコイドーシスなどの肉芽腫, 悪性腫瘍(リンパ腫や転移), 微小膿瘍を疑う
- びまん型肝細胞癌では, 門脈, 肝静脈に注目する
- 乳癌, 肺小細胞癌や胃の低分化腺癌では画像上捉えにくいびまん性肝転移を来すことがある

シナリオ 7   染まる病変は腫瘍とは限らない   64

- AP shunt や血流異常による偽病変, 胆管炎, 血管性病変などの非腫瘍性病変でも多血性を呈する
- 偽病変には好発部位や特徴的形態あり
- 偽病変(非腫瘍性病変)であることは EOB 造影 MRI の取り込みを証明すればよい

シナリオ 8   EOB を取り込む肝腫瘤   72

- 肝細胞癌, FNH, 肝腺腫は EOB を取り込むことがある
- 血管内プールや間質の細胞外液成分のため EOB の軽度の取り込みがみられることがある
- 肝血管腫では EOB 造影によって遷延性濃染が観察されにくい

シナリオ 9   脂肪を含んだ肝腫瘤   81

- CT では脂肪の存在を指摘することが難しいことがある
- 微量の脂肪の検出には MRI による chemical shift imaging が有用だ
- 肝腫瘤内に脂肪がみられる場合, 早期・高分化の肝細胞癌, 血管筋脂肪腫, 限局性脂肪肝を考える
- 慢性肝疾患で, 脂肪性の腫瘤を認める場合, 肝細胞癌を考える
- 脂肪肝はびまん性, 限局性, 多発性結節性など, 様々な形態を呈する
- 腫瘤様脂肪肝では, 腫瘤内に正常の脈管が確認できることがある
- 肝表に脂肪がみられた場合は偽脂肪腫を考える

The Golden Rules of List   **vii**

シナリオ 10　血管が貫通している肝腫瘍　90

- 腫瘍内の血管貫通は, リンパ腫以外に, 胆管細胞癌やびまん性の肝細胞癌, 腫瘤型の脂肪肝でもみられることがある
- 腫瘍内に血管が貫通していたら, 軟らかい腫瘍や Glisson 鞘周囲に浸潤性に発育する腫瘍を考える
- spin echo 法の MRI では血流は低信号となる

シナリオ 11　肝細胞癌のいろいろ　97

- 分化度や壊死, 変性の程度で肝細胞癌の血流は異なる
- EOB の取り込みは分化度が低くなるほど低下し, 多血化に先行する
- nodule-in-nodule appearance では腫瘍の脱分化を疑う
- びまん型肝細胞癌は乏血性のことが多く, 高率に門脈, 肝静脈浸潤がみられる
- 肝細胞癌の患者で急に腹痛や腹水の増加をみた場合, 肝細胞癌の破裂を疑う

シナリオ 12　小児の肝腫瘍　105

- 小児肝腫瘍では悪性腫瘍が 2/3 を占め, 悪性では肝芽腫, 良性では血管腫の頻度が高い
- 小児では年齢によって好発する腫瘍が異なる
- 小児肝腫瘍では良性腫瘍と悪性腫瘍の鑑別が困難なことも多い
- 乳児期には正常でも血中 α-フェトプロテインが高いことがある

シナリオ 13　肝臓の石灰化　113

- 肝腫瘍の石灰化は大腸癌の転移で多いが, 肝細胞癌や血管腫でもみられることがある
- 肝実質の石灰化は肉芽腫性病変が多いが, 血管や胆道系にもみられることがある
- 日本住血吸虫症では肝実質の網目状の石灰化が特徴的である

シナリオ 14　肝内ガス　119

- 門脈内ガスは肝末梢に, 胆道内ガスは中枢側に樹枝状にみられることが多い
- 門脈内ガスは腸管壊死によることがあり, 緊急対応が必要
- 門脈内ガスは腸管壊死以外に, 臓器移植, 慢性肺疾患, 憩室炎など様々な原因で認めることがある
- 胆道内ガスは腹部手術後, 乳頭筋の機能不全や胆道系と腸管との交通によってみられる
- 膿瘍内, 胆道と交通をもつ腫瘍, 腫瘍の治療後, 外傷後の血腫内にガスを認めることがある

シナリオ 15　びまん性の肝腫大（肝臓の吸収値はほぼ正常）　126

- びまん性の肝腫大では, 急性肝炎以外にアミロイドーシスなどの沈着症, うっ血肝などの循環障害, 悪性リンパ腫などの悪性腫瘍の浸潤を考える
- 急性肝炎では門脈周囲の低吸収（periportal collar sign）, 胆嚢の浮腫性肥厚に注目
- 右心不全の徴候があり, 肝腫大, 下大静脈・肝静脈の怒張があれば, うっ血肝を考える
- 悪性リンパ腫や白血病では肝臓に明瞭な腫瘤を認めなくとも腫瘍浸潤がみられることがある
- アミロイドやグリコーゲンの沈着で, 肝腫大がみられることがある

シナリオ 16　肝実質の著明な高吸収　134

- 肝実質のびまん性高吸収をみた場合は鉄やヨードなどの金属の沈着を考える
- 鉄沈着の検出には T2* 強調画像が鋭敏である
- 糖原病や Wilson 病では合併する脂肪沈着により肝実質は様々な吸収値を呈する

シナリオ 17　肝実質のびまん性（広範囲）低吸収　139

- 肝実質の広範囲な低吸収は脂肪肝以外にリンパ腫, びまん性の腫瘍浸潤や糖原病, アミロイドーシスなどの沈着症も忘れない
- 肝実質の領域性の低吸収はまだら脂肪肝が多いが, 悪性腫瘍の浸潤, 肝梗塞, 放射線障害などでもみられる
- 脂肪肝はびまん性以外にまだら状や領域性, 腫瘤性など様々な形態を呈する
- びまん性の低吸収域は浸潤性の悪性腫瘍でもみられることがある

シナリオ 18　門脈周囲の低吸収域　148

- periportal collar sign は移植後拒絶以外に急性肝炎や胆道系炎症, うっ血などの循環障害, 腫瘍浸潤など様々な疾患でみられる
- 肝門部 Glisson 鞘において periportal collar sign は門脈周囲に, 胆管拡張は片側性にみられる
- periportal collar sign は特定の疾患に特異的なサインではない

シナリオ 19　肝表, 肝周囲の病変　155

- 肝表の病変は被膜外および被膜下病変に大別されるが, 明瞭に区別できないことも多い
- 腹膜を欠く無漿膜野に病変がみられた場合は肝被膜下病変である
- 被膜外病変では肝周囲膿瘍, 腹膜播種, 偽脂肪腫, 被膜下病変では肝転移, Fitz Hugh-Curtis 症候群, 被膜下血腫などがみられる
- 肝表から被膜下に腫瘤をみた場合, 腹膜播種や腹膜偽粘液腫を考える

The Golden Rules of List　　ix

Chapter 2 胆囊

シナリオ 1　　胆嚢の隆起性病変　　164

- 胆嚢ポリープではコレステロールポリープの頻度が高く, 多発することが多い
- 10 mm を超えるものや広基性の胆嚢ポリープは癌を疑う
- 胆嚢病変において, T2 強調画像で壁内嚢胞 (RAS) がみられれば胆嚢腺筋腫症を考える
- 胆石や慢性胆嚢炎, 膵胆管合流異常を認める場合は胆嚢癌のリスクが高い

シナリオ 2　　胆嚢の壁肥厚　　170

- 全身の炎症所見, 胆嚢腫大, 胆石を認める場合は急性胆嚢炎を疑う
- 急性胆嚢炎では, 胆嚢壁の肥厚や周囲脂肪織の毛羽立ちがみられるが, CT では胆石が描出されないこ とも少なくない
- 症状の乏しい胆嚢壁の肥厚は, 慢性胆嚢炎や胆嚢癌, 胆嚢腺筋腫症などでみられ, 鑑別が困難
- 胆嚢壁に結石をみた場合, 胆嚢腺筋腫症の RAS 内の結石を考える
- 胆嚢癌は早期に肝臓に浸潤, 転移する
- 胆嚢壁がびまん性かつ浮腫性に肥厚している場合は良性の浮腫性胆嚢壁肥厚を考える
- 胆嚢床から胆嚢が偏位し, 胆嚢壁の肥厚, 造影不良がみられた場合は胆嚢捻転を疑う

シナリオ 3　　胆管壁肥厚, 狭窄　　180

- 肝外胆管癌は腫瘤を形成せずに壁肥厚や結節浸潤型を呈し, 胆管炎との鑑別が難しいことが多い
- PSC は若年者と高齢者に発症するが, IgG4 関連胆管炎は高齢者に多い
- PSC は肝門優位の限局性狭窄, IgG4 関連胆管炎は下部胆管優位の長い狭窄がみられる
- 胆嚢管や頸部の結石が総肝管を圧迫して閉塞性黄疸を来すことがある (Mirizzi 症候群)

シナリオ 4　　総胆管の管腔内病変・陰影欠損　　192

- 総胆管結石の診断能は T2 強調画像が高い
- MRCP では総胆管結石が不明瞭なことがあるので必ず断層像で確認する
- 総胆管の管腔内に隆起性腫瘤を形成する腫瘍は乳頭状胆管癌 (IPNB 2 型) が多い
- MRCP では肝動脈や門脈側副路, リンパ節腫大などでも陰影欠損を認めることがある
- 胆道内の air は肝臓の中枢側にみられ, 肝表には達さない

シナリオ **5**　　**総胆管拡張**　　　　　　　　　　　　　　　**199**

- 乳頭部には乳頭部腺腫, 乳頭部癌(下部胆管癌), 膵癌, NEC, 平滑筋腫などがみられる

- 総胆管結石には胆管内に生じたもの(色素結石)と胆石(コレステロール結石)が総胆管に落下したものがある

- 膵内胆管から発生した胆管癌と膵癌の鑑別は難しい

- 成人型の総胆管嚢腫は腹痛で発症することが多い

- 総胆管嚢腫は膵胆管合流異常を伴うことが多い

- 傍乳頭部十二指腸憩室が, 胆汁うっ滞の原因となり閉塞性黄疸や膵炎を発症することがある(Lemmel 症候群)

シナリオ **6**　　**肝内胆管拡張**　　　　　　　　　　　　　　　**210**

- 浸潤性の胆管癌は薄いスライスのダイナミック CT で描出可能である

- 膵の IPMN と類似する粘液産生性の胆管内腫瘍をみたら IPNB を考える

Chapter **3**　**膵臓**

シナリオ **1**　　**単房性の膵嚢胞性腫瘤**　　　　　　　　　　　**220**

- 単房性の膵嚢胞には様々な種類があるが, 画像上の鑑別は困難

- 単房性の膵嚢胞では仮性嚢胞の頻度が最も高い. 増大することもある

- 単房性の膵嚢胞では壊死性の腫瘍のことがあり要注意

- 膵尾部の単房性嚢胞性病変では副脾に発生する類表皮嚢胞も考える

シナリオ **2**　　**多房性の膵嚢胞性腫瘤**　　　　　　　　　　　**227**

- 膵臓の多房性嚢胞では MCN, IPMN, SCN, 仮性嚢胞を鑑別する

- 典型的な SCN は蜂巣状の嚢胞である

- SCN の画像所見は多彩で, microcystic type, macrocystic type, solid type に分けられ, 他疾患との鑑別が問題となる

- IPMN と MCN は悪性化の可能性あり

- IPMN では閉塞性黄疸の出現, 5 mm 以上の壁在結節, 主膵管の 10 mm 以上の拡張があれば悪性を強く疑う

シナリオ **3**　　**膵の乏血性腫瘤(壊死性の乏血を含む)**　　　　**237**

- 膵癌以外の乏血性腫瘤として腫瘤形成性膵炎, 乏血性の NET, 転移, 限局性脂肪浸潤がみられる

- 膵癌と腫瘤形成性膵炎の鑑別は PET や MRI でも難しい

- 膵癌の診断では切除可能かどうかを見極める

- 乏血性や石灰化を伴う NET は悪性の場合が多い

- 若年女性の充実性膵腫瘤をみた場合, SPN を疑う

The Golden Rules of List　　**xi**

シナリオ 4　膵の多血性腫瘍　　　248

- 膵の多血性腫瘍では NET, 腎癌転移, 膵内副脾, SCN の solid variant, 膵動静脈奇形などを考える
- NET は多血性のことが多いが, 壊死のため乏血性のこともある
- NET が多発する場合, MEN type 1, von Hippel-Lindau 病, 結節性硬化症, 神経線維腫症 1 型などを疑う
- 臨床的には膵の転移性腫瘍では腎細胞癌の転移が多い
- 膵の多血性腫瘍の鑑別において動静脈奇形では flow void, 膵内副脾では SPIO の取り込みを MRI で認めた場合, 診断的価値がある

シナリオ 5　膵のびまん性腫大　　　257

- びまん性の膵腫大は膵炎の場合が多いが, 悪性腫瘍(リンパ腫や膵癌など)のこともある
- AIPでは膵臓のびまん性腫大, 周囲被膜様変化, 膵管狭小化が特徴的である
- AIPでは全身の様々な領域に炎症性腫瘤を認める
- 膵の悪性リンパ腫は単発性腫瘤のことが多いが, 多発型やびまん型もみられる

シナリオ 6　主膵管拡張　　　264

- 膵管の拡張は慢性膵炎, 膵癌や主膵管型の IPMN, 総胆管結石などでみられる
- 限局性の膵管拡張をみたら, 膵癌や NET などによる閉塞を考える
- 腫瘍性病変が検出されない場合でも微小膵癌の可能性あり
- 主膵管型の IPMN では主膵管が全長にわたって拡張する
- 膵管の拡張は総胆管結石や総胆管癌などの胆道系疾患で認めることがある

シナリオ 7　膵の石灰化　　　272

- 膵の石灰化はアルコール性慢性膵炎で多いが, 腫瘍に石灰化を伴うことがある
- 膵の充実性腫瘤の石灰化は SPN に多く, 囊胞性腫瘍では SCN で中心部にみられる
- 膵内の石灰化(膵石)は慢性膵炎の確診所見である
- アルコール性膵炎ではびまん性膵石, 特発性膵炎では大膵石が多い
- 慢性膵炎の合併症には仮性囊胞, 仮性動脈瘤, 肝や脾の梗塞, 膵癌などがある

シナリオ 8　急性膵炎を疑ったら　　　281

- 急性膵炎はアルコールと胆石によるものが多いが, 特発性もみられる
- 急性膵炎では CT によって炎症の進展度と膵実質の増強効果を評価する
- 急性膵炎後の液体貯留は発症からの時間, 膵実質の壊死の有無で分類される
- 急性膵炎の後期合併症として膵炎後液体貯留, 血管障害(仮性動脈瘤, 門脈血栓症), 感染, 腹部コンパートメント症候群などが問題となる

Chapter **4** 脾臓

シナリオ **1**　　脾腫 — 290

- 脾腫は非常に様々な疾患でみられるが, 肝硬変, 血液疾患, 悪性リンパ腫, 感染症, うっ血の頻度が高い
- 巨大脾腫を来す疾患は限られ, 骨髄線維症, 慢性骨髄性白血病, リンパ腫, 国際感染症でみられる
- Gaucher 病, Niemann-Pick 病などの蓄積症でも脾腫がみられる
- 血液疾患に伴う脾腫では循環障害を合併し, 脾梗塞を来すこともある

シナリオ **2**　　脾臓の腫瘤性病変 — 297

- 脾臓の充実性腫瘍では過誤腫, 転移, 悪性リンパ腫が多い
- SANT は稀な脾腫瘍であるが, T2 強調画像で低信号, 放射状の増強効果が特徴的
- 脾臓の悪性腫瘍では転移の頻度が最も高い
- 脾臓に不均一な増強効果, 不均一な信号強度の腫瘤をみたら, 血管肉腫も考える
- 様々な基礎疾患を有する患者にくさび状の造影不良域をみた場合には脾梗塞を疑う

シナリオ **3**　　脾臓の囊胞性病変 — 305

- 脾臓の囊胞性病変は仮性囊胞の頻度が高く, その他, リンパ管腫, 血管腫, 類表皮囊胞などもみられる
- 多房性の脾囊胞は, 脾リンパ管腫, エキノコックス症, 仮性囊胞などでみられることが多い
- 脾臓の多血性囊胞性腫瘍では血管腫の頻度が高い
- 脾膿瘍は心内膜炎, 敗血症などによる血行性感染が多いが, 免疫不全に伴う膿瘍も増加している

シナリオ **4**　　脾臓の多発性病変 — 311

- 脾内に多発性の小結節性病変をみた場合, 様々な疾患の可能性があり, 背景因子の把握が重要である
- サルコイドーシスや結核では多発性の乏血性腫瘤がみられるが, 肝脾腫しか認識できないこともある
- 悪性リンパ腫の脾病変は様々な形でみられる

The Golden Rules of List　　**xiii**

本書の構成

Step 1

まずは, First Touch, 鑑別診断のリストに目を通して, Check Points を参考に, Web 付録に掲載した各症例の画像を読影してみましょう！

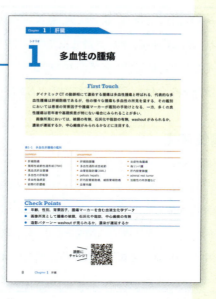

Step 2

Web 付録にはシナリオ冒頭に掲載の QR コードからアクセスできます.

Step 4

Q&A 形式で画像診断を進める際のポイントを押さえましょう. 必ず知っておいてほしいポイントは「鉄則」としてまとめています.

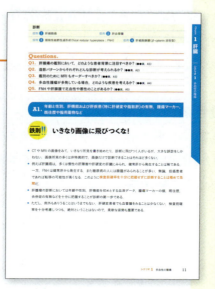

Step 5

鑑別のポイントをまとめています. 各症例を振り返って復習しましょう.

Web 付録について

医学書院で検索し, 医学書院 Web サイトから 05662 または肝胆膵画像診断の鉄則で検索し, 書籍紹介画面にある付録・特典をクリックしてください.

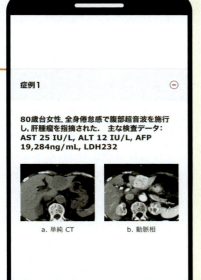

次のページから，
画像所見の解説を
掲載します．しっかり
読影できていたか
確認しましょう．
そのうえで各症例の
診断をみて
答え合わせを
してみてください．

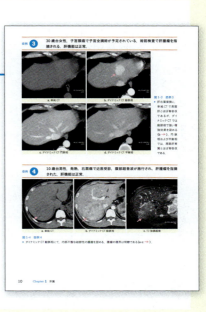

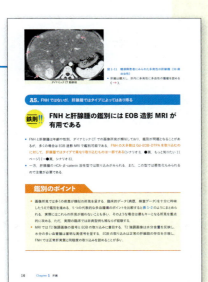

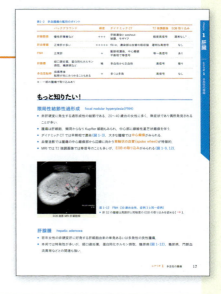

最後に，
シナリオに関連して，
知っておきたい疾患，
事項を解説しました．

シリアル番号

kantansuit2024

●本書に掲載した画像（矢印などの解説が入っていないもの）を閲覧いただけます．●Web 付録の利用は，本書の個人所有者に限ったものとし，第三者へのシリアル番号の提供開示はお控えください．また図書館・図書施設など複数人の利用を前提とする場合には，Web 付録を利用することはできません．
●Web 付録は予告なしに変更・修正・配信の停止が行われることがあります．
●書籍の付録のため，ユーザーサポートの対象外とさせていただきます．

本書の構成　　xv

読者アンケートのお願い

本書へのご意見・ご感想をお寄せいただければ幸いです.
右記二次元バーコードもしくは下記 URL からご回答いただけます.
アンケートの回答者の中から抽選で「図書カード」を進呈いたします.
なお,当選の発表は賞品の発送をもって代えさせていただきます.

https://forms.office.com/r/WEtgTUTRCA

肝胆膵画像診断の掟

1. 肝胆膵の画像診断ではダイナミック CT の理解が重要

- 日常臨床では，慢性の肝疾患や膵胆道疾患のスクリーニングとしては，まず超音波が行われる．超音波で何らかの異常が疑われた場合は，CT 検査，特に造影剤投与後に経時的に撮像するダイナミック CT が行われる．**ダイナミック CT** では時間ごとに正常構造および病変の濃染が変化するため，画像の経時的な変化について十分に理解したうえで読影する必要がある．

a. 肝のダイナミック CT

- 腹部のダイナミック CT では体重 1 kg あたり 520〜600 mgI（300 mgI の濃度の造影剤であれば 1.73〜2.0 mL/kg）の造影剤を 30 秒程度（3〜5 mL/sec の注入速度）で投与後，撮像する．図1 に，造影剤を経静脈性に投与した場合の動脈と肝実質の造影効果の CT 値（hounsfield unit；HU）の変化（**time density curve**）を示す．

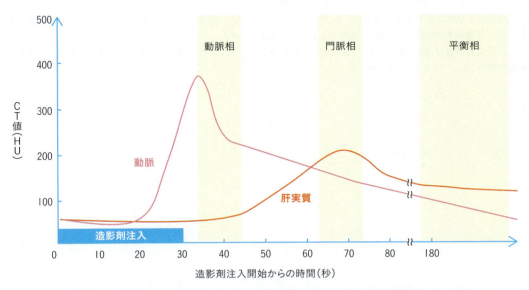

図1　造影剤を 30 秒静脈内投与したときの腹部大動脈，肝実質の濃染の時間経過（時間濃度曲線（time density curve））

- 初めに動脈の CT 値が上昇し，動脈相と呼ばれる．肝実質は門脈から栄養されるため約 70 秒後ぐらいに濃染のピークとなり，門脈相と呼ばれる．その後，平衡状態となり，平衡相と呼ばれる．肝ダイナミック CT では，造影剤注入開始から 35 秒前後の動脈相，70 秒前後の門脈相，180 秒後の平衡相の 3 相を撮像することが多い．

- 急速に静注された造影剤は投与開始後 35〜40 秒前後で腹部の動脈に到達するが，この時期は造影剤が主に動脈内に存在し，**動脈相**と呼ばれる．肝臓は主に門脈で栄養されるため，肝臓の濃染のピークは膵臓や消化管などよりも遅れ，造影剤投与後約 70 秒（3 mL/kg で投与）でピークとなり，**門脈相**と呼ばれる．門脈相の後，血管内と細胞外液中の造影剤濃度が平衡状態となり（造影開始後から 180 秒以降），腎から造影剤が排泄されるまで 10 分以上持続し，**平衡相**と呼ばれる．
- 一般に肝実質の増強効果はヨード量に依存する．造影剤を十分に投与できない場合は**低電圧撮像**も考慮する[*]．
- 肝細胞癌などの多血性腫瘍は動脈相で肝実質より先に濃染されるが，門脈相では腫瘍の濃染と肝実質の濃染が同程度となって腫瘍が見えなくなってしまうことも少なくない**(図 2, 3)**．一方，乏血性腫瘍では**肝–腫瘍のコントラスト**は門脈相で最大となる．平衡相では腫瘍も濃染され，肝–腫瘍のコントラストは小さくなる**(図 2, 4)**．

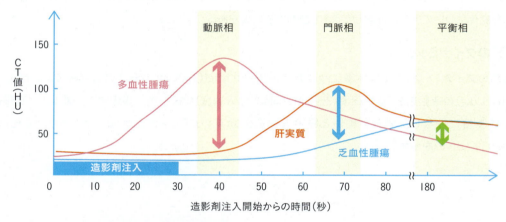

図 2 ダイナミック CT における腫瘍と肝実質の濃染の関係
- 肝細胞癌などの多血性の腫瘍は動脈相において濃染のピークを迎え，動脈相において肝実質とのコントラストが最大となる（→）．平衡相では腫瘍は肝実質より低吸収となる(washout)（→）．
- 一方，乏血性腫瘍は徐々に増強され，門脈相において肝実質のコントラストが最大となるが（→），平衡相では肝実質と同程度に濃染され，コントラストは消失する．

[*]：低電圧の CT 撮像ではヨードの増強効果が強調される．一方，X 線線量が低下し，ざらついた画像となる．

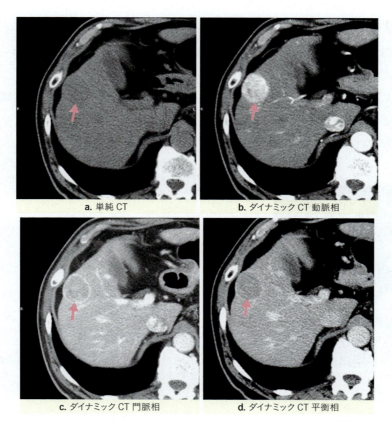

a. 単純CT　　b. ダイナミックCT 動脈相
c. ダイナミックCT 門脈相　　d. ダイナミックCT 平衡相

図3　肝細胞癌のダイナミックCT（多血性腫瘍）
- 単純CTでは腫瘍は，周囲肝実質より軽度低吸収である（a ➡）．
- 肝細胞癌などの多血性腫瘍は肝実質より先に動脈相で濃染されるが（b ➡），門脈相では腫瘍の濃染と肝実質の濃染が同程度となる．
- 本例では被膜の濃染も認める（c ➡）．被膜がない場合は腫瘍が見えなくなってしまうこともある．
- 平衡相では周囲の肝実質に比較して低吸収となる（washout）（d ➡）．

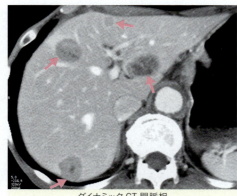

ダイナミックCT 門脈相

図4　大腸癌の肝転移（乏血性腫瘍）
- 門脈相において肝実質の濃染は最大となり，乏血性の転移性腫瘍（➡）とのコントラストも最大となる．

b. 膵のダイナミックCT

- 膵実質は比較的血流の多い臓器である．最大の造影のピークは動脈の濃染よりやや遅く，肝実質より早い時期にみられ，ほぼ門脈が造影される時期と一致する．
- ダイナミックCTでは，造影剤を30秒間で注入した場合，45秒後頃に膵実質が強く濃染され(**膵実質相**)，膵癌などの膵病変の診断に最適である**(図5)**．
- 膵胆道系は微細な構造が多く，3mm程度の薄いスライスの画像が必要である．

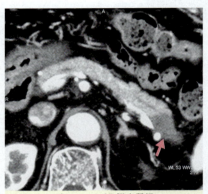

ダイナミックCT 膵実質相

図5　膵癌
- 膵実質相において膵臓の濃染はピークとなり，乏血性の膵癌とのコントラストが最大となる(→)．

2. MRIの出番は？

- CTで診断が確定しない場合，MRIが施行されることがある．CTとMRIでの最も大きな違いは，MRIにおいては肝細胞に特異的に取り込まれる肝特異性造影剤〔**Gd-EOB-DTPA(EOB・プリモビスト®)**〕が存在することである．
- 肝腫瘍の診断は造影CTが用いられることが多いが，実は**造影CTは肝転移の診断が苦手**である．これはCTで使う造影剤は細胞外液性の造影剤であり，線維成分の多い転移性腫瘍は細胞外液に徐々に造影剤が染み出していき，時間とともに腫瘍が濃染するため，造影剤によって濃染する肝実質とのコントラストが小さくなるためである**(図2)**．
- 一方，転移性腫瘍には肝細胞の成分がないため，MRIの造影剤であるGd-EOB-DTPAでは腫瘍はほとんど染まらない．そのため，**腫瘍と肝実質のコントラストが大きく，微小な腫瘍でも診断可能**である．特に，膵癌では早期に肝転移を来すが，小さな転移が多く，CTでの診断は困難である**(図6)**．手術が予定されている膵癌患者では必ずEOB造影MRIを行うべきである．
- MRIは微量の脂肪の検出にも有用で，CTではっきりしない軽症の脂肪肝の診断に有用である．また拡散強調画像は造影剤を使うことなしに病変を明瞭に描出できることが多い．膿瘍の診断にも有用である．**表1**に示すような疾患においてMRIは特に有用であり，CTに対して付加情報をもたらすだろう．

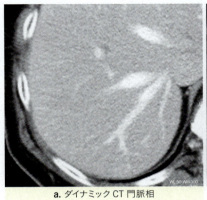
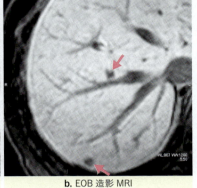

a. ダイナミック CT 門脈相　　　b. EOB 造影 MRI

図6　膵癌の肝転移
- CT では転移巣は明らかではないが，EOB 造影 MRI では多発性に，取り込み不良部を認める(b →).

表1　MRI が有用な症例

- 慢性肝疾患における非多血性病変(EOB)
- 限局性結節性過形成(EOB)
- 肝転移(特に手術を考慮する場合)(EOB, 拡散強調画像)
- 多血性偽病変の鑑別(EOB)
- 軽症の脂肪肝の診断(chemical shift imaging)
- 肝膿瘍(拡散強調画像)

()は特に有用な診断テクニック

3. 膵胆道系の MRI はどうか？

- MRCP(magnetic resonance cholangiopancreatography)があまりに一般化しているためか，膵胆道系に MRI が有用と考えている人は多い．しかし，癌の診断において MRI の情報は CT に劣ることも少なくない．これは，MRI は空間分解能が悪く，腹腔内では脂肪との化学シフトがみられ，微細な評価が困難となるためである．基本的に**膵胆道系の微細診断は，薄いスライスのダイナミック CT** によって行うべきである．
- 前述のように MRI は肝転移の診断では CT を凌駕する．また**嚢胞性病変については MRI の描出能は CT に勝る**ことが多い．拡散強調画像も膵癌などの腫瘍性病変の進展範囲の評価に役に立つことがある．
- 表2 は膵胆道系疾患で MRI や MRCP が有効な症例のリストである．

表2　膵胆管疾患で MRI が有用なケース

- 胆管結石(MRCP および single shot の T2 強調画像)
- 胆嚢腺筋腫症(MRCP および single shot の T2 強調画像)
- 膵嚢胞性病変の検出(MRCP および single shot の T2 強調画像)
- 膵癌の肝転移の検索(EOB)
- 膵脂肪浸潤の診断(chemical shift imaging)

()は特に有用な診断テクニック

Chapter 1

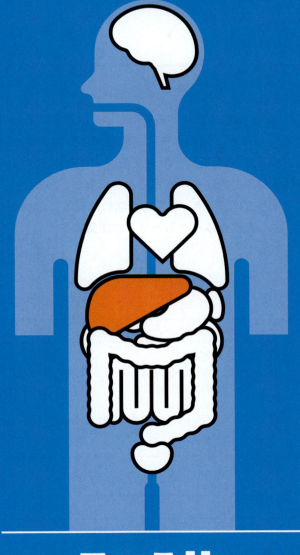

肝臓
Liver

Chapter 1 肝臓

シナリオ 1 多血性の腫瘤

First Touch

　ダイナミックCTの動脈相にて濃染する腫瘍は多血性腫瘍と呼ばれる．代表的な多血性腫瘍は肝細胞癌であるが，他の様々な腫瘍も多血性の所見を呈する．その鑑別においては患者の背景因子や腫瘍マーカーが鑑別の手助けとなる．一方，多くの良性腫瘍は若年者や基礎疾患が特にない場合にみられることが多い．

　画像所見においては，被膜の有無，石灰化や脂肪の有無，washoutがみられるか，濃染が遷延するか，中心瘢痕がみられるかなどに注目する．

表1-1　多血性肝腫瘤の鑑別

common	uncommon	
● 肝細胞癌	● 肝細胞腺腫	● 炎症性偽腫瘍
● 限局性結節性過形成(FNH)	● 多血性過形成性結節	● 偽リンパ腫
● 高血流肝血管腫	● 血管筋脂肪腫(AML)	● 肝内胆管腺腫
● 多血性の肝転移	● peliosis hepatis	● adrenal rest tumor
● 多血性偽病変	● 肝内胆管細胞癌，細胆管細胞癌	● 活動性の肉芽腫など
● 初期の肝膿瘍	● 血管肉腫	

Check Points

- 年齢，性別，背景因子，腫瘍マーカーを含む血液生化学データ
- 画像所見として腫瘍の被膜，石灰化や脂肪，中心瘢痕の有無
- 造影パターン — washoutがみられるか，濃染が遷延するか

症例 1

80歳台女性．全身倦怠感で腹部超音波を施行し，肝腫瘤を指摘された．
主な検査データ：AST 25 IU/L, ALT 12 IU/L, AFP 19,284 ng/mL, LDH 232

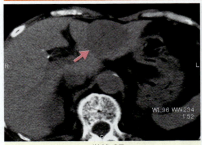
a. 単純 CT

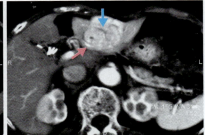
b. ダイナミック CT 動脈相

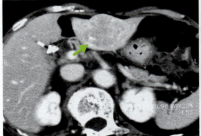
c. ダイナミック CT 門脈相

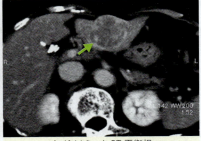
d. ダイナミック CT 平衡相

図 1-1　症例 1

- 単純 CT で肝左葉に低吸収の腫瘤を認める(a ➡)．ダイナミック CT の動脈相で腫瘍の濃染を認める(b ➡)．内部はモザイク状で，一部に低吸収域を認める(b ➡)．門脈相，平衡相では周囲肝実質より低吸収で辺縁に被膜様構造を認める(c, d ➡)．

症例 2

40歳台女性．軽度の肝機能異常がみられ，腹部超音波を施行したところ，肝腫瘤を指摘された．

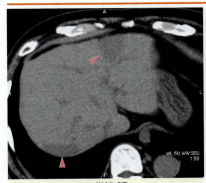
a. 単純 CT

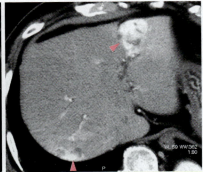
b. ダイナミック CT 動脈相

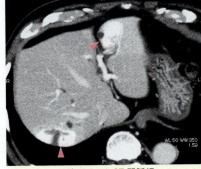
c. ダイナミック CT 門脈相

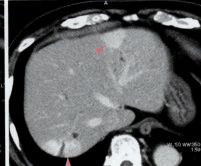
d. ダイナミック CT 平衡相

図 1-2　症例 2

- 肝左葉および肝右葉の辺縁部に，単純 CT で低吸収域を認め(a ▶)，ダイナミック CT では動脈相および門脈相で強い増強効果を認める(b,c ▶)．濃染は平衡相まで持続している(d ▶)．

症例 3

30歳台女性．子宮頸癌で子宮全摘術が予定されている．術前検査で肝腫瘍を指摘される．肝機能は正常．

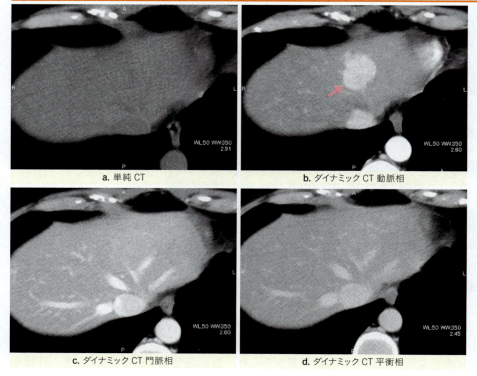

図1-3 症例3
- 肝右葉背側に，単純CTで周囲肝とほぼ等吸収であるが，ダイナミックCTでは動脈相で強い増強効果を認める(b →)．門脈相および平衡相では，周囲肝実質とほぼ等吸収である．

a. 単純CT　　b. ダイナミックCT 動脈相
c. ダイナミックCT 門脈相　　d. ダイナミックCT 平衡相

症例 4

10歳台男性．発熱，右肩痛で近医受診，腹部超音波が施行され，肝腫瘍を指摘された．肝機能は正常．

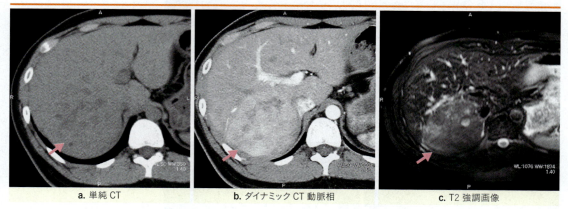

a. 単純CT　　b. ダイナミックCT 動脈相　　c. T2強調画像

図1-4 症例4
- ダイナミックCT動脈相にて，内部不整な結節性の腫瘍を認める．腫瘍の境界は明瞭である(a-c →)．

診断

症例 ① 肝細胞癌　　　　　　　　　症例 ② 肝血管腫
症例 ③ 限局性結節性過形成（FNH）　症例 ④ 肝細胞腺腫（β-catenin 活性型）

Questions.

Q1. 肝腫瘍の鑑別において，どのような患者背景に注目すべきか？ (11頁, A1)
Q2. 造影パターンからそれぞれどんな診断が考えられるか？ (12頁, A2)
Q3. 鑑別のために MRI もオーダーすべきか？ (13頁, A3)
Q4. 多血性腫瘍が多発している場合，どのような疾患を考えるか？ (15頁, A4)
Q5. FNH や肝腺腫で乏血性や悪性のことがあるか？ (16頁, A5)

A1. 年齢と性別，肝機能および肝疾患（特に肝硬変や脂肪肝）の有無，腫瘍マーカー，既往歴や服用薬物など

いきなり画像に飛びつくな！

- CT や MRI の画像をみて，いきなり所見を書き始めたり，診断に飛びつく人がいるが，大きな誤診をしかねない．画像所見の多くは非特異的で，画像だけで診断できることはそれほど多くない．

- 例えば肝細胞癌は，多くは慢性の肝障害や肝硬変の肝臓にみられ，健常肝から発生することは稀である．一方，FNH は健常肝から発生する．また糖原病の人には腺腫がみられることが多い．無論，担癌患者であれば転移の可能性が高くなる．このように**検査前確率を十分に把握せずに診断することは極めて危険**だ．

- 肝腫瘍の診断においては年齢や性別，肝機能をはじめとする血液データ，腫瘍マーカーの値，既往歴，合併症の有無などを十分に把握することが診断の第一歩である．

- ただし，例外もありうることはいうまでもない．肝硬変患者でも血管腫をみることは少なくない．検査前確率を十分考慮しつつも，絶対ということはないので，柔軟な姿勢も重要である．

A2. 肝細胞癌，肝血管腫，FNH，肝腺腫，多血性の転移

鉄則!! 多血性の肝腫瘍をみたら，まず①肝細胞癌，②血管腫，③FNHを考える

- 多血性腫瘍での鑑別は**表1-1**に挙げたように多くの疾患が鑑別に挙がる．ベースに肝障害があるか，担癌患者かなどでこの順位は変わってくるが，このなかで頻度の高いものは，①肝細胞癌，②血管腫，③①限局性結節性過形成（focal nodular hyperplasia; FNH）である．ざっくりいえば**トップ3で7割，トップ5で9割がカバーされる**．つまり，このトップ3を軸に診断を進めていけばよい．
- 特に肝腫瘍では，頻度の高い悪性の肝臓癌と良性の血管腫の鑑別は，その後のマネジメントが大きく異なり，重要である．
- その他，多血性腫瘍で押さえておくものとして多血性の転移が挙げられる．原発巣が多血性の腫瘍〔神経内分泌腫瘍（neuroendocrine tumor; NET），消化管間質腫瘍（gastrointestinal stromal tumor; GIST），褐色細胞腫（図1-5），腎細胞癌，甲状腺癌，悪性黒色腫や肉腫など〕は，転移巣も多血性のことが多い．
- 肝内胆管細胞癌は多くは乏血性であるが，腫瘍径が小さなものでは多血性を呈することがあり，肝細胞癌と鑑別が困難なことがある(図1-6)．

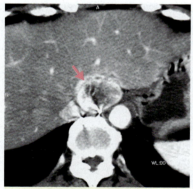

ダイナミックCT動脈相

図1-5 褐色細胞腫転移（40歳台男性）
- 肝S1に多血性の腫瘍を認める．中心部は低吸収を呈している（→）．

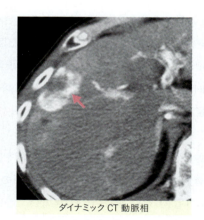

ダイナミックCT動脈相

図1-6 肝内胆管細胞癌（60歳台男性）
- 肝右葉の辺縁部に，動脈相で強い濃染を認める（→）．中心部には濃染はみられない．

最もキーとなる所見を重点的に攻める

- 一般に画像所見にはかなり幅がある．特に頻度の高い腫瘍では所見のバラツキを多々経験する．しかし，それぞれの疾患には，病理学的に重要なポイントがあるのと同様に，**画像所見にもキモとなる所見と付随する所見がある**．
- 例えば，肝腫瘍のトップ3では次のような所見がキモとなる．
  ①肝細胞癌：早期濃染とwashout，被膜，モザイク**(図1-1)**
  ②肝血管腫：fill-in，濃染部の吸収値＝血管の吸収値**(図1-2)**
  ③FNH：動脈相濃染，中心瘢痕**(図1-3)**
- 無論，非典型例も少なくないが(→97頁，シナリオ11)，まずは上記のキー所見がみられるかどうかを押さえよう．

A3. MRIではCTで得られない情報を得られることがあり，鑑別に迷ったときには有用

 CTで確信が持てないときはMRIを

- 多くの肝腫瘍はCTのみでほぼ診断可能である．本シナリオの3例**(図1-1〜3)**はいずれも典型例であり，CTだけで診断可能であろう．しかし，非典型的な画像所見を呈することも少なくない．確信が持てないときや，さらに診断を確実なものにするために，**肝腫瘍の診断ではMRIが役に立つことがある**．
- T2強調画像は**組織の水分の量**を評価できる撮像法であるが，通常の肝細胞癌や転移などの実質性腫瘍の水分量はそれほど多くないため，嚢胞などの水っぽい腫瘍とは異なり高信号にはならない**(図1-7a)**．
- 一方，血管腫は嚢胞同様，水分が多いため，著明な高信号を呈する**(図1-8)**．造影をしなくとも充実性か，嚢胞性かを判断できる．一方，FNHは正常の肝細胞に類似しており，T2強調画像ではあまりはっきりしないことが多い**(図1-9a)**．

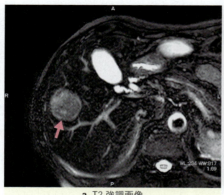
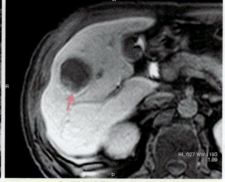

a. T2 強調画像　　　　　　　　　b. EOB 造影 MRI 肝細胞相

図 1-7　肝細胞癌（50 歳台男性）
- T2 強調画像では周囲の肝実質より高信号を呈するが，髄液や胆嚢などの水成分ほどの高信号ではなく（a ），囊胞や血管腫は否定的である．EOB 造影 MRI 肝細胞相では EOB の取り込みがみられず（b →），FNH との鑑別となる．

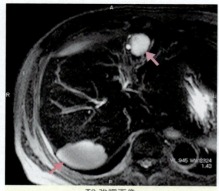

T2 強調画像

図 1-8　多発肝血管腫（40 歳台女性，症例 2 と同一症例）
- 肝右葉，左葉に著明な高信号の腫瘤を認める（→）．このような高信号は水分が豊富な腫瘤（囊胞か血管腫）に特徴的である．図 1-7 の肝細胞癌での高信号と比較してほしい．
- 稀に囊胞性の転移などでも同様の高信号を呈することがある．

- Gd-EOB-DTPA（EOB）は正常の肝細胞に取り込まれる造影剤で肝腫瘍の鑑別にも威力を発揮する．多くの肝細胞癌は EOB を取り込まないのに対し（図 1-7b），FNH ではほとんどが EOB の取り込みを認め（図 1-9b），鑑別に有用である．しかし，一部の肝臓癌は EOB を取り込むので注意が必要である．肝血管腫に関しては EOB を取り込むことはないが，遷延性濃染がはっきりしないことがある（→ 78 頁，図 8-9，10）．
- 腹部の画像診断では，超音波検査で病変が指摘された場合，次の検査は基本的に CT でよい．MRI のほうが診断能が高いことも少なくないが，検査のアクセスの容易さ，マネジメントの観点からは CT のほうが大局をつかむのに好都合である．若年者で血管腫が強く疑われた場合は，被曝などの観点から，CT を飛ばして MRI を施行してもよいだろう．この際に造影は不要である．

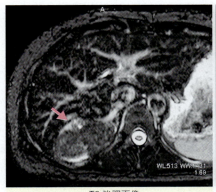
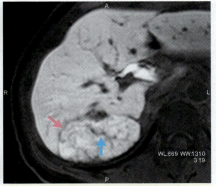

a. T2強調画像　　　　　　　　　　b. EOB造影MRI肝細胞相

図1-9　FNH（30歳台女性）
- 肝右葉S7に，境界明瞭な腫瘤を認める(a, b →)．T2強調画像では，肝実質とほぼ等信号である．
- EOB造影MRI肝細胞相では，EOBの強い取り込みがみられ，内部に瘢痕による低信号がみられる(b →)．

A4. 多血性の転移，肝細胞癌，肝血管腫，肝腺腫，非腫瘍性病変（偽病変）など

鉄則!! 多発性の多血性病変では転移を忘れるな

- 多血性腫瘍はいずれの腫瘍でも多発性のことがあるが，**多発例では転移の可能性が高くなる**．
- 日常臨床でみる多血性の転移は，膵などのNETの肝転移が多い**(図1-10)**．肝細胞癌では肝硬変内に肝臓癌が多発性に発生することもある．また中分化や低分化の肝細胞癌では肝内転移がみられることもある．
- 肝血管腫も多発することが少なくない．いずれも特徴的な画像所見から診断に迷うことは少ない．
- 糖原病などの患者では肝腺腫が多発することがあり，肝腺腫症と呼ばれる**(図1-11)**．癌化に注意しなければならない．
- FNHも稀に多発する．

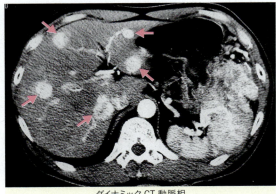

ダイナミックCT動脈相

図1-10　膵NETの多発肝転移（30歳台男性）
- 肝内に多発性に多血性の腫瘤を認める(→)．

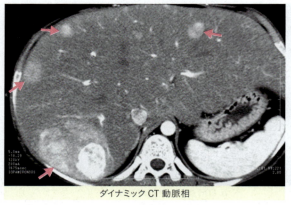

図 1-11 糖原病患者にみられた多発性の肝腺腫（30歳台女性）
ダイナミック CT 動脈相

- 肝臓は腫大し，肝内に多発性に多血性の腫瘤を認める（→）．

A5. FNH ではないが，肝腺腫ではタイプによってはあり得る

FNH と肝腺腫の鑑別には EOB 造影 MRI が有用である

- FNH と肝腺腫は年齢や性別，ダイナミック CT での画像所見が類似しており，鑑別が問題となることがあるが，多くの場合は EOB 造影 MRI で鑑別可能である．**FNH の大多数は EOB を取り込むのに対して，肝腺腫ではタイプで異なり取り込むものは一部である**（→ 17 頁，本項もっと知りたい）（→ 76 頁，シナリオ 8 A3）．
- 一方，肝腺腫の HCA-β-catenin 活性型では取り込みがみられる．また，この型では悪性化もみられるので注意が必要である．

鑑別のポイント

- 画像所見では多くの疾患が類似の所見を呈する．臨床的データ（病歴，検査データ）を十分に吟味したうえで鑑別を進める．5 つの代表的な多血腫瘍のポイントを比較すると**表 1-2** のようにまとめられる．実際にはこれらの所見が揃わないことも多い．そのような場合は最もキーとなる所見を重点的に攻める．ただ，実際の臨床では非典型例も稀ならず経験する．
- MRI では T2 強調画像の信号と EOB の取り込みに着目する．T2 強調画像は水分含量を反映し，水分の多い血管腫は著明な高信号を呈する．EOB の取り込みは正常の肝細胞の存在を示唆し，FNH では正常肝実質と同程度の取り込みを認めることが多い．

表1-2 多血腫瘍の鑑別のポイント

	バックグラウンド	頻度	ダイナミックCT	T2強調画像	EOB取り込み
肝細胞癌	慢性肝障害など	+++	早期濃染とwashout 被膜，モザイク	軽度高信号	通常なし*
肝血管腫	正常肝が多い	+++++	fill-in，濃染部は血管の吸収値	著明な高信号	なし
FNH	正常肝	+	動脈相濃染，中心瘢痕 平衡相で等信号	等～高信号	あり
肝腺腫	経口避妊薬，蛋白同化ホルモン摂取，糖尿病など	稀	多血性から乏血性	高信号	様々
多血性転移	担癌患者 転移が先にみつかることもある	+	多くは多発	高信号	なし

＊：一部の腫瘍で取り込みあり

もっと知りたい！

限局性結節性過形成　focal nodular hyperplasia（FNH）

- 非肝硬変に発生する過形成性の結節である．20～40歳台の女性に多く，無症状であり偶然発見されることが多い．
- 腫瘍は肝細胞，類洞からなりKupffer細胞もみられ，中心部に線維性星芒状瘢痕を伴う．
- ダイナミックCTでは早期相で濃染(図1-3)，大きな腫瘍では中心瘢痕がみられる．
- 血管造影では腫瘍の中心瘢痕部から辺縁に向かう車軸状の血管(spoke wheel)が特徴的．
- MRIではT2強調画像では等信号のことも多いが，EOBの取り込みがみられる(図1-9, 12)．

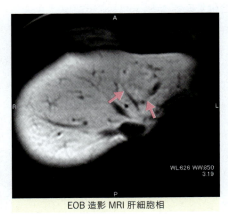

EOB造影MRI肝細胞相

図1-12　FNH（30歳台女性，症例3と同一症例）
- 肝S2の腫瘍は周囲肝と同程度のEOBの取り込みを認める(→)．

肝腺腫　hepatic adenoma

- 若年女性の非硬変肝に好発する肝細胞由来の単発あるいは多発性の良性腫瘍．
- 本邦では特発性が多いが，経口避妊薬，蛋白同化ホルモン摂取，糖原病(図1-11)，糖尿病，門脈血流異常などとの関連も強い．

- 近年の分子生物学的知見から腺腫は異なる遺伝子表現型に基づき，主に3つのサブタイプに分類されている(表1-3).
- 画像所見はタイプによって異なり，EOBはβ-catenin活性型で取り込みがみられる.
- 腫瘍出血，腹腔内出血による急性腹症を来すことがある.
- 稀に悪性転化し，肝細胞癌となる(β-catenin活性型).

表1-3 肝細胞腺腫の3つのサブタイプ[*1]

組織型と頻度	inflammatory HCA[*2] (40～55％)	HCA HNF1α不活性型 (35～50％)	HCA β-catenin活性型 (10～18％)
臨床および病理	大多数は女性 悪性は稀，出血あり	女性のみ，経口避妊薬内服がリスク 出血なし，悪性化なし 多発，脂肪＋	男性，女性にも 悪性化あり(特に男性)
増強効果	強い動脈濃染，濃染持続	軽度濃染	動脈相濃染，washout
MRIの信号強度の特徴	T2強調画像で著明な高信号	脂肪のためT1強調画像 opposed phaseで低信号	──
OATP8の存在[*3]	△	──(～△)	＋

──：なし，△：軽度存在，＋：存在
[*1]：その他が10％にみられる.
[*2]：以前 teleangiectatic FNH とされていた.
[*3]：OATP8 が存在すると EOB の取り込みがみられる.

肝の血管筋脂肪腫　　angiomyolipoma（AML）

- 腎臓にみられる腫瘍だが，肝臓にもみられることもある．成熟脂肪細胞，血管，平滑筋から構成される良性腫瘍で被膜はないが，境界明瞭である．
- 中年女性に多い．結節性硬化症の13％に肝血管筋脂肪腫を合併する．
- 自然破裂や悪性転化は極めて稀．
- 腫瘍内に脂肪がみられることが多いが(→83頁，図9-3)(→86頁，シナリオ9 A3)，脂肪がみられないものもある．
- 非脂肪性の腫瘤は多血性で，肝細胞癌に類似する(図1-13)．腫瘤内の拡張した脈管や肝静脈への早期還流像を認める．

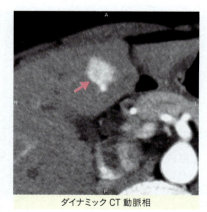

ダイナミックCT動脈相

図1-13 肝AML（60歳台女性）
- 肝S4に多血性の腫瘤を認める(→)．脂肪の存在は明らかでない．

Chapter 1 肝臓

シナリオ 2　乏血性（リング状増強効果）の腫瘤

First Touch

ダイナミックCTにおいて動脈相での濃染がわずかで，周囲の肝臓に比して低吸収となる腫瘍を乏血性腫瘍と呼ぶ*．乏血性腫瘍では辺縁部のみ比較的強い増強効果を認めることが多く，リング状増強効果と呼ばれる．転移性腫瘍をはじめ，多くの悪性腫瘍は乏血性を呈する．その他，炎症疾患でもリング状を呈することがある．鑑別においては臨床所見や病歴および血液生化学データ，腫瘍マーカーなどが参考となる．またMRI，特に拡散強調画像は病変の検出や鑑別に有用である．

*：乏血性腫瘍はわずかに増強効果を認めるもので，全く増強効果がみられない場合は囊胞性と考える．しかし，乏血性か囊胞性かの判別が困難なこともある．

表 2-1　肝乏血性病変の鑑別

common	rare	
● 転移性肝腫瘍*	● 悪性リンパ腫	● 肝梗塞
● 肝内胆管細胞癌*	● 早期肝細胞癌	● 局所治療後変化
● 肝膿瘍*	● 低分化の肝細胞癌	● 類上皮性血管内皮腫
● 異型結節（dysplastic nodule）	● 硬化型肝血管腫	● 一部の骨髄脂肪腫
	● 限局性脂肪沈着	● 炎症性偽腫瘍
	● 肉芽腫	

*：リング状濃染を伴うことが多い．その他，囊胞性腫瘍（囊胞腺腫・腺癌），complicated cyst，亜急性期血腫，包虫症などの囊胞性腫瘍でもリング状濃染を示す．

Check Points

- 癌やリンパ腫の既往，慢性肝疾患の有無，免疫不全の有無など
- 腫瘍マーカー，肝機能，炎症反応などの血液生化学データ
- 画像所見としてリング状濃染，石灰化や肝内胆管拡張合併の有無

読影にチャレンジ！

症例 1 50歳台女性．1か月前より，右季肋部痛あり．超音波で肝腫瘤を指摘される．

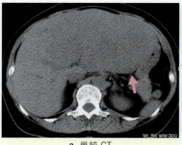
a. 単純 CT

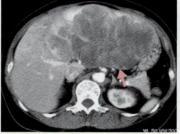
b. ダイナミック CT 門脈相

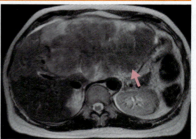
c. T2 強調画像

図 2-1 症例 1
- 単純 CT では肝左葉は腫大し，軽度低吸収域を呈している (a ➡)．
- ダイナミック CT では肝左葉に乏血性の腫瘤を認める．辺縁に増強効果がみられる (b ➡)．肝左葉はほぼ腫瘍によって占居されている．
- T2 強調画像では辺縁部のみ高信号で，中心部は肝実質と同程度の信号強度である (c ➡)．

症例 2 40歳台男性．数か月前より，褐色尿，黄疸を自覚．超音波で肝腫瘤を指摘される．

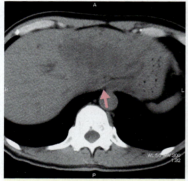
a. 単純 CT

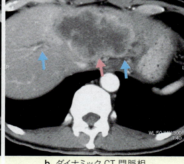
b. ダイナミック CT 門脈相

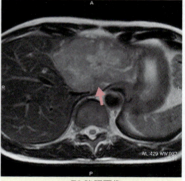
c. T2 強調画像

図 2-2 症例 2
- 単純 CT では肝左葉は腫大し，軽度低吸収域を呈している (a ➡)．
- ダイナミック CT では肝左葉をほぼ占居する乏血性の腫瘤を認める．辺縁に増強効果がみられる (b ➡)．肝内胆管の拡張もみられる (b ➡)．
- T2 強調画像では辺縁部はやや低信号で，中心部は高信号である (c ➡)．

症例 3　70歳台女性．近医で肝腫瘤を指摘され，紹介となる．

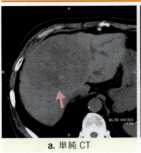 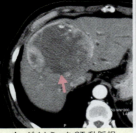 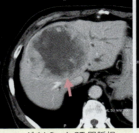 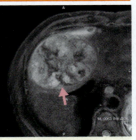

a. 単純 CT　　b. ダイナミック CT 動脈相　　c. ダイナミック CT 門脈相　　d. T2 強調画像

図 2-3　症例 3
- 単純 CT では肝左葉内側区に，境界明瞭な低吸収の腫瘤を認める（a ➡）．
- ダイナミック CT 動脈相では，辺縁部優位に濃染されている（b ➡）．
- ダイナミック CT 門脈相では，内部は低吸収で，軽度の肝内胆管拡張もみられる（c ➡）．
- T2 強調画像では，内部の信号強度は不整である（d ➡）．

症例 4　40歳台男性．発熱および上腹部痛あり．超音波で肝腫瘤を指摘される．

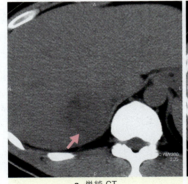 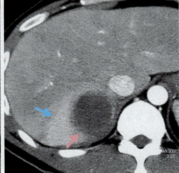 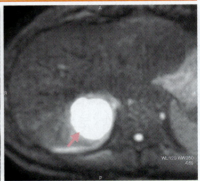

a. 単純 CT　　b. ダイナミック CT 動脈相　　c. 拡散強調画像

図 2-4　症例 4
- 肝右葉に低吸収の腫瘤を認める（a ➡）．
- ダイナミック CT にてリング状の濃染を認め（b ➡），周囲の肝実質にも濃染を伴っている（b ➡）．
- 拡散強調画像では，内容液は著明な高信号を呈している（c ➡）．

症例 **5** 70歳台男性．肝内に多発性の腫瘤を指摘される．自覚症状はない．

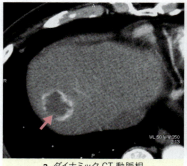
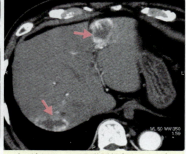
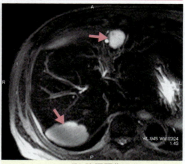

a. ダイナミックCT動脈相　　b. ダイナミックCT動脈相（別スライス）　　c. T2強調画像

図2-5　症例5
- 肝内に多発性にリング状の濃染を認める．増強の程度は周囲の動脈と同程度である(a,b ➡)．
- T2強調画像では腫瘍は著明な高信号を呈する(c ➡)．

診断

症例 **1** 肝転移	症例 **2** 胆管細胞癌	症例 **3** 乏血性の肝細胞癌
症例 **4** 肝膿瘍（アメーバ赤痢）	症例 **5** 肝血管腫	

Questions.

Q1. 乏血性肝腫瘍ではどのような疾患を考えるか？ (22頁，A1)
Q2. リング状濃染はどのような疾患でみられるか？ (23頁，A2)
Q3. リングを欠く乏血性腫瘍ではどのような疾患を考えるか？ (25頁，A3)
Q4. 微小な転移性腫瘍の診断で最も感度の高い検査は何か？ (25頁，A4)
Q5. 拡散強調画像での肝膿瘍と肝転移の鑑別のポイントは？ (26頁，A5)

A1. 肝転移，胆管細胞癌，一部の肝細胞癌，肝膿瘍，悪性リンパ腫など

鉄則!!　乏血性肝腫瘍で頻度の高い疾患は肝転移，胆管細胞癌，一部の肝細胞癌である．肝膿瘍や悪性リンパ腫も忘れてはならない

- 多くの転移性腫瘍や胆管細胞癌は辺縁部の血流は多いが腫瘍の大部分は乏血性である(図2-1, 2)．高分化および低分化の肝細胞癌も中分化の肝細胞癌に比して乏血性である．また肝膿瘍や悪性リンパ腫も乏血性腫瘍である．
- **乏血性腫瘍はリング状の濃染を示す**ことが多い．

Chapter **1** 肝臓

A2. 悪性腫瘍，膿瘍，血管腫

鉄則!! ## リング状濃染は悪性腫瘍，膿瘍，血管腫でみられる

- ダイナミック CT や MRI において辺縁の血流は多いが，中心部の血流が低下しているリング状の濃染は，多くの乏血性の腫瘤でみられる(表 2-1)．最も頻度が高い疾患は肝転移である．その他，胆管細胞癌，一部の肝細胞癌も鑑別の上位に挙がる．
- リング状濃染を示す腫瘤は病理学的に表 2-2 に示す 3 つに大別される．

表 2-2　様々なリング状濃染のパターン

①腫瘍の辺縁部が早期に濃染され，内部は徐々に造影される → 多くの悪性腫瘍
②内部に血流組織が存在しない → 膿瘍，囊胞腺腫など
③内部は拡張した血管腔で，非常にゆっくり増強される → 血管腫

1 転移性肝腫瘍などの悪性腫瘍

- 多くの肝転移はダイナミック CT の動脈相では腫瘍部は血流が乏しく，腫瘍辺縁がリング状に濃染する(図 2-1)．内部は徐々に増強され，平衡相においては，増強効果が遷延することも少なくない(→ 33 頁，シナリオ 3 A1，A2)．
- リング状濃染は周囲の肝実質に対して圧排性の発育を示す腫瘍でみられ，リングの部分は病理学的には圧排された肝実質と腫瘍の辺縁部を合わせたものである．
- 画像上，肝内胆管細胞癌は転移と鑑別が困難であるが，他に原発巣がない場合は，肝内胆管細胞癌を強く疑う(図 2-2)．肝内胆管拡張を伴うことが多いが，転移性腫瘍でも同所見を伴うことがある．
- 肝細胞癌が内部に壊死や出血が起こると辺縁部のみが増強され，全体として乏血性になることもある(図 2-3)．また低分化の腫瘍では動脈血流が減少し，乏血性になることもある．その場合は浸潤性で辺縁は不明瞭なことが多い(→ 101 頁，図 11-5)．

2 肝膿瘍

- 膿瘍は，手術などの病歴がない場合は我が国では比較的稀であるが，リング状の濃染を呈する(図 2-4)．特に区域性の肝実質の濃染を伴っている場合や囊胞腔が集簇している場合は膿瘍を強く疑う．
- 病理学的には内部より壊死層，周辺の肉芽とその周囲の浮腫の 3 層構造がみられるが，肉芽部分がリング状濃染を示し，浮腫の部分が低吸収域としてみられる．これは double target sign と呼ばれ膿瘍に特徴的である(図 2-6)．
- 完成された膿瘍は囊胞性で内部に膿を入れる．膿瘍は拡散強調画像で，内部の囊胞内容液に強い拡散制限がみられる(図 2-7)(→ 27 頁，図 2-11)．多発や多房性もある(図 2-7)(→ 44 頁，図 4-8)．

シナリオ **2**　乏血性（リング状増強効果）の腫瘤　**23**

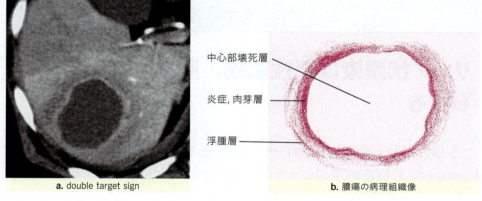

図 2-6　肝膿瘍（70 歳台男性）
- double target sign と膿瘍の構造と画像との対比.
- 肝右葉には層構造を呈するリング状濃染を認める．内容液の部位は低吸収，周囲の炎症肉芽層の部分は高吸収，その周囲の浮腫層は低吸収で，さらに，肝右葉に広範囲に肝実質の濃染を認める．

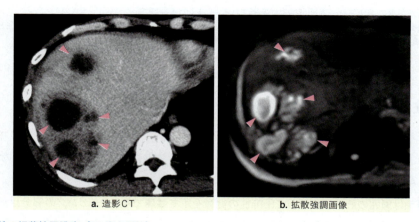

図 2-7　多発性の細菌性肝膿瘍（50 歳台男性）
- 肝内に多発性に囊胞性腫瘤を認める（◀）．右葉の膿瘍は多房性である．
- 拡散強調画像では膿瘍内容液が著明な高信号を呈している（◀）．

③ 肝血管腫

- 肝血管腫では結節性の濃染が特徴的であるが，辺縁部の濃染がリング状になることもある(図 2-5)．血管腫の辺縁部の濃染は強く，周囲血管と同程度である．
- 撮像タイミングによっては乏血性を呈し，転移性腫瘍と紛らわしいこともあるが，T2 強調画像では著明な高信号を呈する．

A3. 悪性リンパ腫などの浸潤性腫瘍

 鉄則!! 悪性リンパ腫などの浸潤性腫瘍では，リング状濃染を欠くことがある

- リング状濃染は圧排性の発育を示す腫瘍にみられる．一方，浸潤性発育を示す悪性リンパ腫や一部の転移性腫瘍ではリング状濃染がみられないことがある(図 2-8)．
- その他，偽リンパ腫や，炎症性偽腫瘍なども，同様の所見を呈することがある(→ 95 頁，シナリオ 10 もっと知りたい)．

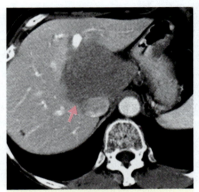

造影 CT

図 2-8　肝リンパ腫（60 歳台男性）
- 肝尾状葉に乏血性腫瘤を認める．辺縁のリング状濃染はみられない(→)．

A4. Gd-EOB-DTPA による MRI

 鉄則!! 造影 CT では微小な肝転移の診断は難しく，EOB 造影 MRI を考慮すべき

- 肝腫瘍の診断は造影 CT が用いられることが多いが，実は造影 CT は肝転移の診断が苦手である．CT で使う造影剤は**細胞外液性の造影剤**であり(→ 33 頁，シナリオ 3 A1，A2)，線維成分の多い転移性腫瘍は細胞外液に徐々に造影剤が染み出していき，時間とともに腫瘍が濃染してしまう．そのため，造影剤によって濃染する肝実質とのコントラストがつかなくなるのである(図 2-9)．
- 一方，転移性腫瘍には肝細胞の成分がないため，MRI の造影剤である **Gd-EOB-DTPA では腫瘍はほとんど染まらないため，腫瘍と肝実質のコントラストが大きい**．そのため，小さな腫瘍でも診断可能である．
- 特に，膵癌では早期に肝転移を来すが，小さな転移が多く，CT での診断は困難である．手術が予定されている膵癌患者では必ず EOB 造影 MRI を施行し，肝転移の有無を確認すべきである(図 2-10)．

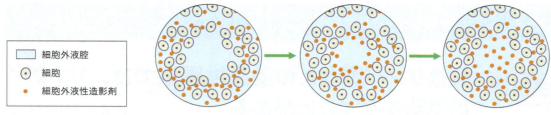

| 細胞外液腔 |
| 細胞 |
| 細胞外液性造影剤 |

図 2-9　転移性腫瘍における造影剤の拡散
- 細胞外液性の造影剤は辺縁部から徐々に腫瘍に染み込み，平衡相では周囲肝実質と等吸収となる．

〔山下康行：レジデントのための画像診断の鉄則．p134，医学書院，2018 より〕

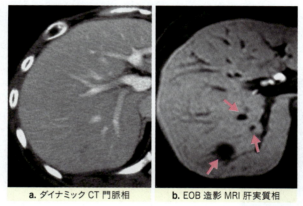

a. ダイナミック CT 門脈相　　　b. EOB 造影 MRI 肝実質相

図 2-10　膵癌の肝転移（60 歳台女性）
- CT でははっきりしないが，EOB 造影 MRI では S7/8 に径 2 cm 大の腫瘍をはじめ，1 cm 以下の腫瘍が明らかである(b ➡)．

A5. 転移性腫瘍は辺縁部，膿瘍は中心部に拡散制限あり．また膿瘍のほうが拡散制限が強い

拡散強調画像において肝膿瘍と転移とでは拡散制限のメカニズムが異なる

- 拡散強調画像は梗塞のみならず，腫瘍や膿瘍の診断にも有用である．しかし，腫瘍と膿瘍では高信号となる機序が異なる．
- 腫瘤性病変においては腫瘍自体が高信号となるのに対し，膿瘍では炎症の部分が光るのではなく，内容液である膿汁の部分が高信号となる(図 2-11)．つまり，通常の造影 T1 強調画像では両方ともリング状の増強効果を示すが，**拡散強調画像では，腫瘍は周囲の造影される部分が光り，膿瘍は内部の造影されない液体(膿汁)成分が光る**(図 2-11)．

26　Chapter 1　肝臓

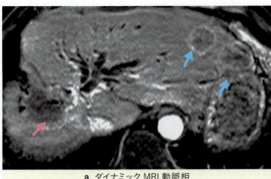
a. ダイナミック MRI 動脈相

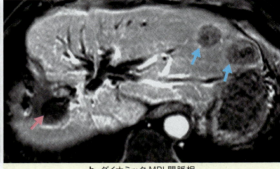
b. ダイナミック MRI 門脈相

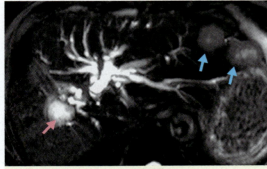
c. T2 強調画像

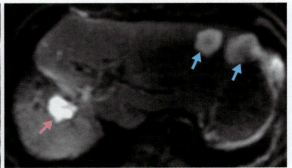
d. 拡散強調画像

図 2-11　肝右葉は肝膿瘍（→），肝左葉は肝転移（→）

- 動脈相では肝膿瘍（a →）および肝転移（a →）ともリング状の濃染を認める（a →，→）．膿瘍はほとんど増強効果を認めず（b →），T2 強調画像および拡散強調画像では著明な高信号である（c, d →）．転移性腫瘍は，T2 強調画像および拡散強調画像では辺縁部優位に軽度高信号である（c, d →）．
- 膿瘍の ADC 値 0.45，転移の ADC 値 1.28．

鑑別のポイント

- 画像のみで鑑別するのではなく，臨床像（癌や肝硬変の既往，免疫状態など）や腫瘍マーカーなどの他の検査データで検査前確率を上げる．
- 乏血性肝腫瘤で頻度の高い疾患は肝転移，胆管細胞癌，肝膿瘍である．また一部の肝細胞癌や，血管腫，悪性リンパ腫なども忘れてはならない（表 2-3）．
- 転移性腫瘍と肝内胆管細胞癌の画像所見は酷似する．
- 拡散強調画像で膿瘍は中心部，転移は辺縁部に拡散制限がみられ，特に膿瘍では強い拡散制限がある．

表2-3 乏血性腫瘍の鑑別のポイント

	バックグラウンド	頻度	ダイナミックCT	① T2 強調画像 ② 拡散制限
転移性腫瘍	担癌患者	+++	リング状増強効果	①高信号 ②辺縁優位++
胆管細胞癌	慢性肝障害がリスク	++	リング状増強効果 胆管拡張を伴うことが多い	①高信号 ②辺縁優位++
肝細胞癌	慢性肝疾患，肝硬変	+++	通常強い濃染を示すが， リング状増強効果を示すことあり 高分化や低分化癌は乏血性	①等から高信号 ②辺縁優位++
肝血管腫	なし	++++	辺縁結節状，リング状増強効果 血管と同程度増強効果	①著明な高信号 ②全体的に+
肝膿瘍	免疫不全や術後	+	リング状増強効果 double target sign	①高信号 ②中心部+++
悪性リンパ腫	リンパ腫の既往，免疫不全， HCV 感染	稀	均一な乏血性腫瘍 リング状を示さないことが多い	①高信号 ②全体的に+++

その他，限局性脂肪肝，肝梗塞なども鑑別に挙がる

もっと知りたい！

腫瘍性病変の拡散強調画像

- 拡散強調画像は水分子の動きやすさ(＝拡散の程度)を画像化する方法である．水分子の拡散は温度が高いほど，また液体の粘性が低い，つまり，さらさらしているほど大きく，拡散強調画像では低信号となる．

- 脳梗塞や腫瘍では水の運動が制限されており，拡散強調画像では高信号となる．さらに膿瘍では内容液が粘稠であり，水の動きが大きく制限されている．

- 拡散の程度は，強い拡散制限磁場(高い b 値)を印加したときと印加しなかったときの信号強度を比較することで，求めることができる(図 2-12)．拡散制限磁場を印加したときの信号低下の傾きの大きさをADC 値で表す．

- 水溶液のように動きに制限がない場合は，信号低下が著しいが(傾き＝ ADC 値が大)，腫瘍や梗塞などでは，運動が制限されており，信号低下が小さい．さらに膿瘍では，信号がほとんど低下しない(傾き＝ADC 値が小)．

- 転移性腫瘍と膿瘍の拡散強調画像を比較した場合，膿瘍のほうが拡散制限も強い(拡散強調画像にて高信号)．転移性腫瘍は主に辺縁部に高信号がみられるのに対し，膿瘍では中心の膿汁の部分に高信号を認める(図 2-11)．

- 主な疾患の ADC 値はおおよそ表 2-4 に示すようなものである(MRI の機種や撮像条件で異なる)．

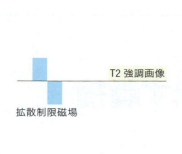
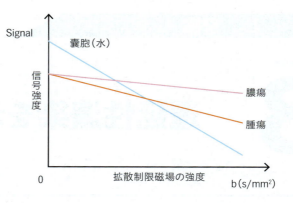

図 2-12 拡散強調画像の仕組み

- 拡散強調画像は T2 強調画像撮像の前に，拡散制限磁場を加えたものである．拡散検出磁場は逆方向の磁場のペアで，その磁場の強さは b(s/mm^2) で表される。強い磁場を加えると信号が低下するが，低下の度合いが組織によって異なる．
- 強い磁場を加えると囊胞（水）のように拡散制限がないものでは低信号となる．一方，腫瘍や膿瘍など拡散が制限されるものでは信号が抑制されずに相対的に高信号となる．
- 拡散制限磁場の大きさは b 値で表され，拡散の程度は強い拡散制限磁場（高い b 値）を印加したときと印加しなかったときの信号強度を比較することで求めることができる．
- 直線の勾配（傾き）が ADC 値であり，信号低下の大きな場合は傾きが大きく（ADC が大きい），信号低下がわずかな場合は傾きが小さい（ADC が小さい）．

表 2-4 主な疾患の ADC 値

癌	0.7〜1.0
リンパ腫	0.5 前後
膿瘍	0.5 前後
肝血管腫	2.0 前後
肝囊胞	3.0 前後
新鮮な脳梗塞	0.2〜0.3

Chapter 1 | 肝臓

シナリオ 3　遷延性濃染を示す腫瘤

> ### First Touch
> 　ダイナミックCTにおいて多くの腫瘍は多血性であれ，乏血性であれ，平衡相には吸収値が低下する．しかし，一部の腫瘍では造影後期（平衡相）で腫瘍内に濃染を認めることがあり，遷延性濃染と呼ばれる．遷延性濃染は線維化を伴った腫瘍でみられることが多い．多くは悪性腫瘍であるが，一部の良性腫瘍でも遷延性濃染を認めることがあり，注意が必要である．

表3-1　遷延性・遅延性濃染を示す肝腫瘍

豊富な間質が原因	血管腔の拡張が原因	粘液性の腫瘍
● 肝・転移性肝腫瘍（大腸癌や膵神経内分泌腫瘍の転移など） ● 胆管細胞癌 ● 肝細胞癌（硬化型の肝細胞癌や胆管細胞癌との混合型など） ● 類上皮性血管内皮腫 ● solitary fibrous tumor（SFT） ● 炎症性偽腫瘍 ● その他，悪性リンパ腫，膿瘍などでもみられることがあるが稀である．肝硬変では楔形の線維硬化巣が遷延性濃染を来す．	● 血管腫 ● peliosis hepatis ● 肝細胞腺腫	● 粘液性嚢胞腺腫 ● 胆管内乳頭状腫瘍 ● 粘液癌

Check Points
- 患者背景（肝硬変の有無や癌の既往など）
- 遷延性濃染のメカニズムを考える
- 良性病変の可能性はないか？
- 肝表に陥凹はないか？

読影にチャレンジ！

症例 **1**　60歳台男性．肝機能異常で超音波を施行したところ，肝S4に腫瘤を指摘された．

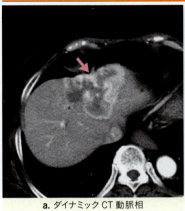
a. ダイナミックCT 動脈相

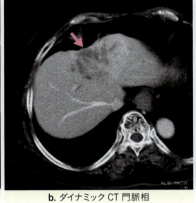
b. ダイナミックCT 門脈相

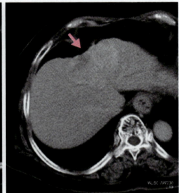
c. ダイナミックCT 平衡相

図3-1　症例1
- 肝左葉S4から外側区域に辺縁に強い増強効果を認め，肝表は陥凹を伴っている（a–c →）．門脈相から平衡相では，腫瘤は遅延性増強効果を示している．

症例 **2**　50歳台女性．以前より肝S6血管腫に対して経過観察中であったが，背側部分の性状が変化し，大きさも増大傾向であり，精査目的で当院紹介受診．

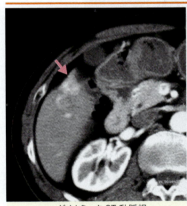
a. ダイナミックCT 動脈相

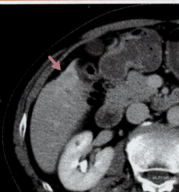
b. ダイナミックCT 門脈相

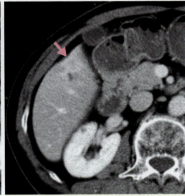
c. ダイナミックCT 平衡相

図3-2　症例2
- 肝右葉に淡く濃染される腫瘤を認める．同腫瘍部において，肝表の陥凹がみられる（a–c →）．平衡相においては腫瘤の遅延性濃染もみられる（c →）．

症例 3　50歳台男性．肝硬変のフォロー中，肝右葉に腫瘤を指摘された．

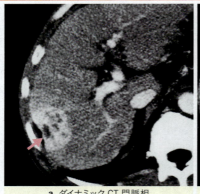
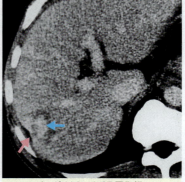

a. ダイナミックCT 門脈相　　b. ダイナミックCT 平衡相

図 3-3　症例 3

- 肝右葉に不整に増強される腫瘤性病変を認める(a, b ➡)．平衡相では中心部のみ遷延性濃染がみられる(b ➡)．また肝表も限局性に陥凹している．

症例 4　40歳台男性．検診の超音波で膵臓と肝臓に腫瘤を指摘された．

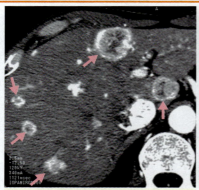
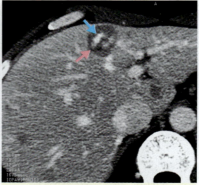

a. ダイナミックCT 動脈相　　b. ダイナミックCT 平衡相

図 3-4　症例 4

- 動脈相にて肝内に多発性にリング状の濃染を認める(a ➡)．平衡相では肝左葉の腫瘤の内部の線維化部に一致して，濃染がみられる(b ➡)．多くの腫瘍は肝実質と等吸収となり不明瞭である．

診断					
症例 ①　胆管細胞癌		症例 ②　硬化性血管腫		症例 ③　硬化性肝細胞癌	
症例 ④　転移性腫瘍（膵臓原発の神経内分泌腫瘍）					

Questions.

Q1. 平衡相において4症例に共通してみられる所見は何か？ (33頁, A1)

Q2. 4症例の遷延性濃染を示すメカニズムは？ (33頁, A2)

Q3. 遷延性濃染を示す腫瘍をみた場合，どのような疾患を鑑別すべきか？ (34頁, A3)

Q4. 遷延性濃染を示す腫瘤によくみられる肝実質の形態的特徴は？ (35頁, A4)

A1. 腫瘍の遷延性の濃染

A2. 豊富な線維性間質

鉄則!! 遷延性濃染は豊富な線維性間質でみられることが多い

- いずれの症例でも腫瘍中心部が門脈相から平衡相にかけて徐々に濃染が強くなる所見がみられる．この所見は**遷延性濃染**と呼ばれる．
- このような遷延性濃染は，間質の線維性組織の増生が原因であることが多い．分子量の比較的大きい造影剤が血管外腔に染み出し，線維性組織の豊富な間質内に長時間トラップされるため起きると考えられている．
- 遷延性の濃染は通常の**細胞外液性造影剤**であるヨード系の造影剤やGd-EOB-DTPAなどにおいて明瞭である(図3-5)．肝細胞内に分布するGd-EOB-DTPAでも一部細胞外に分布するため，淡い濃染として観察される(図3-6)(→77頁，シナリオ8 A4)．
- 肝細胞癌などでは類洞様構造(peliotic change)内における血液貯留部(図3-7)や間質の浮腫部にも造影剤が貯留し，遷延性濃染がみられることがある．
- 粘液癌や粘液性囊胞腺腫などの粘液性の腫瘍でも粘液間質に造影剤が停滞し，遷延性濃染を認めることがある．

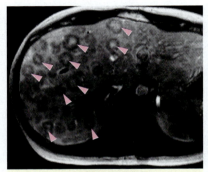

EOB 造影 MRI 平衡相

図3-5　膵神経内分泌腫瘍の肝転移（50歳台男性）
- 細胞外液性の造影剤であるGd-EOB-DTPAでは造影MRI平衡相での腫瘍内の線維化部に一致した濃染が明瞭である（◀）．

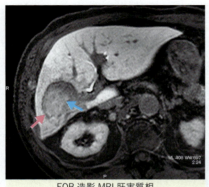

EOB 造影 MRI 肝実質相

図 3-6　胆管細胞癌（70 歳台男性）
- 肝右葉の腫瘤を認め（➡），腫瘍内部は軽度濃染がみられる（➡）．間質に残存した造影剤によると考えられる．

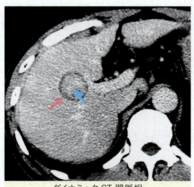

ダイナミック CT 門脈相

図 3-7　肝細胞癌の peliotic change（50 歳台男性）
- 肝右葉に境界明瞭な腫瘤を認める（➡）．中心部の血洞の拡張部に一致して，濃染がみられる（➡）．

A3. 硬化性や混合型肝細胞癌，胆管細胞癌，転移性腫瘍，類上皮性血管内皮腫，硬化型血管腫など

鉄則!!　**硬化性や混合型肝細胞癌，胆管細胞癌，転移性腫瘍，類上皮性血管内皮腫，硬化型血管腫は，線維性間質が豊富で，遷延性濃染がみられる**

- 大腸癌や神経内分泌腫瘍の肝転移（図 3-4, 5）や胆管細胞癌（図 3-1）や硬化性肝細胞癌（図 3-3），混合型肝細胞癌（→ 36 頁，図 3-8），類上皮性血管内皮腫（→ 37 頁，図 3-9）では腫瘍細胞の間質に線維成分が豊富である（表 3-1）．そのため，ダイナミック CT・MRI の平衡相において遷延性の濃染を認めることが多い．
- このような遷延性濃染は肝腫瘍に限らず，膵癌や胆管癌などの線維性間質の豊富な腫瘍でもみられる．また悪性腫瘍に限らず，線維性間質の豊富な血管腫（硬化性血管腫）（図 3-2）でもみられる所見である．
- 炎症性偽腫瘍や孤立性線維性腫瘍でも遷延性濃染を認めることがあるが，これも線維性の間質によると考えられている．
- FNH や fibrolamellar HCC などの中心性瘢痕部にも遷延性濃染が認められる（→ 17 頁，シナリオ 1 もっ

と知りたい）（→ 104 頁，シナリオ 11 もっと知りたい）．

A4. 肝表の陥凹

鉄則!! 線維性の腫瘤は肝表の陥凹を伴うことがある

- 線維性間質が豊富な腫瘍が肝表にみられた場合，腫瘍の瘢痕収縮に伴って限局性の**肝表の陥凹**を認めることが少なくない**(図 3-1〜3)**．進行した肝硬変では辺縁陥凹を伴った楔形の線維硬化巣（confluent fibrosis）を認めることがあり，遷延性濃染もみられる．

鑑別のポイント

- 転移性肝腫瘍と肝内胆管細胞癌の鑑別は組織も類似しており難しいので，原発巣の有無を検索する．肝細胞癌での硬化性，混合型は患者バックグラウンドや腫瘍マーカーは通常の肝細胞癌と同一である．
- 硬化性血管腫は画像上は転移や胆管細胞癌との鑑別が難しいが，バックグラウンドや腫瘍マーカーを参考にする．時には生検も必要である．
- 類上皮性血管内皮腫は若年女性に好発すること，特異な画像所見から診断可能なことが多いが，時に胆管細胞癌などと鑑別が難しいことがある．
- 表 3-2 に鑑別のポイントを示す．

表 3-2　遷延性濃染を示す腫瘤の鑑別のポイント

	バックグラウンド	腫瘍マーカー	頻度	CT 所見
転移性腫瘍	担癌患者	CEA など高値	++	中心部に遷延性濃染 肝表の陥凹を伴うことあり
胆管細胞癌	慢性肝疾患	CEA など高値	+	同上
硬化性・混合性肝細胞癌	通常型肝臓癌と同じ	AFP 高値	+	同上
硬化性血管腫	特になし	腫瘍マーカー正常	稀	転移や胆管細胞癌と鑑別困難
類上皮性血管内皮腫	比較的若年の女性	腫瘍マーカー正常	稀	遷延性濃染 辺縁に多発，融合傾向，肝表の陥凹

もっと知りたい！

混合型肝細胞癌　mixed type HCC

- 原発性肝癌のうち，単一腫瘍内に肝細胞癌と肝内胆管細胞癌の両成分が混ざり合っているもの．画像上，胆管細胞癌に似ることも多い(図 3-8)．
- リンパ節転移と背景肝が硬変肝である頻度は肝細胞癌例と肝内胆管細胞癌例の中間とされている．

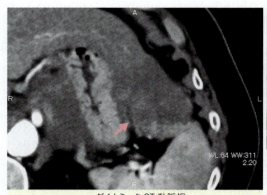

| a. ダイナミック CT 動脈相 | b. ダイナミック CT 平衡相 |

図 3-8　混合型肝細胞癌（60 歳台女性）
- 動脈相にて肝左葉辺縁に乏血性の腫瘤を認める(a, b ➡)．平衡相では腫瘍内部の軽度濃染がみられる(b ➡)．

硬化型肝細胞癌　sclerosing HCC

- 原発性肝細胞癌のうち，腫瘍細胞索が大量の線維性間質に取り囲まれた構造をとる．肝細胞癌の切除例の 4% にみられ，肝被膜直下または肝外に突出するものが多い(図 3-3)．
- ダイナミック CT では早期に濃染するものの，中心付近には瘢痕様線維組織がみられ，造影後期に濃染される．画像所見は混合型と鑑別困難．

硬化性血管腫　sclerosing hemangioma

- 血管腫の亜型で，血管腫の特徴的な画像所見を認めず，ダイナミック CT・MRI では早期に濃染するものの，増強効果は遷延する(図 3-2)．地図状の形態，肝被膜の陥凹もみられる．
- 転移性の腫瘍や肝内胆管細胞癌などとの鑑別が困難である．

類上皮性血管内皮腫　epithelioid hemangioendothelioma

- 成人にみられる血管内皮由来の稀な腫瘍であり，発育の遅い悪性腫瘍．約 2/3 は女性に発生する．
- 線維化の強い腫瘍で，肝辺縁に沿って多発，融合する傾向がある．
- 腫瘍中心部では線維性間質が広がり，石灰化や中心部瘢痕，壊死がみられる．肝表面には線維化に伴う陥凹がみられる．
- ダイナミック CT では腫瘍辺縁が造影され，線維成分の豊富な部分に遷延性に増強効果がみられる(図 3-9)(→ 161 頁, 図 19-9)．

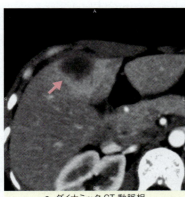 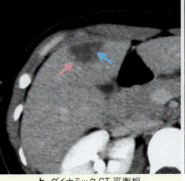 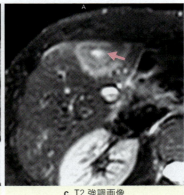

a. ダイナミック CT 動脈相　　b. ダイナミック CT 平衡相　　c. T2 強調画像

図 3-9　類上皮性血管内皮腫（30 歳台女性）

- ダイナミック CT 動脈相にて肝表に辺縁部には濃染，中心部は乏血性の腫瘤を認める(a ➡)．平衡相では，中心部の軽度濃染がみられる(b ➡)．T2 強調画像では辺縁部に高信号，腫瘤部は肝実質と等信号，中心部高信号の腫瘤を認める(c ➡)．

Chapter 1 | 肝臓

シナリオ 4　肝の囊胞性病変

First Touch

肝の囊胞性病変としては単純性囊胞の頻度が圧倒的に高い．通常，均一な低吸収であるが，囊胞に出血や炎症が起こると画像所見が修飾される．また腫瘍性病変に囊胞を合併したり，腫瘍が囊胞変性に陥ることもある．囊胞の形態においても通常の単房性囊胞以外に多房性を呈することがある．一方，炎症性疾患でも囊胞様の画像所見を呈することがある．

表4-1　肝の囊胞性病変の鑑別

先天性（原発性）肝囊胞	続発性囊胞
● 単純性肝囊胞 ● 前腸性肝囊胞 ● multicystic hamartoma	● 寄生虫（包虫症，肝蛭，肝吸虫） ● 外傷性，医原性：胆道損傷による biloma，血管損傷による仮性動脈瘤，血腫 ● 炎症性：肝膿瘍，膵仮性囊胞，biloma ● 腫瘍：未分化肉腫，囊胞腺腫および腺癌，胆管内乳頭状腫瘍（IPNB），転移性肝腫瘍（壊死による囊胞性変化および囊胞性腫瘤の転移），肝細胞癌，血管腫，腫瘍破裂による血腫

Check Points

- 単房性か，多房性か
- 単発か，多発か
- 壁不整や充実部がみられないか
- 内容液の性状（漿液性か，出血性か）

症例 70 歳台女性．健診で肝腫瘤指摘．肝機能は正常．

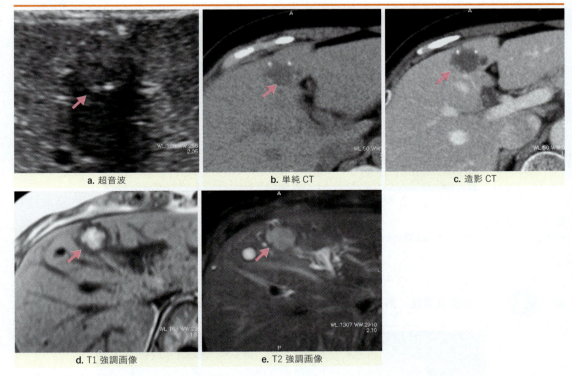

a. 超音波　　b. 単純 CT　　c. 造影 CT
d. T1 強調画像　　e. T2 強調画像

図 4-1　症例 1
- 超音波で肝内に halo を伴ったやや高輝度の腫瘤を認める (a →)．後方エコーは減弱している．
- 単純 CT では，辺縁に石灰化を伴った低吸収の腫瘤を認める (b →)．
- 造影 CT にて腫瘤の増強効果はみられないが，壁は肥厚している (c →)．
- T1 強調画像では，辺縁に低信号の被膜を伴った高信号の腫瘤を認める (d →)．
- T2 強調画像では，内部は軽度高信号であるが，通常の水と比べると低信号である (e →)．

症例 2　70 歳台女性．Recklinghausen 病の患者．肝臓に腫瘤を指摘される．

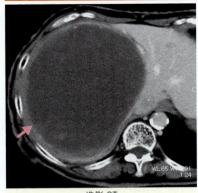

造影 CT

図 4-2　症例 2
- 肝右葉に大きな嚢胞性腫瘤を認める (→)．壁はやや不整で，嚢胞内部に不整な構造物がみられる．

シナリオ 4　肝の嚢胞性病変

症例 　30歳台男性．AIDS患者．肝臓に大きな囊胞を指摘される．

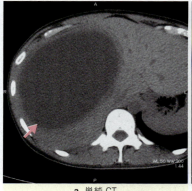
a. 単純CT

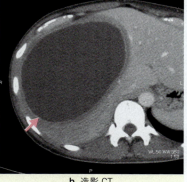
b. 造影CT

図4-3　症例3
- 肝右葉に単房性の囊胞性腫瘤を認める(a, b →)．造影CTでは厚い囊胞壁が明らかである．

症例 　70歳台男性．肝左葉に腫瘤を指摘される．CEAの軽度上昇を認める．

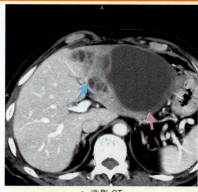
a. 造影CT

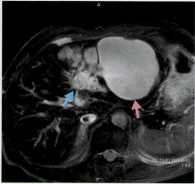
b. T2強調画像

図4-4　症例4
- 肝左葉に大きな囊胞性腫瘤を認める(a, b →)．壁はやや厚く，不整である．右側に多発性に不整な小囊胞を認める(a, b →)．

診断		
症例 複雑性囊胞(complicated cyst)あるいは出血性囊胞		症例 ② 囊胞性肝転移(GIST)
症例 肝膿瘍		症例 ④ 肝粘液性囊胞腫瘍(悪性)

Questions.

- **Q1.** 肝臓に単発の（あるいは数個以内）非典型的な嚢胞性病変をみた場合，どのような疾患を考えるか？ (41頁, A1)
- **Q2.** 嚢胞性病変の良悪性の鑑別のポイントは？ (42頁, A2)
- **Q3.** 嚢胞性を来す転移性腫瘍で頻度が高い原発巣は？ (42頁, A3)
- **Q4.** 多房性嚢胞ではどのような疾患を考えるか？ (43頁, A4)
- **Q5.** 嚢胞の内容液の推定に有効な画像診断法は？ (44頁, A5)

A1. 複雑性嚢胞，転移，膿瘍，嚢胞腺腫

単発の非定型肝嚢胞性病変をみたら，複雑性嚢胞，嚢胞性転移，肝膿瘍，肝粘液性嚢胞腫瘍などを考える

- 肝の嚢胞の多くは単純性嚢胞であるが，時に出血や感染により，画像所見が修飾されることがあり，**複雑性嚢胞**(complicated cyst)と呼ばれる(図 4-1)．
- また寄生虫や外傷，炎症，腫瘍などに続発して嚢胞が認められることがある．多くは壁肥厚や不整，周囲肝実質に濃染などを伴っている(図 4-3)．
- 嚢胞性の腫瘤は，小児期では**未分化肉腫**(→108頁，図 12-6)(→112頁，シナリオ 12 もっと知りたい)，成人では**肝粘液性嚢胞腫瘍**(図 4-4, 5)が代表的である．肝細胞癌や転移が嚢胞変性を来すことがある(図 4-2)．その他，肝内血腫，胆汁瘻なども嚢胞性形態を呈する．

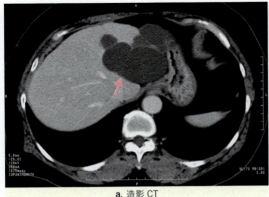
a. 造影CT

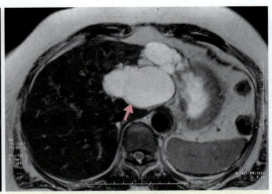
b. T2強調画像

図 4-5　肝粘液性嚢胞腫瘍（良性）（60歳台女性）
- 肝左葉に多房性の嚢胞性腫瘤を認める(→)．

A2. 囊胞壁の肥厚，不整な隔壁，充実部の存在

鉄則!! 囊胞壁肥厚，不整な隔壁，充実部がみられる場合は悪性腫瘍を考える

- 良性の囊胞では通常囊胞壁や隔壁は平滑である(図 4-1, 5)．感染や出血がみられる場合は肥厚することがある(図 4-3)．一方，**悪性腫瘍では多くの場合，壁は不整**である(図 4-2, 4)．
- 膿瘍は時期によって画像所見が変化するが，亜急性期には単房性の囊胞性腫瘤を呈することが多い．囊胞壁が特徴的な層構造を呈することもある(図 4-3)．

A3. GIST や NEC, 扁平上皮癌

鉄則!! 囊胞性転移は充実性腫瘍が囊胞変性したものが多く，GIST や NEC, 扁平上皮癌でみられる

- GIST (gastrointestinal stromal tumor) や NEC (neuroendocrine carcinoma) は比較的肝転移の頻度が高く，囊胞変性することは稀ではない(図 4-2)．また，扁平上皮癌は中心壊死の傾向が強く，肝転移でも囊胞変性がみられる．
- GIST や腎細胞癌などで分子標的治療を行った場合は，充実部の壊死により囊胞変性を来すことがある．
- 一般的に囊胞変性した転移巣は，通常の囊胞に比べて，厚い囊胞壁や壁不整がみられることが多い．
- 稀に肝細胞癌でも囊胞変性がみられる(図 4-6)．

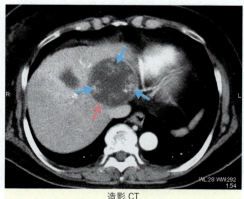

造影 CT

図 4-6 囊胞性の肝細胞癌（60 歳台女性）
- 肝左葉に境界明瞭な囊胞性の腫瘤を認める(→)．内部には不整な増強部がみられる(→)．

卵巣癌や膵の嚢胞腺癌などの嚢胞性腫瘤は転移巣も嚢胞性を呈することが多い

- **原発巣が嚢胞性腫瘤の場合，転移も嚢胞性のことが多い**．卵巣癌は腹膜播種性の転移が多く，腹水の灌流経路である肝表の腹膜側に病巣を形成し，嚢胞性腫瘤となることが多い**(図4-7)**．
- また，膵粘液性嚢胞腺癌などの悪性嚢胞性腫瘤の肝転移も嚢胞性となることが多いが，肝転移の頻度は低い．

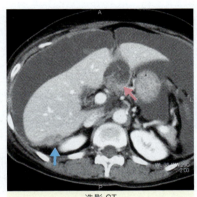

造影 CT

図 4-7　卵巣癌の肝転移（60歳台女性）
- 肝鎌状靱帯付近の肝表に内部に不整な壁肥厚，隔壁を伴った嚢胞性腫瘤を認める(→)．肝右葉の背側肝表にも充実性と思われる腫瘤を認める(→)．

A4. 肝粘液性嚢胞腫瘍，エキノコックス，複雑性（出血性）嚢胞，膿瘍，Caroli 病

 肝臓の多房性嚢胞では肝粘液性嚢胞腫瘍，エキノコックス，複雑性（出血性）嚢胞，膿瘍，Caroli 病などを考える

- 多くの嚢胞性腫瘤は単房性であるが，多房性腫瘤となることもある．肝粘液性嚢胞腫瘍**(図4-4, 5)**やエキノコックスは多房性嚢胞として有名であるが，実際には出血などによる複雑性嚢胞や膿瘍の頻度が高い**(図4-8)**．
- Caroli 病も拡張胆管が集簇した場合，多房性にみえることもある．
- また multicystic biliary hamartoma は新しい概念であり，蜂巣状の隔壁もしくは壁の濃染を伴う蜂巣状の多房性嚢胞性腫瘤としてみられる(→48頁，本項もっと知りたい)．

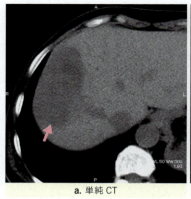 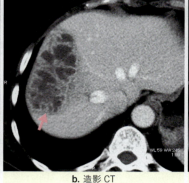 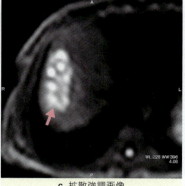

a. 単純CT　　　　　　　　　　b. 造影CT　　　　　　　　　c. 拡散強調画像

図 4-8　肝膿瘍（70 歳台女性）
- 単純 CT にて肝右葉に内部が不整な低吸収の腫瘤を認める(a ➡)．
- 造影 CT にて多房性の囊胞性腫瘤が明らかである(b ➡)．
- 拡散強調画像では囊胞の内容液は高信号を呈し(拡散制限あり)，粘稠な内容液であることが示唆される(c ➡)．

A5. T1 強調画像，拡散強調画像

囊胞の内容液の推定には MRI（T1 強調画像，拡散強調画像）が有用だ

- 囊胞の内容液は，通常は漿液性の液体であり水に近い吸収値であるが，出血が起こると吸収値が上昇する．造影 CT ではわかりにくいことが多いので，単純 CT で判断したほうがよい(図 4-9a, b)．
- MRI は，出血や粘稠な液体では T1 強調画像で高信号となり，CT よりも鋭敏に出血などの変化を検出可能である(図 4-9c)．液体が非常に粘稠になると T2 強調画像は低信号となる(図 4-9d)．
- 膿瘍では内容液が非常に粘稠であり，拡散強調画像で著明な高信号(強い拡散制限)を呈する(図 4-8c)．
- 以下のように覚えるとよい．

　出血，粘液 → T1 強調画像で高信号

　膿汁 → 拡散強調画像で高信号

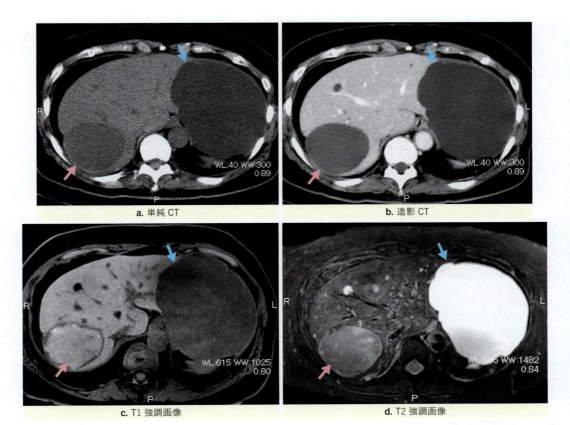

図 4-9　多発肝囊胞（70 歳台女性）

- 肝右葉 (a-d ➡) および肝左葉 (a-d ➡) に囊胞性腫瘤を認める．肝右葉の腫瘤は単純 CT にてやや高吸収，T1 強調画像にて高信号を，T2 強調画像にて髄液よりも低信号であり，粘稠な液体や出血性囊胞が疑われる．
- 肝左葉の腫瘤は，単純 CT にて低吸収，T1 強調画像にて低信号，T2 強調画像にて著明な高信号であり，水様性の液体と思われる．

鑑別のポイント

- 臨床的には単純性囊胞の頻度が圧倒的に高いが，表 4-2 に挙げたように非常に多くの疾患が鑑別に挙がる．時に出血や感染を合併することがあり，腫瘍性の囊胞との鑑別が問題となる．囊胞壁の肥厚や壁在結節の有無に注意し，悪性の可能性がないかを評価する．
- 内容液が漿液性か，粘稠な液体か，出血かなどの鑑別には MRI が有用である．

表 4-2　肝の囊胞性腫瘍の鑑別のポイント

	臨床像	頻度	画像所見
肝囊胞	圧倒的に高頻度	+++++	時に出血や感染あり
肝臓癌・転移などの囊胞変性	肝硬変患者や担癌患者 (GIST, NEC, SCC など)	++	壁不整，結節性突出
囊胞性腫瘍の肝転移	担癌患者 (卵巣癌，膵囊胞腺癌など)	+++	壁不整，壁在結節，時に囊胞内出血
MCN	中年女性	+	多房性，cyst-in-cyst
IPNB	膵 IPMN に類似	+	胆管拡張，乳頭状の壁在結節
肝膿瘍	免疫不全や術後	+++	単房性，多房性，層構造，内容液の拡散制限
肝内血腫	外傷や医療介入の既往	++	内容成分が血液
肝内胆汁漏	外傷や医療介入の既往	++	内容成分が漿液性液体
線毛性前腸性肝囊胞	肝左葉内側区を中心とする肝表直下	+	CT で軽度高吸収，T1 強調画像で高信号
multicystic biliary hamartoma	鎌状間膜付着部近傍の肝被膜周囲に多い	稀	小囊胞の集簇，正常肝実質の介在
肝エキノコックス	濃厚感染地域への渡航歴	稀	小囊胞の集簇

もっと知りたい！

出血性囊胞　hemorrhagic cyst

- 出血性の囊胞は，超音波では内部が高エコー(図 4-1)，CT では内容液の吸収値は通常の水よりも若干高吸収のことが多い．
- MRI では T1 強調画像にて高信号である．T2 強調画像では高信号のことが多いが(図 4-1)，内容液が陳旧化すると卵巣でみられるチョコレート囊胞のように低信号となる(図 4-9d)．

線毛性前腸性肝囊胞　ciliated hepatic foregut cyst

- 肝組織内に迷入した細気管支に由来すると考えられている前腸性囊胞で，肝左葉内側区を中心とする肝表直下に好発する．
- 偽重層性線毛上皮の囊胞壁を有し，様々な濃度の蛋白，脂質，カルシウム成分を内腔に含有する．悪性化のリスクもあるとされている．
- 径 2～3 cm の単発性・単房性囊胞で，単純 CT でやや高吸収，T1 強調画像で高信号である(図 4-10)．

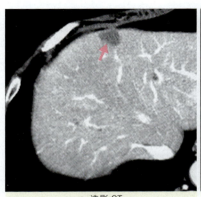
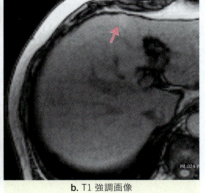

a. 造影CT　　　　　　　　　　　　b. T1強調画像

図4-10　前腸性肝嚢胞（60歳台女性）
- 肝鎌状靱帯に接した肝表に嚢胞を認める(→)．T1強調画像では高信号を呈しており，粘稠な液体が示唆される．

肝粘液性嚢胞腫瘍　mucinous cystic neoplasm of liver(MCN)

- 単発の多房性嚢胞性腫瘍．女性のみにみられ，腺腫でも前癌病変と考えられ，悪性でも比較的予後がよい．
- 以前は胆管嚢胞腺腫（癌）(biliary cystadenoma/adenocarcinoma)と呼ばれていた腫瘍で，**卵巣様間質**を伴う．卵巣様間質がないものは**胆管内乳頭状腫瘍(intraductal papillary neoplasm of bile duct；IPNB)**とされた(図4-11)．
- 肉眼的に多房性嚢胞性腫瘍で，壁は不均一な厚みを呈する．基本的に閉鎖嚢胞であるが，時に腫瘍内腔と胆管系に交通することがある．
- 隔壁を有する多房性腫瘍として描出され(図4-4, 5)，隔壁には石灰化がみられることもある．
- MRIではステンドグラス状を呈することもある．
- 腺腫と癌の鑑別は困難なことも多いが，腺癌では乳頭状隆起，壁在結節，粗大な石灰化が認められる傾向がある(図4-4)．
- IPNBが肝内分枝胆管に発生し，嚢状の胆管拡張を示す場合はMCNに類似するが(図4-11)，MCNでは原則的に胆管との交通を認めない．

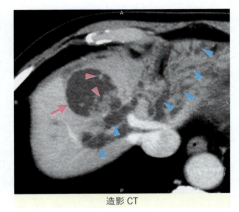

造影CT

図4-11　IPNB（70歳台女性）
- 肝右葉に嚢胞性の腫瘤を認める(→)．内部に一部充実部もみられる(◁)．多発性に肝内胆管拡張も伴っている(◁)．

multicystic biliary hamartoma

- 新たな肝過誤腫性病変の概念で組織学的には胆管，胆管周囲腺，結合組織からなり，胆汁様内容物を含む．胆管との交通はない．
- 蜂巣状の構造を呈し，病変の辺縁部分に正常肝実質が入り込む．隔壁の増強効果がみられ(図 4-12)，小石灰化がみられることもある．

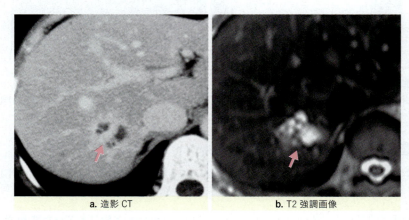

a. 造影 CT　　　　　　　　b. T2 強調画像

図 4-12　multicystic biliary hamartoma（70 歳台女性）
- 肝右葉に，被膜および隔壁か厚い多房性嚢胞性腫瘤を認める(→)．

Chapter 1 | 肝臓

シナリオ 5

肝内に多発する囊胞

First Touch

肝に多発する囊胞をみた場合，単純囊胞が多発していることが多いが，それ以外に先天性，後天性の様々な原因で囊胞が多発することがある．病変の分布や囊胞の大きさなど疾患によってそれぞれ画像所見に特徴がある．

表 5-1　多発性肝囊胞の鑑別

- 単純性肝囊胞の多発
- 多発性肝囊胞
- 胆管性過誤腫
- Caroli 病
- 囊胞性転移の多発

Check Points

- 背景疾患（遺伝性囊胞腎や肝硬変の有無など）
- 囊胞の分布や大きさ

読影にチャレンジ！

症例 **1**　60歳台男性．検診で肝内に囊胞を指摘される．肝機能は正常．

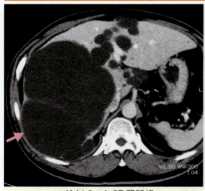
a. ダイナミックCT 門脈相

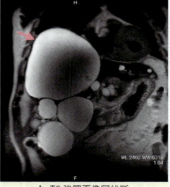
b. T2強調画像冠状断

図 5-1　症例1
- 肝右葉に大きな囊胞を認める(a, b →)．肝左葉にも囊胞は多発している．

症例 **2**　60歳台男性．検診で肝実質の不整を指摘される．肝機能は正常．

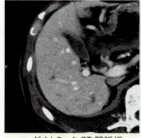
a. ダイナミックCT 門脈相

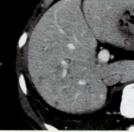
b. ダイナミックCT 門脈相（別スライス）

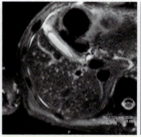
c. T2強調画像

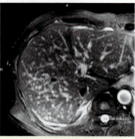
d. T2強調画像（別スライス）

図 5-2　症例2
- ダイナミックCTで肝内に多発性に低吸収域を認める．T2強調画像では肝内に無数の著明な高信号の囊胞がみられる．

症例 **3**　70歳台男性．慢性の肝障害でフォロー中である．

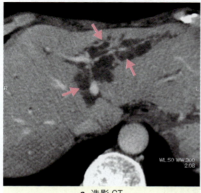
a. 造影CT

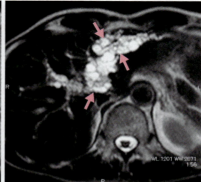
b. T2強調画像

図 5-3　症例3
- 造影CTでは肝左葉の門脈の両側に多発性に低吸収域を認める(a →)．T2強調画像では著明な高信号を呈している(b →)．

Chapter **1**　肝臓

症例 **4**　11歳男性．以前より発熱，腹痛を繰り返していた．

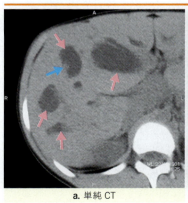
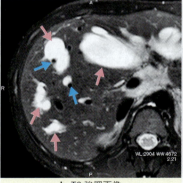
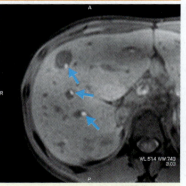

a. 単純CT　　　b. T2強調画像　　　c. gradient echo T1強調画像

図 5-4　症例 4
- 肝内に多発性に囊胞性病変を認める(a, b ➡)．壁の一部に結節を認め，T2強調画像では低信号，gradient echo T1強調画像では高信号を呈しており，血管と考えられる(a–c ➡)．
- なお gradient echo 法では，血流は通常高信号を呈する．

診断

症例 ❶ 多囊胞肝	症例 ❷ 胆管性過誤腫（von Meyenburg complex）
症例 ❸ 胆管周囲囊胞（peribiliary cyst）	症例 ❹ Caroli 病

Questions.

Q1. 肝内に多発する肝囊胞にはどのような種類があるか？（51頁，A1）
Q2. 傍胆管囊胞と肝内胆管拡張の鑑別点を挙げよ（52頁，A2）
Q3. Caroli 病と他の囊胞性疾患の鑑別のポイントは何か？（52頁，A3）

A1. 多発性肝囊胞，胆管性過誤腫，Caroli 病，胆管周囲囊胞

鉄則!! 肝に囊胞が多発する場合，多発性肝囊胞以外に胆管性過誤腫，Caroli 病，胆管周囲囊胞なども考える

- 肝内に多発する肝囊胞の鑑別では通常の肝囊胞の多発(図 5-1)や常染色体優性多囊胞腎でみられる成人型の polycystic disease に伴う肝囊胞以外に胆管性過誤腫，Caroli 病，胆管周囲囊胞が鑑別となり，**囊胞径や分布が鑑別のポイント**となる．

シナリオ 5　肝内に多発する囊胞　51

- polycystic disease に伴う肝嚢胞は大小の嚢胞が肝内にびまん性の分布を示す．胆管性過誤腫は微小（5 mm 未満）な嚢胞が肝全体にみられる．門脈周囲にみられる場合，末梢優位であれば Caroli 病，肝門部優位であれば胆管周囲嚢胞を疑う．

 鉄則!! 多数の嚢胞状小病変が肝全体にみられたら胆管性過誤腫を考える

- 胆管性過誤腫（von Meyenburg complex）は，胆管壁組織の遺残を起源として発生し，胆道系とは交通のない嚢胞病変である．無症状で，多数の嚢胞状小病変が肝被膜下を含め，肝臓全体に認められる(図 5-2)．

A2. 胆管周囲嚢胞は門脈両側，胆管拡張は一側

 鉄則!! 胆管周囲嚢胞は門脈の両側にみられるが，胆管拡張は一側にしかみられない

- 胆管周囲嚢胞（peribiliary cyst）は肝内胆管壁外の胆管周囲付属腺が嚢胞状拡張を来したものである．拡張は肝門部近傍の門脈周囲にみられ，胆管性過誤腫よりも中枢側に位置する．肝硬変，門脈圧亢進症，胆道感染，全身感染および常染色体優性多囊胞腎などの基礎疾患に合併することが多い．
- 胆管周囲嚢胞は Glisson 鞘周囲に嚢胞が多発し，門脈の両側にみられる(図 5-3)。一方，胆管は門脈に併走して走行するため，門脈の一側にしかみられない．
- 胆管周囲嚢胞は胆道系とは交通がないため，排泄性の胆道造影では，嚢胞内に造影剤が入ることはない．

A3. 門脈沿いに嚢胞が多発，central dot sign

 鉄則!! Caroli 病では肝末梢の門脈域に嚢胞が多発し，嚢胞内に門脈が貫通する（central dot sign）

- Caroli 病では非閉塞性の胆道の嚢状拡張を特徴とし，胆道系と交通する大小様々な低吸収の嚢胞性病変がみられる．
- 造影 CT では拡張した肝内胆管の中に門脈枝に相当する点状の強い増強効果（central dot sign）が描出される(図 5-4，5)．

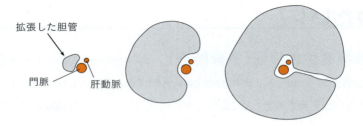

図 5-5　central dot sign
- 拡張胆管によって全周性に取り込まれた門脈枝が中心部に点状構造として描出され，Caroli 病に特徴的な所見である．

鑑別のポイント

- 表 5-2 に鑑別のポイントを示す．
- 肝臓に多発性に嚢胞性病変を認める場合，嚢胞腎があれば，嚢胞腎に伴う肝病変と診断できるが，嚢胞腎がみられない場合でも，肝臓のみの多嚢胞肝のこともありうる．一般的には 20 個以上の嚢胞を認める場合が多い．また嚢胞内出血の頻度も高い．
- 胆管性過誤腫は微小な嚢胞が肝臓にびまん性にみられ，特徴的である．胆管周囲嚢胞は肝硬変や多発性嚢胞性疾患にみられる嚢胞で，肝門部の門脈周囲に好発する．胆道系の造影剤が嚢胞内に入ることはない．
- Caroli 病では嚢胞構造（拡張した胆管）が門脈周囲を取り囲む（central dot sign）ことを証明すればよい．

表 5-2　多発肝嚢胞の鑑別のポイント

	バックグラウンド	部位	頻度	画像所見
多嚢胞肝	先天性多嚢胞腎	びまん性	＋	嚢胞内出血あり
胆管性過誤腫	ductal plate malformation 関連	びまん性	＋	微小嚢胞が多発
胆管周囲嚢胞	肝硬変や多発性嚢胞性疾患	肝門部門脈域沿い	＋＋	数珠状に連続する嚢胞 胆管との交通なし
Caroli 病	ductal plate malformatiion 関連	肝末梢門脈域	稀	central dot sign

もっと知りたい！

成人型多発性肝嚢胞性疾患（多囊胞肝）　polycystic disease(polycystic liver)

- 常染色体優性多囊胞腎(autosomal dominant polycystic kidney disease；ADPKD)において胆管周囲嚢胞および胆管性過誤腫を発生母地として肝内に多発性嚢胞を生じたもの**(図 5-6)**．腎病変を伴わないこともある．
- 加齢とともに増大．妊娠，エストロゲン製剤の使用との関連性が指摘されている．
- 多くは無症状だが，進行すると肝不全や Budd-Chiari 症候群を呈することがある．
- complicated cyst（囊胞内の出血や感染）を合併する頻度も単純性肝嚢胞より高い．

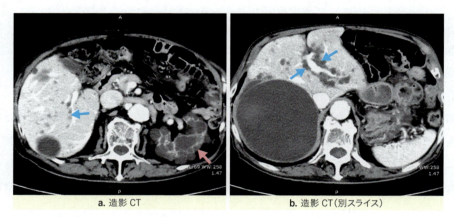

a. 造影 CT　　　　　　　　　　　　　b. 造影 CT（別スライス）

図 5-6　先天性多発嚢胞腎に合併した多発肝嚢胞（70 歳台男性）
- 左腎は腫大し，腎には無数の嚢胞を認める**(a →)**．
- 肝内に多発性に嚢胞を認める．
- 一部の嚢胞は，門脈周囲にみられ，胆管周囲嚢胞と思われる**(a, b →)**．

Caroli 病　Caroli disease

- 肝内胆管系に非閉塞性の囊状拡張を特徴とする比較的稀な常染色体劣性遺伝の先天性疾患．先天性肝線維症を合併し，門脈圧亢進もみられる．
- 病変は区域性，びまん性に分布し，多数の肝内結石および腎嚢胞性疾患を伴うことがある．
- 臨床症状としては，胆管炎の反復に伴う右上腹部痛，発熱などがある．肝内胆管細胞癌の発生頻度も高い．
- 単純 CT では胆道系と交通する大小様々な低吸収の嚢胞性病変として描出され，肝内胆管の中に門脈枝に相当する**点状の強い増強効果(central dot sign)**がみられる**(図 5-4，5)**．管腔内に胆管結石が認められることもある．

Chapter 1 肝臓

シナリオ 6 多発性の微小結節

First Touch

肝内に多発性に微小結節を認めることがある．多血性のものと乏血性のものがある．単純 CT でははっきりしないが，造影 CT や MRI で明瞭となることも少なくない．病変が微小な場合，画像では捉えにくいこともある．原因としては病的意義に乏しいものから重篤な疾患まで様々であり，その鑑別は重要である．

表6-1 肝内多発小結節性病変の鑑別

良性・炎症性疾患	悪性疾患
● 結核（特に粟粒結核） ● サルコイドーシス ● 微小膿瘍（カンジダなどの真菌が多い） ● 肝硬変でみられる再生結節 ● 多血性の FNH-like nodule	● 転移 ● 悪性リンパ腫

Check Points

- 肝硬変，免疫不全，肺病変の有無，癌の既往など背景疾患
- 炎症所見や肝機能などの検査データ
- 多血性で早期濃染がみられるか，乏血性か

症例 50歳台女性．原発性胆汁性胆管炎による肝硬変で生体肝移植準備中．黄疸，肝機能異常あり．

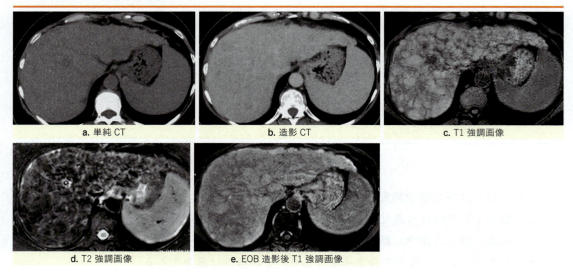

a. 単純CT　　b. 造影CT　　c. T1強調画像
d. T2強調画像　　e. EOB造影後T1強調画像

図6-1　症例1
- 単純CTでは肝臓は軽度腫大し，内部に多発性の微小な低吸収域を認める．造影CTでは肝内の吸収値が不整である．
- T1強調画像では肝内に多発性およびびまん性に高信号の結節を認める．T2強調画像では結節は軽度低信号を呈する．EOB造影後，結節は軽度増強がみられる．

症例 ② 50歳台女性．右季肋部痛，直腸カルチノイドの既往あり．

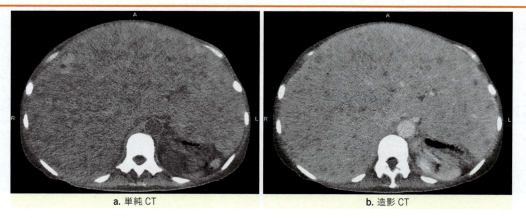

a. 単純CT　　b. 造影CT

図6-2　症例2
- 肝臓は著明に腫大し，肝内に多発性に微小な低吸収域を認める．

症例 40歳台男性．HBVキャリア．2か月ほど前より食欲低下，全身倦怠および腹部膨満が出現．AFPの著明な上昇あり（> 30,000 ng/mL）．

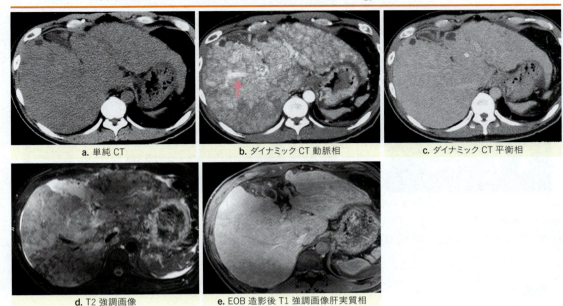

a. 単純CT　　b. ダイナミックCT動脈相　　c. ダイナミックCT平衡相

d. T2強調画像　　e. EOB造影後T1強調画像肝実質相

図6-3　症例3
- 単純CTでは肝臓は腫大し，肝臓の吸収値が不整である．
- ダイナミックCT動脈相では肝内に，びまん性に多数の結節状濃染を認める．門脈構造は保たれている(b →)．
- 平衡相では肝内の吸収値は不整である．
- T2強調画像では肝臓は腫大し，内部の信号は不整に上昇している．
- EOB造影後では腫瘍による欠損像（低信号）は指摘困難である．

症例 ④ 40歳台男性．急性骨髄性白血病の化学療法後に発熱持続．

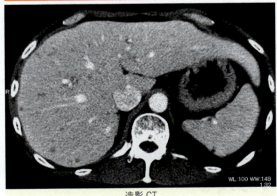

造影CT

図6-4　症例4
- 肝内に多発性に微小な低吸収域を認める．

症例 **5** 50歳台男性．超音波で肝臓に異常を指摘される．サルコイドーシスの既往あり．

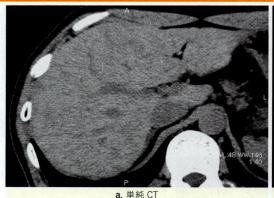
a. 単純CT

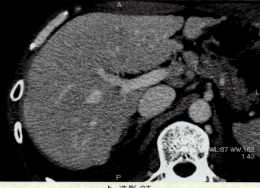
b. 造影CT

図 6-5 症例 5
- 単純 CT では肝内に多発性に微小な低吸収域を認める．造影後，低吸収域はやや不明瞭化している．

診断
症例 ❶ 肝硬変にみられる再生結節	症例 ❷ びまん性転移	症例 ❸ びまん型肝細胞癌
症例 ❹ 微小膿瘍	症例 ❺ 肝サルコイドーシス	

Questions.

Q1. 硬変肝に多発性に微小結節を認めた場合，どのような疾患を疑うか？ (58頁, A1)

Q2. 非硬変肝に粟粒病変を認めた場合，どのような疾患を疑うか？ (60頁, A2)

Q3. びまん型肝細胞癌の診断のポイントは？ (60頁, A3)

Q4. びまん性肝転移はどこの原発部位からが多いか？ (61頁, A4)

A1. 再生結節，多血性過形成結節，異型結節から早期肝細胞癌，びまん型肝細胞癌

鉄則!! 硬変肝に多発性微小結節をみた場合，再生結節以外に多血性の過形成結節，びまん型肝細胞癌の可能性も考える

- 肝臓の多発性の微小低吸収域病変では**基礎疾患と病歴の確認**が重要である．
- 肝硬変の患者では炎症や線維化によって小葉構造が破壊され，線維性隔壁によって囲まれた**再生結節**が肝内にびまん性にみられる．

58　Chapter **1** 肝臓

- これらの再生結節は，単純CTでは軽度低吸収で，造影CTでは乏血性結節として描出される(図6-1)．MRIでは，T1強調画像にて高信号，T2強調画像では若干低信号を呈する．鉄の沈着がみられると低信号がより明瞭となる(siderotic nodule) (図6-6)．
- 一方，肝硬変患者ではダイナミックCT・MRIで多発性に小さな早期濃染域(early enhancing pseudolesion；EEPL)がみられることが少なくない．これは微小なAP shuntや微小血栓などによる末梢循環の低下で動脈血流が増加した偽病変である(図6-7)．
- またBudd-Chiari症候群や慢性アルコール性肝障害では多血性の過形成結節(FNH-like nodule)を認めることがある(→79頁，シナリオ8もっと知りたい)．
- 肝硬変患者でみられる肝細胞癌は，多くは多段階発生が観察され，再生結節から異型結節の段階を経て肝細胞癌となる．びまん型肝細胞癌では無数の結節を認める(→99頁，図11-3)．

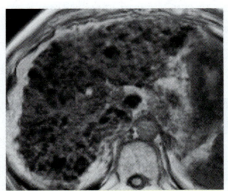

T2強調画像

図6-6 肝硬変にみられる鉄沈着を伴う再生結節(siderotic nodule) (50歳台男性)
- 肝内に多数の低信号の結節を認める．

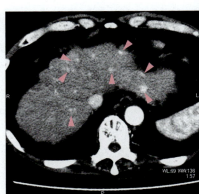
a. ダイナミックCT動脈相

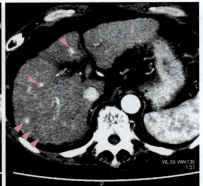
b. ダイナミックCT動脈相(別スライス)

図6-7 肝硬変にみられる多発濃染(EEPL) (70歳台男性)
- 肝硬変のため，肝表の凹凸不整が著明である．肝内に多発性に小さな濃染を認める(◀)．

A2. 肉芽腫（結核やサルコイドーシス），悪性腫瘍（リンパ腫やびまん性転移），微小膿瘍

鉄則!! 非硬変肝に粟粒病変を認めた場合，結核やサルコイドーシスなどの肉芽腫，悪性腫瘍（リンパ腫や転移），微小膿瘍を疑う

- 非硬変肝に粟粒病変をみた場合も，**基礎疾患と病歴の確認**が重要である．免疫不全や血液疾患の患者で発熱や腹痛がみられた場合，真菌感染を含めた微小膿瘍を考えるべきである**(図6-4)**．メタボリックシンドロームの患者では多発性の脂肪肝の頻度が高い．
- サルコイドーシスや結核などの結節性の肉芽性病変では肝内に多発性の低吸収の結節影を認める**(図6-5)**．また，びまん型肝細胞細胞癌や悪性リンパ腫，転移性腫瘍でもびまん性に微小な結節性病変を認めることがある．

A3. 門脈や肝静脈浸潤，腫瘍マーカー高値

鉄則!! びまん型肝細胞癌では，門脈，肝静脈に注目する

- びまん型肝細胞癌では肝臓に無数の微小な結節がみられ，単純CTでは多発した再生結節やまだら脂肪肝と紛らわしいことがある．しかし，ダイナミックCTではびまん型肝細胞癌は動脈相で増強効果がみられる**(図6-3)**．またAFPなどの腫瘍マーカーも異常高値を呈することが多い．
- しかし典型的な多血性の造影パターンを示さないこともあり，**肝臓内部の脈管の貫通や，門脈や肝静脈への浸潤**などに注目する**(図6-8)**．
- 肝外転移を伴う頻度も高い．

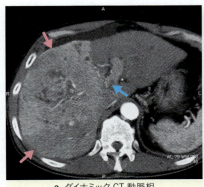 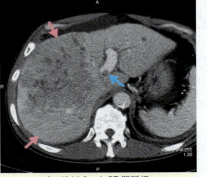

a. ダイナミック CT 動脈相　　　　　　b. ダイナミック CT 門脈相

図 6-8　びまん型肝細胞癌（60 歳台男性）
- 肝右葉にはびまん性の濃染を認める(a, b ➡)．内部は不均一である．
- 門脈本幹に腫瘍栓がみられる(a, b ➡)．肝内の樹枝状の低吸収域は腫瘍栓と思われる．

A4. 乳癌，肺小細胞癌，悪性リンパ腫，胃の低分化腺癌

乳癌，肺小細胞癌や胃の低分化腺癌では画像上捉えにくいびまん性肝転移を来すことがある

- 転移性腫瘍でも肝内にびまん性に結節性病変を認めることがある．CT では肝腫大として認識され，それぞれの結節はわかりにくいことが少なくないが，MRI を撮れば明瞭である(図 6-9)．
- 稀にびまん型肝細胞癌のように，リンパ管から類洞に浸潤性に発育することもある(リンパ行性転移)．
- 悪性リンパ腫は，びまん性に肝腫大を認めることが多いが(→ 129 頁，図 15-4)，多数の微小な結節を認めることもある．

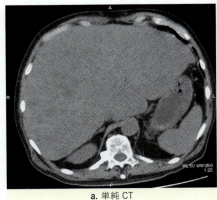 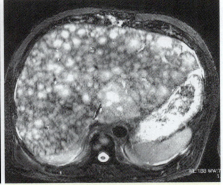

a. 単純 CT　　　　　　b. T2 強調画像

図 6-9　肺小細胞癌のびまん性肝転移（60 歳台男性）
- 単純 CT では肝臓は腫大し，肝臓の吸収値が不整である．
- T2 強調画像では肝臓は腫大し，多発性およびびまん性に高信号の結節性病変を認める．

鑑別のポイント

- 鑑別のポイントを**表 6-2**で示す.
- 肝硬変患者では多数の再生結節を認めることが多い. 動脈相で多発性に非特異的な濃染（EEPL）を認めることがあり，肝細胞癌との鑑別が問題となるが，多くの肝細胞癌は EOB の取り込みがみられない. しかし一部の早期肝細胞癌では EOB の取り込みがみられるため，EEPL との鑑別が困難なこともあり，経過観察となることが多い.
- びまん型肝細胞癌では一見腫瘍がわかりづらいことがある. 門脈や肝静脈への浸潤などにも注目する. EOB の取り込みはみられないが，びまん性病変の場合は判断が難しいこともある.
- 多血性の過形成結節，びまん性転移や微小膿瘍，サルコイドーシスなどは単純 CT では等吸収や低吸収の結節性病変としてみられるが，診断には病歴が重要となる.

表 6-2　多発性微小結節の鑑別のポイント

	バックグラウンド	頻度	ダイナミックＣＴ	① T2 強調画像 ② EOB 取り込み
再生結節	肝硬変*	+++	乏血性 平衡相で低吸収	①等信号が多い（鉄沈着したものは低信号） ②等から高信号
多血性過形成結節 (FNH-like nodule)	アルコール性肝障害，Budd-Chiari 症候群，特発性門脈圧亢進症，Fontan 手術後	+	多血性 平衡相で等から低吸収	① T1 強調画像で高信号 ②あり
びまん型肝細胞癌	慢性肝障害	++	早期のびまん性濃染 血管貫通あり	①高信号 ②低信号
びまん性転移	正常肝 担癌患者	+	多発濃染あるいは 乏血性腫瘤	①等から高信号 ②なし
微小膿瘍	免疫不全	稀	微小な乏血性結節	①高信号（拡散強調画像で高信号） ②なし
サルコイドーシス・結核	肺病変あり	稀	微小な乏血性結節	①等信号が多い ②なし

＊：肝硬変患者では AP shunt や微小血栓などによる多血性の偽病変 (EEPL) がみられることがある

もっと知りたい！

肝サルコイドーシス　liver sarcoidosis

- サルコイドーシスでは30％の患者で中枢神経系・骨・眼・肝・脾などの胸郭外病変を有する．2〜60％の肝サルコイドーシス患者で肝機能障害を認めるとされ，稀ではあるが門脈圧亢進症，肝硬変，慢性胆汁うっ滞性疾患を合併することがある．
- 内部濃度均一な肝腫大に脾腫大や肝門部・腹腔動脈近傍のリンパ節腫大を伴うことが一般的であり，10％の患者で肝臓に微小な低吸収の結節性病変を認める(図 6-5)．脾内低吸収を伴うことも多い．

肝臓へのリンパ行性転移　lymphatic liver metastasis

- 肝へのリンパ行性転移は稀であるが，乳癌，小細胞肺癌や胃の低分化腺癌ではびまん型肝細胞癌と同じように肝のリンパ管の存在する類洞内にびまん性に転移を来すことがある．
- 画像上，境界不明瞭な腫瘤性病変で，肝内門脈周囲が拡大し低吸収帯が認められ(periportal collar sign)，として認識できることもある．しかし，肝腫大を認めるのみで腫瘤が明らかでないことや，門脈枝や肝静脈枝の狭細化や閉塞が主な所見で転移としての認識が困難な場合もある(図 6-10)．
- 胆嚢癌や膵癌では肝十二指腸間膜を介して肝内の Glisson 鞘に直接浸潤することがある(→ 145 頁，シナリオ 17　A4)．

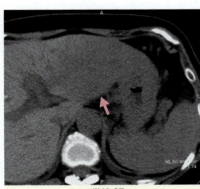 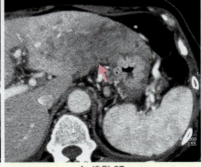

a. 単純 CT　　　　　　　　　　b. 造影 CT

図 6-10　胃癌のリンパ行性転移（50 歳台女性）
- 単純 CT では肝左葉腫大し低吸収を呈している(a →)．
- 造影 CT では肝左葉に不整な増強効果を認める(b →)．肝内の門脈枝は狭小化している．

Chapter 1 肝臓

シナリオ 7 染まる病変は腫瘍とは限らない

First Touch

通常，造影CTで限局性に増強される病変は腫瘍性病変が疑われるが，非腫瘍性病変でも限局性の増強効果を示すことは少なくない．特に肝臓は動脈と門脈からの二重支配を受けているため様々な血行動態の異常や灌流異常によって局所的な濃染がみられることがある．また炎症性疾患や肝実質に圧迫を来した場合でも肝実質の濃染を認めることがある．このような多血性の偽病変は transient hepatic attenuation difference（THAD）と呼ばれ，腫瘍性病変との鑑別が問題となる．

表 7-1　THAD の原因

- AP shunt 微小交通
  動門脈の微小交通
  硬変肝に伴う AP shunt（EEPL）
- 海綿状血管腫
- 炎症性
- 医原性 / 外傷性
- 肝内門脈閉塞
- 門脈主幹外静脈灌流（third inflow）
- 肝静脈閉塞による THAD
- 局所肝実質圧排

Check Points

- 背景疾患に肝硬変や胆道系疾患の既往，生検などの介入の病歴はないか
- 病変が偽病変の好発部位ではないか
- 平衡相での washout の有無，濃染部内の血管系の描出や血管系の異常の有無などの画像所見

読影にチャレンジ！

症例 **1** 　60歳台男性．検診で肝左葉に腫瘤を指摘される．

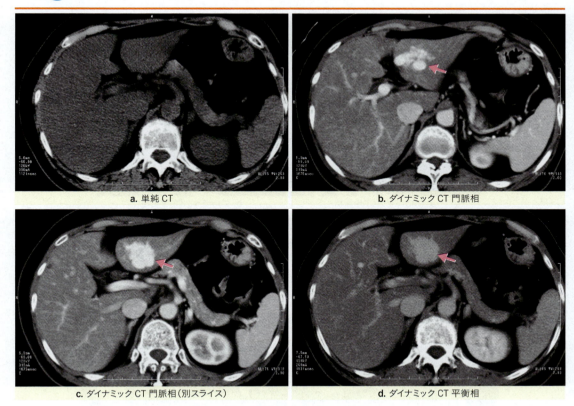

図 7-1　症例 1
- 肝臓の吸収値が低下し，肝内の脈管構造が不明瞭である．脂肪肝と思われる．肝左葉に明らかな腫瘤は指摘できない．
- ダイナミック CT 門脈相では肝左葉に不整な形態の濃染を認める(b ➡)．吸収値は門脈と同程度である．別スライスでは，やはり門脈と同程度に増強される腫瘤を認める(c ➡)．平衡相でも病変の増強効果は他の血管系と同程度である(d ➡)．

症例 **2** 　60歳台男性．肝臓癌で治療歴あり．CT でフォローを受けていた．

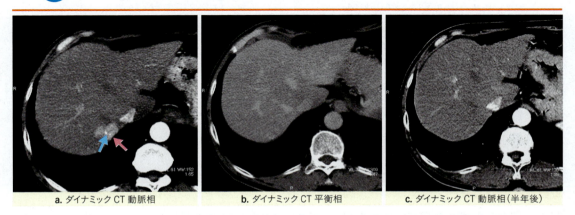

図 7-2　症例 2
- 肝右葉に濃染を認め(a ➡)，中心部に動脈による点状の強い濃染がみられる(a ➡)．平衡相では，濃染はみられない．
- 半年後のダイナミック CT では，動脈相においても濃染は消失している．

症例 　70歳台女性．肝硬変でフォロー中である．

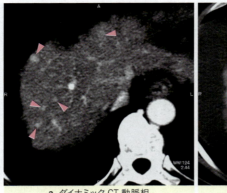
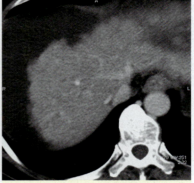

a. ダイナミックCT 動脈相　　　b. ダイナミックCT 平衡相

図 7-3　症例 3
- 肝臓の辺縁には，凹凸不整を認め，肝硬変が示唆される．肝内の濃染は不整で，多発性に増強される結節影を認める（a ◀）．平衡相では，結節影は不明瞭である．

症例 　80歳台女性．皮膚黄染，発熱を指摘され，単純CTで総胆管結石が疑われている．

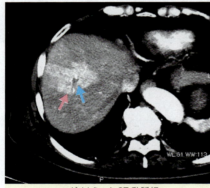
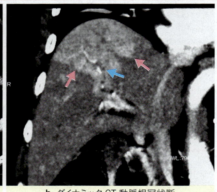

a. ダイナミックCT 動脈相　　　b. ダイナミックCT 動脈相冠状断

図 7-4　症例 4
- 肝右葉に濃染を認める（→）．中心には拡張した胆管と思われる低吸収域がみられる（→）．

診断

症例 ① 肝内門脈—肝静脈シャント（PV shunt）	症例 ② 肝内肝動脈—門脈シャント（AP shunt）
症例 ③ early enhancing pseudolesion（EEPL）（偽病変）	症例 ④ 胆管炎に伴う肝実質濃染

Questions.

Q1. 肝の非腫瘤性病変で多血性を呈するものにはどのようなものがあるか？ (67頁, A1)

Q2. 多血性の非腫瘤性病変の画像上の特徴は？ (68頁, A2)

Q3. 非腫瘤性の病変であることを証明するにはどうすればよいか？ (69頁, A3)

A1. AP shunt や血流異常による偽病変，胆管炎，血管性病変など

鉄則!! AP shunt や血流異常による偽病変，胆管炎，血管性病変などの非腫瘍性病変でも多血性を呈する

- 腫瘍が存在しないにもかかわらず，局所的に濃染され，腫瘤様にみえることがある．transient hepatic attenuation difference（THAD）と呼ばれ，様々な原因でみられる(表 7-1)．
- 肝臓は門脈と動脈の二重支配を受けており，他の臓器に比較して血行動態が複雑である．腫瘍性病変以外でも肝実質の門脈血流が低下したり(門脈血栓や塞栓などによる)，AP shunt が存在すると圧格差のため門脈血流が減少し，動脈優位の血行動態となり，肝実質の濃染がみられる(図 7-5)．
- 生検後に動脈と門脈が直接短絡を来し，濃染を認めることがある(図 7-6)．
- 血管腫などの腫瘍周囲でも，AP shunt を合併することがあり，肝実質に区域状の濃染がみられる(図 7-7)．
- PV shunt などの血管性病変でも早期相でに shunt 部が濃染として認識される(図 7-1)．
- 肝硬変患者では早期に多発性に濃染する偽病変を認めることが少なくなく，early enhancing pseudolesion（EEPL）と呼ばれる(図 7-3)．末梢レベルでの AP shunt や微小門脈血栓に伴う代償性の動脈血増加と考えられている．
- 一方，胆管炎などの炎症性疾患でも充血のため動脈性の濃染がみられる．胆管周囲に多発性に濃染がみられることもある(図 7-4)．
- 肝静脈が圧迫されると，うっ血により類洞内圧が高まり，門脈血流が減少し，代償性に動脈血流が増加する．腫瘍や肋骨の圧排に伴う濃染も静脈や類洞の圧迫に伴う門脈血流低下→動脈血流増加によるものである(図 7-5)．

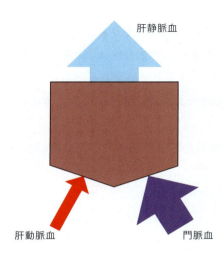

図 7-5 肝臓の末梢レベルでの肝動脈，門脈，肝静脈のダイナミックな関係

- 肝動脈血と門脈血は類洞に入る前の小葉間動静脈のレベルで混和し，類洞を経て，肝静脈に流出する．また胆道周囲毛細血管叢や vasa vasorum のレベルでも交通がある．
- 肝臓の血流の 80%が門脈血，20%が肝動脈血であるとされるが，この関係は病的状態で変わりうる．
- 血栓や腫瘍などによって門脈血流が減少すると代償性に肝動脈の血流が増加する．
- またうっ血や肝臓に対する物理的圧力で肝静脈圧が上昇すると局所的な門脈圧が上昇し，門脈血流は減少，代償性に動脈血流が増加する．

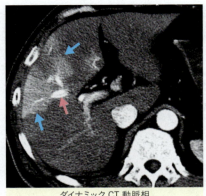

ダイナミック CT 動脈相

図 7-6　生検後の AP shunt（50 歳台男性）
- 動脈相にて，右門脈枝の早期描出を認め(→)，肝右葉にくさび形の濃染がみられる(→)．

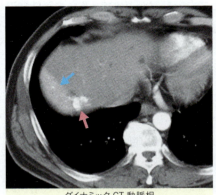

ダイナミック CT 動脈相

図 7-7　肝血管腫に伴う AP shunt（50 歳台男性）
- 肝右葉に血管腫による強い濃染を認める(→)．末梢にくさび形の肝実質の濃染を認める(→)．

A2. 特徴的な部位や形態，濃染部内に血管，造影後期に等吸収

 鉄則!!　偽病変には好発部位や特徴的形態あり

- **偽病変には好発部位や特徴的形態がみられ，腫瘍性疾患と鑑別可能なことが多い．** AP shunt は Glisson 鞘周囲を中心に境界明瞭なくさび形を呈する．濃染内に血管構造（門脈分枝）を認めることもある**(図 7-2, 6)**．胆管炎は胆管周囲の肝実質に多発することが多い．
- third inflow によって，偽病変を認めることがあるが，部位が特徴的である**(図 7-8)**（→ 70 頁，本項もっと知りたい）．
- 偽病変は早期に濃染されるが，門脈相以降では周囲肝臓と等吸収となることが多い．また経過とともに消失することもある**(図 7-2)**．

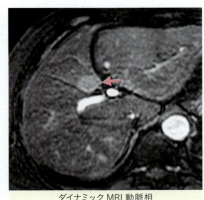

ダイナミック MRI 動脈相

図 7-8 third inflow による偽病変（50 歳台男性）
- 肝 S4 背側（胆管周囲，右胃静脈灌流域）に腫瘤状の濃染を認める（→）．

A3. EOB 造影 MRI で正常肝であることを証明

鉄則!! 偽病変（非腫瘍性病変）であることは EOB 造影 MRI の取り込みを証明すればよい

- 血行動態の異常や炎症性疾患では多くの場合，肝細胞の機能は残存するため，**肝実質の Gd-EOB-DTPA の取り込み**がみられ，腫瘍性疾患との鑑別となる**(図 7-9)**．
- 多くのケースで前述の好発部位や形態的特徴により鑑別は容易であるが，鑑別に迷う場合，EOB 造影 MRI の施行は有効である．

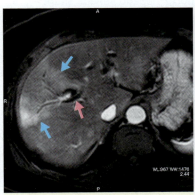
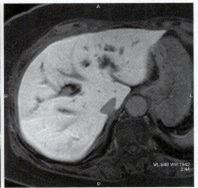

a. ダイナミック MRI 動脈相　　　b. EOB 造影 MRI 肝実質相

図 7-9 肝門部胆管癌に伴う肝実質濃染（70 歳台女性）
- 肝右葉には肝内胆管拡張を認め（a →），肝右葉の末梢の肝実質には濃染を認める（a →）．EOB 造影 MRI 肝実質相では濃染部には周囲肝と同様の Gd-EOB-DTPA の取り込みを認める．

鑑別のポイント

- THAD（偽病変）の診断は臨床的背景，特徴的部位などによって診断に難渋することは少ない．
- 早期に濃染され，後期で等吸収となるが，原因がはっきりしない場合は Gd-EOB-DTPA によって正常肝実質であることを証明すればよい（表 7-2）.

表 7-2　THAD の鑑別のポイント

	画像のポイント
third inflow	特徴的部位
AP shunt	くさび形，血管腫の周囲
EEPL	肝硬変患者
FNH-like lesion	アルコール性肝障害
門脈閉塞	肝臓癌の腫瘍栓，門脈血栓，門脈閉塞
肝実質の圧迫	肋骨や腫瘍などによる圧迫
炎症性	胆管炎患者，胆管周囲
血管性病変（肝内 PV shunt など）	血管との連続性

もっと知りたい！

肝内門脈−肝静脈シャント　　intrahepatic porto-hepatic venous shunt

- 先天的あるいは慢性肝疾患，外傷，生検後などの後天性の門脈と肝静脈の短絡．
- 通常は無症状で，偶然みつかることが多いが，肝性脳症を呈する場合もある．
- 拡張した門脈枝から囊状の短絡部を経て肝静脈枝へと連続する脈管構造が確認される（図 7-1）.

third inflow

- 門脈本幹以外の静脈血が肝に直接流入する場合，第三の血流という意味で，third inflow と呼ばれる（門脈主幹外静脈灌流）．門脈本幹からの血流より早期に灌流されるため，後期動脈相で周囲肝実質より濃染されることがある．
- ① 胆囊静脈（胆囊床部肝実質に灌流），② 膵，十二指腸，胃前庭，胆管系の静脈（S4 背側），③ inferior vein of Sappey などの前腹壁から臍傍周囲を介する静脈（肝鎌状靱帯付着部付近）などにみられる（図 7-8，10，11）.
- 栄養分やホルモン濃度の違いによって**限局性の脂肪化**や **spared lesion**，過形成性変化がみられることがある．

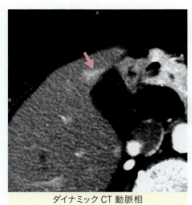

ダイナミック CT 動脈相

図 7-10　third inflow による偽病変（50 歳台男性）
- 胆嚢周囲（胆嚢静脈灌流域）に濃染を認める（→）．

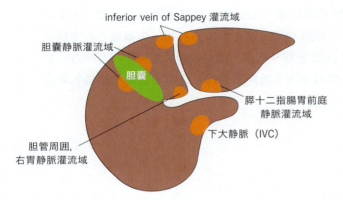

図 7-11　third inflow がみられる領域

Chapter 1 | 肝臓

シナリオ 8

EOB を取り込む肝腫瘍

First Touch

Gd-EOB-DTPA(EOB)は肝臓に特異的に取り込まれる MRI 造影剤である．多くの腫瘍性病変は良悪性にかかわらず，EOB の取り込みがみられず，欠損域として描出される．しかし，一部の腫瘍では EOB を取り込み，鑑別診断に寄与する．一方，血管内や間質に留まる造影剤によって腫瘍内へ造影剤の取り込みを認める腫瘍も存在する．

表8-1　EOB の取り込みがみられる肝腫瘍
　　　　（周囲肝に対し等信号から高信号を呈するもの）

- dysplastic nodule(DN)
- 限局性結節性過形成(FNH)
- Budd-Chiari 症候群の過形成結節
- 結節性再生性過形成(NRH)
- EOB の取り込みを再獲得した肝細胞癌
- 肝細胞腺腫

Check Points

- EOB 造影前後で腫瘍の信号強度の変化を評価する
- EOB 取り込みのメカニズムを考える

症例 **1** 30歳台女性．子宮頸癌の精査において肝腫瘤指摘．

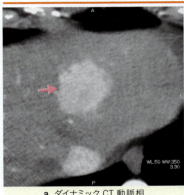
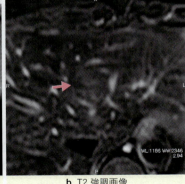
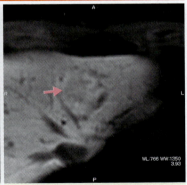

a. ダイナミックCT動脈相　　b. T2強調画像　　c. EOB造影MRI肝実質相

図8-1　症例1

- ダイナミックCT動脈相にて，肝左葉内側にほぼ均一に増強される腫瘤を認める．腫瘤の境界は不整であるが，明瞭である (a ➡)．
- T2強調画像では，腫瘍は周囲肝実質とほぼ等信号である (b ➡)．
- EOB造影MRI肝実質相にて，周囲肝実質と同程度の取り込みを認める (c ➡)．

症例 **2** 70歳台男性．検診の超音波にて肝腫瘤を指摘される．

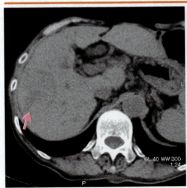
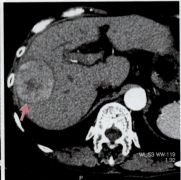
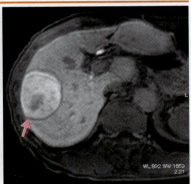

a. 単純CT　　b. ダイナミックCT動脈相　　c. EOB造影MRI肝実質相

図8-2　症例2

- 単純CTでは肝右葉にて，辺縁に低吸収のrimを伴った軽度低吸収の腫瘤を認める (a ➡)．
- ダイナミックCT動脈相にて，腫瘍全体に比較的強い濃染を認める．内部に一部造影不良域がみられる (b ➡)．
- EOB造影MRI肝実質相では，周囲肝実質よりも強いEOBの取り込みを認める (c ➡)．

症例 **3**　10歳台男性．発熱，右肩痛で近医受診，腹部超音波が施行され，肝腫瘤を指摘された．

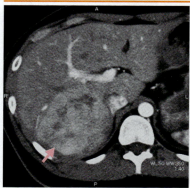
a. ダイナミックCT動脈相

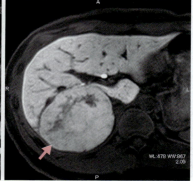
b. EOB造影MRI肝実質相

図 8-3　症例 3
- 図 1-4（→ 10 頁）と同症例．
- ダイナミックCT早期相にて，内部不整な多血性の腫瘤を認める．腫瘤の境界は明瞭である（a ➡）．
- EOB造影MRI肝実質相にて周囲肝実質と同程度の強い取り込みを認める（b ➡）．

症例 **4**　70歳台男性．検診の超音波で肝腫瘤を指摘される．肝機能異常はみられない．

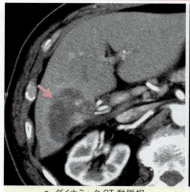
a. ダイナミックCT動脈相

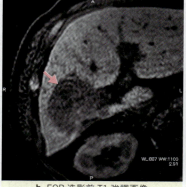
b. EOB造影前T1強調画像

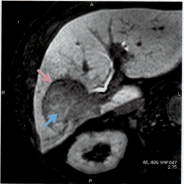
c. EOB造影後肝実質相

図 8-4　症例 4
- ダイナミックCTで肝右葉に乏血性の腫瘤を認める（a ➡）．
- EOB造影前T1強調画像では，腫瘤は周囲肝実質よりも低信号である（b ➡）．
- EOB造影後，腫瘤内に淡い濃染を認める（c ➡）．

診断

症例 ❶ 限局性結節性過形成（FNH）	症例 ❷ 肝細胞癌
症例 ❸ 肝腺腫（β-catenin 活性型）	症例 ❹ 胆管細胞癌

Questions.

Q1. EOB造影後に4例に共通してみられる所見は何か？ (75 頁，A1)

Q2. 細胞内にEOBを取り込むメカニズムはどのようなものが考えられているか？ (75 頁，A2)

Q3. 肝実質相でEOBを取り込む頻度の高い肝腫瘤にはどのようなものがあるか？ (76 頁，A3)

Q4. 肝血管腫や胆管細胞癌などでもEOB造影MRI肝実質相で増強効果がみられるメカニズムはどのようなものか？ (77 頁，A4)

74　Chapter **1**　肝臓

A1. 腫瘍内への EOB の取り込み

A2. EOB の取り込みは肝トランスポーター（OATP1B3）発現が亢進することによる

- EOB は**肝細胞によって取り込まれ，胆道系に排泄される**ユニークな造影剤である(図 8-5)．

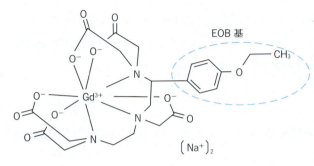

図 8-5　Gd-EOB-DTPA の構造式
- 従来の細胞外液性 MRI 造影剤 Gd-DTPA に脂溶性側鎖 ethoxybenzyl（EOB）基が付加された構造となっている．静脈から投与されると 60% が Gd-DTPA と同様に血管腔から細胞外間質に分布し，腎より尿中へ，40% は血中から肝細胞に取り込まれ，毛細胆管より胆汁中に排泄される．

- EOB の動態には肝細胞膜トランスポーターが強く関与している．肝細胞膜には多数のトランスポーターが発現しており，胆汁産生および分泌に重要な役割を果たしている．さらにこれらのトランスポーターは，EOB を含めた薬剤輸送にも関与している．
- EOB は類洞側に発現する organic aniontransporting polypeptide 8（OATP8）により肝細胞に取り込まれ，毛細胆管側に発現する multidrug resistance-associated protein 2（MRP2）や MRP3 により胆汁中に排泄される(図 8-6)．

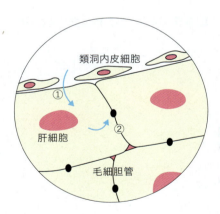

図 8-6　肝細胞における Gd-EOB-DTPA の取り込みと排泄
①類洞側に発現する organic aniontransporting polypeptide 8（OATP8）により肝細胞に取り込まれる．
②毛細胆管側に発現する multidrug resistance-associated protein 2（MRP2）や MRP3 により胆汁中に排泄される．

A3. 肝細胞癌，FNH，肝腺腫

鉄則!! 肝細胞癌，FNH，肝腺腫は EOB を取り込むことがある

- 通常の腫瘍には肝細胞の成分はないため，EOB が取り込まれることはないが，**肝細胞の性質を有する一部の腫瘍（肝細胞癌，FNH，肝腺腫）などでは EOB の取り込みを認めることがある**．EOB 造影後に等信号あるいは高信号となった場合，EOB の取り込みがあったと考えられる．

1 限局性結節性過形成（FNH）

- 約 90％の FNH は EOB の取り込みがみられ，肝細胞相で均質，不均質，またはリング状に肝実質より強く増強され，肝実質と等信号となることが多い．

2 EOB を取り込む肝細胞癌

- EOB による造影 MRI では多段階発癌の過程で分化度が低くなるにつれ，肝細胞（造影）相での増強効果も低下していく（境界病変は肝細胞相で等信号もしくは淡い低信号，典型的な多血性肝細胞癌では低信号を呈する）．
- しかし，多血性肝細胞癌であっても，高信号を呈する結節が一定の頻度（約 5〜10％）で存在し，中分化の肝細胞癌で，胆汁産生を伴ういわゆる green hepatoma のこともある．癌細胞のトランスポーターである OATP8 の発現が関与している．
- EOB の取り込みは図 8-2 のように全体的にみられることもあれば，図 8-7 のように部分的に取り込むものもある．

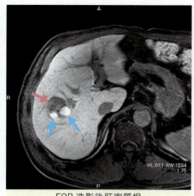

EOB 造影後肝実質相

図 8-7 肝細胞癌（70 歳台男性）
- 肝右葉に腫瘤を認める（→）．一部 EOB の強い取り込みがみられる（→）．

3 肝腺腫

- 肝腺腫のなかで β-catenin 活性型は OATP8 が存在するため EOB の取り込みがみられる**（図 8-3）**（→ 17 頁，シナリオ 1 もっと知りたい）．

A4. 血管内プールや細胞外間質の造影剤による

鉄則!! 血管内プールや間質の細胞外液成分のため EOB の軽度の取り込みがみられることがある

- EOB 造影剤は肝細胞に取り込まれるが，基本的には細胞外液性の造影剤であり，ヨード造影剤や Gd キレート剤と同様，症例 4 の胆管細胞癌でみられる遷延性の増強効果 **(図 8-4c)** や血管腫における血管腔への pooling がみられる **(図 8-8b)**．しかし，ヨード造影剤に比してこれらの増強効果は軽度のことが多い．

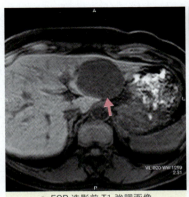
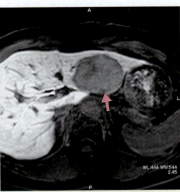
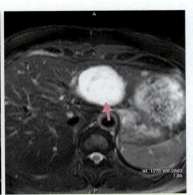

a. EOB 造影前 T1 強調画像　　b. EOB 造影後肝実質相　　c. T2 強調画像

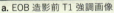

図 8-8　肝血管腫（60 歳台女性）
- EOB 造影前には，肝左葉に周囲肝実質よりも低信号の腫瘤を認める (a ➡)．
- EOB 造影後は，腫瘤内には軽微な増強効果がみられる (b ➡)．
- T2 強調画像では，腫瘤は著明な高信号を呈する (c ➡)．

鉄則!! 肝血管腫では EOB 造影によって遷延性濃染が観察されにくい

- EOB は投与後 1 分程度から肝細胞に取り込まれていくため，EOB 造影 MRI には細胞外液性造影剤でみられる"平衡相"は存在しない (EOB 投与後 2〜3 分で撮影される相は"移行相"と呼ばれている．**図 8-9b**)．
- 小さな血管腫は 移行相で周辺肝より低信号に描出されることも少なくない．特に動脈優位相で結節全体が濃染する血管腫では，肝細胞癌と類似の血行動態を示すため，注意が必要である **(図 8-10)**．

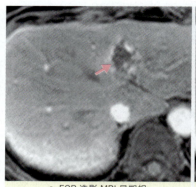 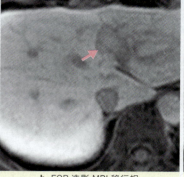 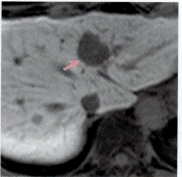

| a. EOB 造影 MRI 早期相 | b. EOB 造影 MRI 移行相 | c. EOB 造影 MRI 肝実質相 |

図 8-9　肝血管腫（典型例）（40 歳台女性）
- 早期相では辺縁部は濃染されている（a ➡）．
- 移行相では濃染部は周囲より軽度低信号である（pseudo-washout）（b ➡）．
- 肝実質相では腫瘍全体が欠損像として描出されている（c ➡）．

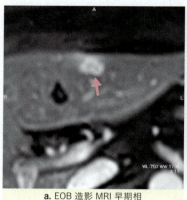 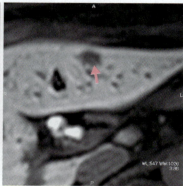 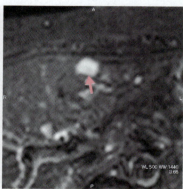

| a. EOB 造影 MRI 早期相 | b. EOB 造影 MRI 肝実質相 | c. T2 強調画像 |

図 8-10　肝血管腫（早期全体濃染例）（50 歳台女性）
- 早期相では腫瘍全体は濃染されている（a ➡）．
- 肝実質相では腫瘍全体が欠損像として描出されている（b ➡）．
- EOB 造影 MRI のみでは肝細胞癌などの多血性腫瘍と区別できないが，T2 強調画像では著明な高信号を呈しており（c ➡），肝血管腫が疑われる（多血性の転移性腫瘍の一部とは鑑別困難であるが）．

鑑別のポイント

- 鑑別のポイントを表 8-2 に示す．
- EOB の取り込みを認める代表的な疾患は FNH と一部の肝細胞癌である．一部の腺腫（β-catenin 型など）でも取り込みがみられる．
- 肝血管腫や胆管細胞癌，一部の転移では腫瘍内に EOB が取り込まれるわけではないが，EOB も細胞外液に一部分布するため，若干増強されることがある．

表8-2 EOBを取り込む肝腫瘍の鑑別のポイント

	特徴
FNH（FNH-like nodule）	ほぼ全例で取り込みあり
肝細胞癌	一部の中分化肝細胞癌
肝腺腫	β-catenin活性型で取り込みを認めることがある

胆管細胞癌や転移でも遷延性濃染部が若干増強されることがある．
肝血管腫でも血管プール部に軽度の取り込みを認める．

もっと知りたい！

その他のEOBを取り込む腫瘍

- 前癌状態であるdysplastic nodule，Budd-Chiari症候群やアルコール性肝障害でみられるFNH-like nodule*などでも取り込みがみられる(図8-11).

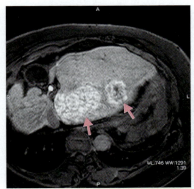

EOB造影MRI肝実質相

図8-11 硬変患者にみられたFNH-like nodule（60歳台女性）
- 肝左葉に多発性にEOBを取り込む腫瘍を認める(→)．肝硬変に伴い，肝臓の変形が著明である．

アルコール性肝障害患者でみられる過形成の結節

- アルコール性肝障害の患者では多発性に肝内に過形成の結節による濃染を認めることがある(図8-12).
- FNH類似の病変と考えられ(**FNH-like nodule**)，EOBの取り込みがみられる．
- 最近では炎症性肝細胞腺腫でserum amyloid A (SAA)やCRPが陽性になるものがこれまでアルコール性の過形成結節と呼ばれていたものに含まれることがわかってきた．

---

*：FNH-like nodule：FNHが正常肝を背景にしている場合が多いのに対し，FNH-like noduleは同様の結節であるが，肝硬変もしくは慢性肝炎，特にアルコール性肝炎や肝硬変症例に好発し，多発性のことも多い．

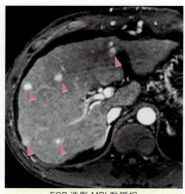

EOB 造影 MRI 動脈相

図 8-12　アルコール性肝硬変に伴う過形成結節（40 歳台男性）
- 肝右葉に結節性の濃染を認める（◀）．画像は呈示していないが，SPIO の取り込みもみられた．強い肝硬変を伴っており，肝辺縁には凹凸不整がみられる．

Fontan 手術後の FNH-like nodule

- Fontan 手術は単心室症を含む複雑心奇形に対する機能的修復手術で，体循環からの静脈血を直接肺動脈に流すように血流を転換する．非生理的循環であり，遠隔期においてうっ血肝など様々な合併症が問題となる．
- 過形成結節が多発することがある．腫瘤は多血性で濃染し，T1 強調画像で高信号，T2 強調画像で低〜高信号，EOB の取り込みを認めることが多い（図 8-13）．

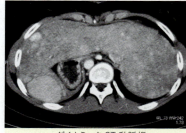
a. ダイナミック CT 動脈相

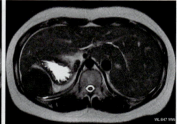
b. T2 強調画像

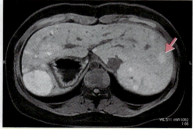
c. EOB 造影 T1 強調画像肝実質相

図 8-13　Fontan 手術後 FNH-like nodule（10 歳台男性）
- 複雑心奇形に対して Fontan 手術の既往あり．内臓逆位もみられる．
- ダイナミック CT 動脈相では，肝内に無数に濃染される結節を認める．
- T2 強調画像では，結節は肝実質と等信号あるいは軽度高信号である．
- EOB 造影 T1 強調画像では，肝内に多発性に EOB で濃染される結節を認める（c →）．

Chapter 1 | 肝臓

シナリオ 9 脂肪を含んだ肝腫瘍

First Touch

通常，肝腫瘍内に脂肪を認めることはない．しかし，一部の肝腫瘍では腫瘍内に脂肪が同定され，特異的な診断につながる．一方，腫瘍性病変以外でも肝実質に限局性の脂肪沈着を認めることがあり，誤って腫瘍性病変と診断しないよう注意が必要である．また腹腔内の脂肪性病変が肝表にみられることもある．

表 9-1　脂肪を伴う肝腫瘍の鑑別

- 高分化肝細胞癌
- 肝細胞腺腫
- 血管筋脂肪腫
- 転移性腫瘍：悪性奇形腫や脂肪肉腫，Wilms 腫瘍など
- 脂肪腫，脂肪肉腫
- 奇形腫
- 限局性脂肪肝
- 肝周囲の脂肪織：juxtacaval fat．偽脂肪腫，intrahepatic omental packing

その他稀なものとして，骨髄脂肪腫，lipopeliosis や adrenal rest tumor, Langerhans 細胞組織球症など．FNH 内に脂肪をみることは極めて稀．

Check Points

- 背景因子としてウイルス性肝炎や肝硬変の既往，メタボリックシンドロームはないか，結節性硬化症の有無
- 画像所見として造影される充実部の有無，被膜の有無，病変の局在（肝内か，肝表か），石灰化の有無など
- CT 所見で判断できない場合は MRI も検討

症例 **1**　70歳台女性．肝硬変の患者で，超音波で肝右葉に腫瘤を指摘される．

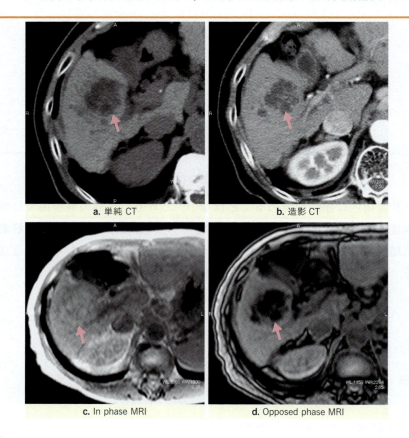

図 9-1　症例 1
- 単純 CT で肝右葉に低吸収の腫瘤を認める(a ➡)．
- 造影 CT では増強効果は軽微である．囊胞性腫瘤としては不均一であり，内部に一部増強効果もみられる(b ➡)．
- In phase MRI では腫瘤は軽度高信号を呈する(c ➡)．Opposed phase MRI では信号低下がみられ，脂肪の存在が明らかである(d ➡)．

30歳台女性．超音波で肝右葉に腫瘤を指摘される．血液生化学データには著変なし．

症例 **2**

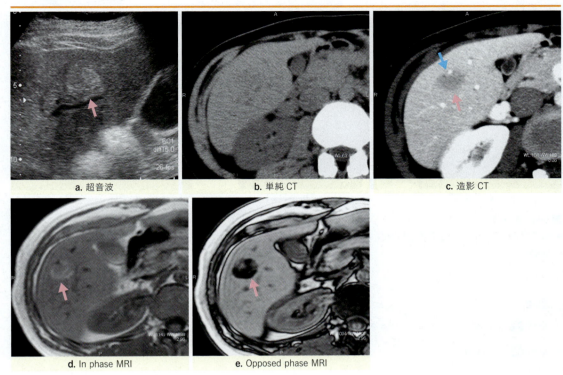

図 9-2　症例 2

- 超音波で肝右葉に比較的境界明瞭な高エコーの腫瘤を認める (a ➡)．
- 単純 CT では肝右葉の腫瘤はあまりはっきりしない．造影 CT では肝右葉に乏血性の腫瘤を認める (c ➡)．腫瘍内に脈管構造もみられる (c ➡)．
- In phase では腫瘤は高信号を呈する (d ➡)．Opposed phase では信号低下がみられ (e ➡)，脂肪の存在が明らか．

症例 **3**　50歳台男性．肝腫瘤を指摘される．血液生化学データには著変なし．

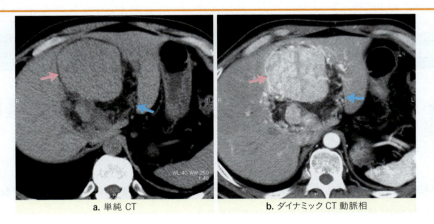

図 9-3　症例 3

- 肝門部に境界明瞭な腫瘤を認める．腹側は肝臓と同程度の吸収値であるが (a ➡)，背側は皮下脂肪と同程度の吸収値であり (a, b ➡)，腫瘍内に脂肪の存在（マクロの脂肪）が示唆される．
- ダイナミック CT にて腹側の非脂肪部には強い濃染がみられる (b ➡)．

シナリオ **9**　脂肪を含んだ肝腫瘤　83

50 歳台女性．胸痛があり，CT が撮影される．血液生化学データには著変なし．

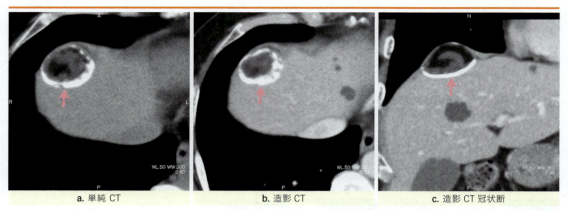

a. 単純 CT　　　b. 造影 CT　　　c. 造影 CT 冠状断

図 9-4　症例 4
- 右葉横隔膜下の肝表に脂肪の濃度を有する腫瘤を認める(a-c →)．辺縁に石灰化がみられる．内部に明らかな増強効果はみられない．

診断

| 症例 1 | 肝細胞癌 | 症例 2 | 限局性脂肪肝 | 症例 3 | 血管筋脂肪腫 |

症例 4　偽脂肪腫

Questions.

Q1. 4 症例の腫瘍が共通して含有する物質は何か？ (84 頁, A1)
Q2. 微量の脂肪を診断するのに最も感度が高い画像診断法は何か？ (85 頁, A2)
Q3. 脂肪を有する肝腫瘍で頻度の高い疾患は何か？ (86 頁, A3)
Q4. 肝表の脂肪では何を考えるか？ (88 頁, A4)

A1. 脂肪

 CT では脂肪の存在を指摘することが難しいことがある

- 様々な腫瘍性病変において腫瘍内に脂肪を含むことがあるが，大別するとマクロ的に明らかな脂肪を含むものと，ミクロ的に微量の脂肪を含むものに大別される．
- 腫瘍がびまん性に低吸収を来した場合，脂肪の存在について認識しがたいことも少なくないため，CT 値を計測することも必要であるが，CT 値は様々な要因が関与するため，**脂肪の指摘に関して感度は必ずし**

も高くない.

- 症例3や症例4のように腫瘤内に負のCT値を呈するような明らかな脂肪が存在する場合（マクロの脂肪）は，脂肪の指摘は容易であるが，脂肪肝や腫瘍内に脂肪が存在する場合（ミクロの脂肪）は，CTでは脂肪の確定が難しい．CTではvoxel内の脂肪の量に応じて様々な吸収値を呈する．症例1のようにある程度の脂肪量であれば，水と同程度の吸収値となるが，症例2のように脂肪の量が少ない場合は，周囲肝実質と同程度になることもある．

A2. chemical shift imaging

鉄則!! 微量の脂肪の検出にはMRIによるchemical shift imagingが有用だ

- CTでわかりにくい微小の脂肪を検出する方法として，MRIによって同位相（In phase）と逆位相（Opposed phase）の両方を撮像する**化学シフト画像（chemical shift imaging）**が有効である．chemical shift imagingはMRIにおいては水と脂肪の共鳴周波数が異なることを利用する．少し難しくなるが，MRIのgradient echo法という撮像法では水と脂肪の信号をうち消すOpposed phaseで撮像したり，相加的になるIn phaseで撮像することが可能である（通常はIn phaseの画像を使うことが多い）**（図9-5）**．
- chemical shift imagingの**Opposed phaseでの撮像において信号低下がみられる場合，脂肪の存在が推定される**（図9-2d，e）．この方法は脂肪と水が混ざって存在する場合の脂肪の検出において非常に鋭敏な方法である（純粋なマクロの脂肪では信号低下はみられない）．

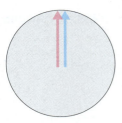

In phase

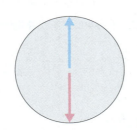

Opposed phase

→ 水のプロトンのベクトル
→ 脂肪のプロトンのベクトル

図9-5　chemical shift imaging
- 微量な脂肪を検出するのに有用な方法．In phase（水と脂肪が足し算）とOpposed phase（水と脂肪が引き算）の画像を撮像する．水と脂肪が混在している場合，Opposed phaseで信号が低下すれば，脂肪の存在が示唆される．

A3. 早期や高分化の肝細胞癌，血管筋脂肪腫，限局性脂肪肝

 鉄則!! 肝腫瘍内に脂肪がみられる場合，早期・高分化の肝細胞癌，血管筋脂肪腫，限局性脂肪肝を考える

- わが国において脂肪を伴う頻度が最も高い肝腫瘍は肝細胞癌である．また，脂肪肝が腫瘍様となることもある．その他，脂肪を含む腫瘍として比較的頻度が高いものには血管筋脂肪腫が挙げられる．
- 一方，実際は肝外の病変であるが，肝腫瘍様にみえる場合があり，偽脂肪腫や juxtacaval fat などが代表的である．

1 脂肪を含む肝細胞癌

 鉄則!! 慢性肝疾患で，脂肪性の腫瘍を認める場合，肝細胞癌を考える

- 慢性肝疾患に脂肪を有する腫瘍をみた場合，まず早期から高分化の肝細胞癌を考えるべきである．肝細胞癌の脂肪化は，早期肝細胞癌では血管新生が引き起こされる過程で乏血になることが関与していると考えられている．
- 症例 1 のように微量の脂肪のため低吸収の腫瘍としてみられるが，脂肪の同定が困難な場合（ミクロの脂肪，早期〜高分化型に多い）と，図 9-6 のように，明らかに脂肪が腫瘍内に同定できる場合（マクロの脂肪，中分化型に多い）がある．

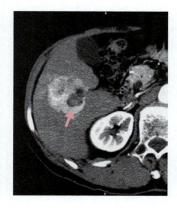

図 9-6 脂肪を有する肝細胞癌（50 歳台男性）
- 肝右葉に多血性の腫瘍を認める．内部に明らかな脂肪（マクロの脂肪）がみられる（→）．

❷ 血管筋脂肪腫

- 血管筋脂肪腫は血管・平滑筋・脂肪成分からなる良性の腫瘍で，大多数が腎臓にみられる．PEComa family に属する腫瘍とされ，特に結節性硬化症の患者に好発する．組織の成分構成で画像所見が変わってくるが，血管成分が多い部分は症例 3 のように多血性となる．
- また肉眼的な脂肪を含まない場合は術前の診断は困難である．一般に肝細胞癌では被膜を持つ頻度が比較的高いが，血管筋脂肪腫では被膜はみられないことが鑑別の一助となる．

❸ 限局性脂肪肝

鉄則‼ 脂肪肝はびまん性，限局性，多発性結節性など，様々な形態を呈する

- 脂肪肝は様々な画像所見を呈する（→ 147 頁，シナリオ 17 もっと知りたい）．脂肪肝が限局性に起こり，腫瘤様を呈することがある．多発結節性の形態を呈したり，脈管周囲に限局してみられることもある．
- 肝細胞内のミクロの脂肪であるため，低吸収な腫瘤としてみられ，マクロの脂肪は同定されない．

鉄則‼ 腫瘤様脂肪肝では，腫瘤内に正常の脈管が確認できることがある

- 限局性脂肪肝では図 9-2 のように腫瘤内に脈管が確認できれば診断の決め手となる（→ 93 頁，図 10-4，シナリオ 10 A1）．また，腫瘤辺縁に被膜はみられない．EOB の取り込みもみられることが多い（図 9-7）．

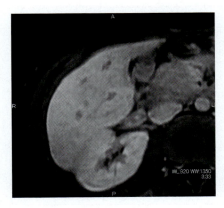

図 9-7　症例 2 の EOB 造影 MRI
- 肝右葉の腫瘍は，EOB を取り込み，不明瞭となっている．

❹ その他の脂肪を含むことがある腫瘍

- HNF1α 不活性型の肝腺腫，原発の脂肪性腫瘍（脂肪腫，脂肪肉腫，骨髄脂肪腫），腎細胞癌や脂肪性腫瘍の転移などでも脂肪を認めることがある．

A4. 偽脂肪腫

鉄則!! 肝表に脂肪がみられた場合は偽脂肪腫を考える

- 肝表に脂肪を認めた場合，肝外の病変の可能性がある．偽脂肪腫は pseudolipoma of Glisson capsule とも呼ばれ，大腸あるいは大網の腹膜垂が脱落，遊離して肝表，特に肝と横隔膜の間に着床したものである．内部に壊死，硝子化，石灰化などの変性が混在することがある**(図9-4)**．
- 臨床的意義はなく，画像診断，剖検で偶然に発見される．剖検例の検討で0.2%の発生頻度との報告があり稀とされていたが，今日では上腹部 CT の際に数多く経験される．男性に多く，半数以上の例で腹部手術の既往歴があるとされる．肥満との関係も指摘されている．

鑑別のポイント

- 鑑別のポイントを**表9-2**に示す．
- 脂肪性の腫瘤をみた場合に，実際の臨床では高分化の肝細胞癌と限局性の脂肪肝の鑑別が問題となることが多い．1～3 のプロセスで鑑別を考えるとよい
  1. 慢性肝疾患に脂肪を有する腫瘍をみた場合，まず肝細胞癌を考える．
  2. 限局性脂肪肝では腫瘤内に脈管が確認できることがある．また，辺縁に被膜はみられない．EOB の取り込みもみられることが多い．
  3. 肝周囲の脂肪織（偽脂肪腫や juxtacaval fat など）が肝腫瘤様にみえることがある．

表9-2　脂肪性腫瘤の鑑別のポイント

	バックグラウンド	部位	頻度	脂肪沈着のタイプ*	画像所見
肝細胞癌	慢性肝疾患，肝硬変	どこでも	＋	ミクロ（高分化） マクロ（中分化）	高分化：乏血性 中分化：多血性
限局性脂肪肝	肥満や高脂血症など	どこでも，third inflow 部	++	ミクロ	乏血の低吸収腫瘤
血管筋脂肪腫	結節性硬化症患者	どこでも	稀	マクロ	多血性腫瘤
偽脂肪腫	手術の既往	肝表	稀	マクロ	肝表の脂肪性腫瘤 石灰化あり

その他，HNF1α不活性型の肝腺腫，原発の脂肪性腫瘍（脂肪腫，脂肪肉腫，骨髄脂肪腫），腎細胞癌や脂肪性腫瘍の転移などでも脂肪を認めることがある．

＊：明らかな脂肪として同定可能なマクロの脂肪と細胞内脂肪のため，chemical shift imaging で検出されるミクロの脂肪に大別される．

もっと知りたい！

juxtacaval fat と intrahepatic omental packing

- 肝内にみられる脂肪として気をつけなければならないものに **juxtacaval fat** と呼ばれるものがある．これは肝静脈が下大静脈に流入するレベルにおいて下大静脈周囲に脂肪織を認めるもので，下大静脈内の腫瘤や肝内腫瘤にみえることがあるので注意が必要である**(図 9-8)**．
- また肝切除手術後に大網の脂肪が嵌入したり，止血のための大網パッキングが肝臓に入り込むことがある（**intrahepatic omental packing** と呼ばれる）．

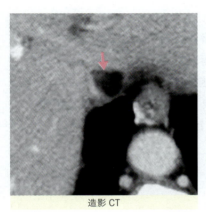

図 9-8　juxtacaval fat（70 歳台男性）
- 下大静脈周囲に脂肪塊を認める（→）．

〔山下康行：ジェネラリストを目指す人のための画像診断パワフルガイド 第 2 版, p483, MEDSi, 2022〕

Chapter 1 肝臓

シナリオ 10 血管が貫通している肝腫瘤

First Touch

　良性腫瘍であれ，悪性腫瘍であれ，通常腫瘍内を血管が貫通することはない．しかし，悪性リンパ腫では腫瘍が軟らかく，腫瘍内を血管が貫通することがあり，比較的特異的な所見といわれている．そのほか，浸潤性の腫瘍や血管を含むGlisson鞘を中心に発育する腫瘍でも血管貫通がみられることがある．一方，非腫瘍性の疾患で腫瘤様の形態を呈する場合，腫瘤内に血管を認めることがある．

表 10-1　腫瘤内血管貫通の鑑別

- 悪性リンパ腫
- 胆管細胞癌
- びまん型肝細胞癌
- Glisson鞘浸潤性の転移
- 限局性脂肪肝
- 炎症性偽腫瘍

Check Points

- リンパ腫の既往や慢性肝疾患，メタボリックシンドロームの既往がないか
- 腫瘍マーカー(AFP, CEAなど)
- 腹腔内および全身のリンパ節腫大の有無

症例 70歳台女性．近医の超音波で肝腫瘤を指摘された．自覚症状はない．また肝疾患の既往もない．

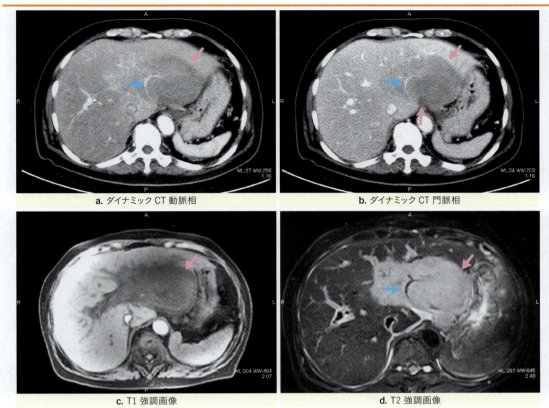

図10-1 症例1
- CT上，肝左葉に乏血性の腫瘤を認める(a,b →)．肝左葉背側に小さなリンパ節の腫大を認める．T1強調画像では周囲肝より低信号(c →)，T2強調画像では均一な高信号を呈する(d →)．
- 腫瘍内部を動脈が貫通している(a,b,d →)．生検の結果，B細胞型の悪性リンパ腫が証明された．

〔山下康行：血管貫通を認める腫瘤の鑑別．画像診断 36：122，2016 より〕

症例 **2** 　70歳台男性．強い倦怠感あり．超音波で肝臓に腫瘤を指摘される．

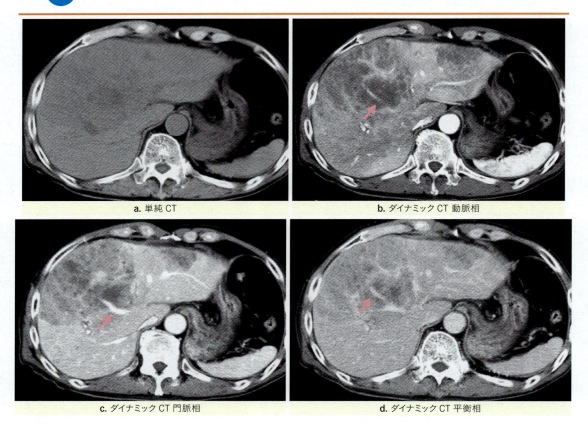

図 10-2　症例 2
- 肝臓は腫大しており，肝右葉から左葉にかけて腫瘤を認め，左葉の外側区にも腫瘤がみられる．動脈相での腫瘤の濃染は軽微である．腫瘤は門脈相，平衡相でも周囲の肝臓より低吸収で，平衡相では若干腫瘍内部に濃染がみられる．腫瘍内を中肝静脈が貫通している (b-d ➡)．

症例 **3** 　40歳台男性．検診で肝胆道系酵素の上昇を指摘される．腹部超音波では肝臓の内部構造の不整を指摘された．

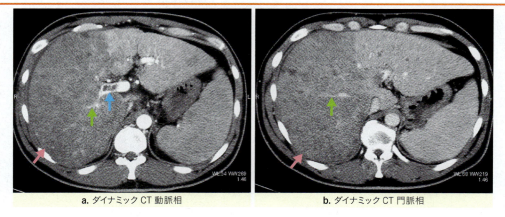

図 10-3　症例 3
- 肝右葉は腫大し，内部は不整である (a,b ➡)．門脈右枝に腫瘍栓を認める (b ➡)．
- 門脈相において肝右葉の肝実質の濃染は不良である．肝右葉低吸収域内に血管構造物がみられる (➡)

症例 4　50歳台男性．検診の超音波で腹部に高エコーの腫瘤を指摘される．

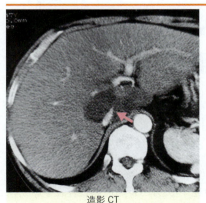

造影 CT

図 10-4　症例 4
- 肝尾状葉から右葉にかけて限局性の脂肪肝を認める．中心の下大静脈には軽度の狭小化を認める(→)．

〔山下康行，他(編著)：肝胆膵の画像診断改訂 2 版，p 78，Gakken，2022 より〕

診断
症例 1	悪性リンパ腫（非 Hodgkin リンパ腫，B 細胞型びまん性大細胞型）
症例 2	胆管細胞癌
症例 3	びまん型肝細胞癌
症例 4	限局性脂肪肝

Questions.
Q1．腫瘤に血管が貫通した場合どのような疾患を鑑別するか　(→ 93 頁，A1)
Q2．腫瘤内に血管が貫通する病理的背景は何か　(→ 94 頁，A2)
Q3．MRI で血管はどのように描出されるか　(→ 94 頁，A3)

A1. リンパ腫以外に，胆管細胞癌やびまん性の肝細胞癌，腫瘤性脂肪肝など

鉄則!! 腫瘤内の血管貫通は，リンパ腫以外に，胆管細胞癌やびまん性の肝細胞癌，腫瘤型の脂肪肝でもみられることがある

- 腫瘤に血管が貫通した場合に鑑別を要する疾患を**表 10-1** に示した．
- 多くの悪性腫瘍では既存の血管に対しては浸潤あるいは圧排を来すため，流入する栄養血管以外に腫瘍内に血管を認めることは稀である．
- しかし，悪性リンパ腫(図 10-1)や一部の胆管細胞癌(図 10-2)，細胆管癌や肝細胞癌(図 10-3)，Glisson 鞘を介してびまん性に浸潤する転移(→ 63 頁，シナリオ 6 もっと知りたい)では腫瘍内を既存血管が貫通していることが時折みられる．
- 一方，限局性脂肪肝では腫瘤様の像を呈することがある．その場合，腫瘤内に既存血管が狭小化することなく貫通することが多い(図 10-4)．血管周囲に限局性の脂肪変性を来す場合もある(→ 147 頁，シナリオ 17 もっと知りたい)．

A2. 血管貫通は軟らかい腫瘍やGlisson鞘周囲に浸潤性に発育する腫瘍に多い

 鉄則!! 腫瘍内に血管が貫通していたら，軟らかい腫瘍やGlisson鞘周囲に浸潤性に発育する腫瘍を考える

- 肝臓に限らず多くの癌は圧排性発育を示し，既存の血管を圧排，浸潤，破壊するが，**悪性リンパ腫は比較的軟らかい腫瘍で，多くの臓器で既存血管を閉塞させることなく増大する傾向がある**．
- 一方，胆管細胞癌や細胆管癌は胆管から発生するが，血管が貫通するのはGlisson鞘に存在する既存の血管を中心に腫瘍が発育するためと考えられる．
- また，びまん型肝細胞癌はGlisson鞘などの既存構造を保ったまま癌が浸潤性に発育するため，肝動脈や門脈，肝静脈は残存することがある．

A3. 低信号（flow void）

 鉄則!! spin echo法のMRIでは血流は低信号となる

- 通常の撮像法であるspin echo法のMRIではT1強調画像でもT2強調画像でも血管内の血流は信号収集時にプロトンが移動しているので，低信号となる**（図10-1d）**．
- 一方，gradient echo法では信号収集をすぐ行うので，逆に血流信号は高信号となる．頭部などで用いられるMR angiographyはこの原理を応用し，造影剤を用いることなく，血管像を得ることができる．

鑑別のポイント

- 肝腫瘍内に脈管構造がみられる場合の鑑別を**表10-2**に示す．
- 血管貫通を示すことで有名な腫瘍は悪性リンパ腫である．その他，胆管細胞癌やびまん型肝細胞癌で腫瘍内に血管を認める．胃癌などがGlisson鞘を介して浸潤する場合にも腫瘍内に脈管構造が同定されることがある．
- 脂肪肝が腫瘍状となる場合，内部に正常の脈管を確認することで，脂肪肝の診断が可能となる．

表10-2 血管貫通がみられる肝腫瘤の鑑別のポイント

	臨床像	頻度
悪性リンパ腫	悪性リンパ腫の既往	＋
胆管細胞癌	肝逸脱酵素の急激な上昇	＋＋
びまん型肝細胞癌	慢性肝障害，肝硬変，高 AFP 値	＋＋
びまん性転移	胃癌	＋
限局性脂肪肝	右心不全	＋＋

その他，稀ではあるが，偽リンパ腫や炎症性偽腫瘍でも血管貫通を認めることがある．

もっと知りたい！

肝悪性リンパ腫　hepatic lymphoma

- ほとんどが続発性で，原発性はびまん性大細胞型 B 細胞リンパ腫が多い．
- 免疫不全，ヒト免疫不全ウイルス感染や後天性免疫不全症候群に伴うことがある．慢性肝疾患（HCV 感染）でも頻度が高い．
- 結節型やびまん型（Glisson 鞘に沿ってびまん性に発育）などの形態を呈し，びまん型では肝腫大のみの所見のことがある（→ 129 頁，図 15-4）．
- 非特異的所見のことが多いが，腫瘍内を血管が貫通することがある(図 10-1，5)．

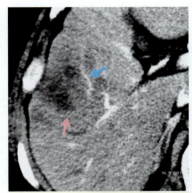

ダイナミック CT 動脈相

図 10-5　悪性リンパ腫（70 歳台男性）
- 肝右葉に乏血性の腫瘤を認める（→）．内部に血管が貫通している（→）．

偽リンパ腫（反応性リンパ組織増殖症）　pseudolymphoma(reactive lymphoid hyperplasia)

- 成熟リンパ球が反応性リンパ濾胞を伴い増生した良性結節性病変（以前は MALT リンパ腫も含められていた）．反応性リンパ組織増殖症が MALT リンパ腫に移行することがある．
- 背景に免疫異常を持ち，女性に多い．
- 画像上，リング状の濃染を認め(図 10-6)，腫瘍内に門脈などの血管が貫通することがある．

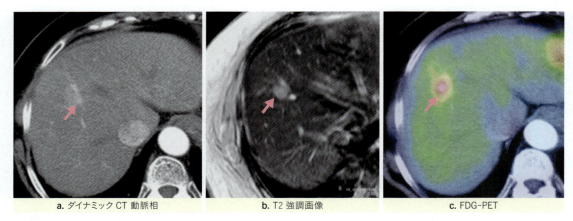

図 10-6　偽リンパ腫（50 歳台女性）
- ダイナミック CT にて肝右葉に淡い濃染を認める(a ➡)．
- T2 強調画像では高信号を呈し，FDG-PET では FDG の取り込みもみられる(b,c ➡)．

肝炎症性偽腫瘍　hepatic inflammatory pseudotumor

- 原因不明の炎症性肝腫瘤で男性に多く，発熱や炎症反応を伴い発症する例が多い．
- リンパ球形質細胞型(IgG4 関連疾患)と線維組織球型に大別される．
- 無治療もしくはステロイド，抗菌薬などの保存治療で軽快．
- 病理では炎症細胞浸潤，線維化，脂肪沈着，壊死，出血などが様々な分布・形態で混在．
- 炎症細胞浸潤と線維化の 2 層構造を反映し，腫瘤辺縁に早期濃染や遷延性濃染がある**(図 10-7)**．
- 画像所見は炎症の時期によって様々で，経過とともに縮小傾向がある．

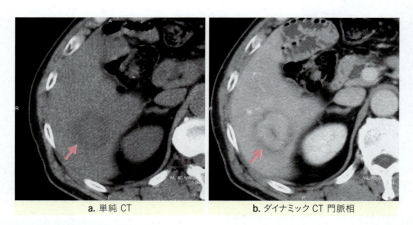

図 10-7　炎症性偽腫瘍（60 歳台男性）
- 肝の炎症性偽腫瘍，高熱と全身倦怠感，白血球数 11,600/μL．抗菌薬で軽快．
- 単純 CT で肝右葉に低吸収の腫瘤を認める(a ➡)．ダイナミック CT にて内部にドーナツ状の増強効果がみられる(b ➡)．

Chapter 1 肝臓

シナリオ 11 肝細胞癌のいろいろ

> ### First Touch
>
> 典型的な肝細胞癌（hepatocellular carcinoma；HCC）はダイナミックCTで早期に濃染され，平衡相でwashoutがみられ，辺縁に被膜を認める．しかし，肝細胞癌は頻度が高いため，画像にもバリエーションがみられ，非典型的な画像所見を呈する症例を目にすることも少なくない．また多くの肝細胞癌では多段階発癌が知られており，画像診断において様々な段階の所見がみられることがある．

表11-1 様々な肝細胞癌

Eggelの肉眼分類の観点から	肝細胞癌の多段階発癌の観点から	特殊な肝細胞癌（variant）
● 結節型 ● 塊状型 ● びまん型	● 再生結節 ● 軽度異型結節 ● 高度異型結節 ● 早期肝細胞癌 ● 高分化肝細胞癌 ● 中分化肝細胞癌	● 硬化型肝細胞癌 ● 高度リンパ球浸潤型肝細胞癌 ● 肉腫様肝細胞癌 ● 偽腺管型肝細胞癌 ● 破骨型巨細胞を伴う肝細胞癌 ● 脂肪沈着を伴う肝細胞癌 ● fibrolamellar HCC

Check Points

- ウイルス感染の既往，メタボリックシンドロームの存在の有無や腫瘍マーカーの値
- 腫瘍濃染のパターン，被膜，脂肪，遷延性濃染の有無
- 門脈，肝静脈の腫瘍栓，肝内胆管拡張の有無
- EOB取り込みの有無

読影にチャレンジ！

症例 60歳台男性．肝硬変のフォロー中，超音波で肝臓に多発性に腫瘤を指摘される．

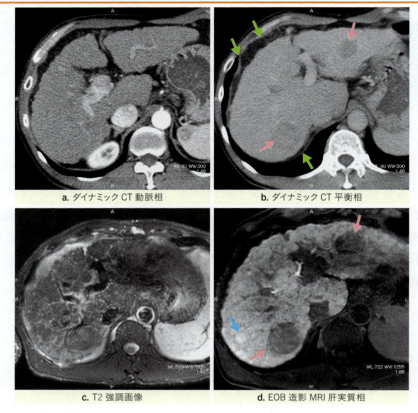

a. ダイナミック CT 動脈相
b. ダイナミック CT 平衡相
c. T2 強調画像
d. EOB 造影 MRI 肝実質相

図 11-1 症例 1
- CT上，肝臓の辺縁には凹凸不整を認め，肝硬変が示唆される．動脈相において肝内に明らかな多血性腫瘤はみられない．平衡相では肝左葉および右葉に低吸収域の腫瘤を認める(b →)．肝表に少量の腹水がみられる(b →)．
- T2 強調画像では肝実質の texture は不整であるが，明らかな腫瘤は指摘できない．
- ダイナミック CT の平衡相の低吸収の腫瘤に一致して，EOB の取り込みの低下部を認める(d →)．また肝実質の信号強度は不整で，多発性に高信号の結節(再生結節)もみられる(d →)．

症例 2　80歳台男性．HCV陽性でフォロー中，肝右葉に乏血性の腫瘤を指摘され，フォローされていた．

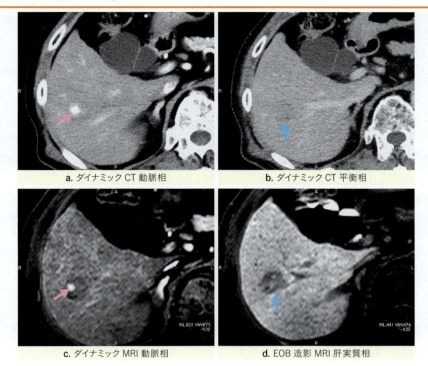

図 11-2　症例 2
- ダイナミック CT 動脈相にて，肝右葉に濃染を認める（a ➡）．平衡相では濃染部より広い範囲で低吸収域を認める（b ➡）．
- ダイナミック MRI 動脈相では，低信号の腫瘤の一部が濃染されている（c ➡）．EOB 造影 MRI 肝実質相では，ダイナミック MRI 動脈相での低信号の部分に一致して取り込み低下を示している（d ➡）．
- CT，MRI ともに腫瘤の一部が濃染されていることが示唆される（nodule-in-nodule 型）．

症例 3　50歳台男性．慢性B型肝炎でフォローされていたが，超音波で肝右葉の肝実質に広範な不整を指摘された．

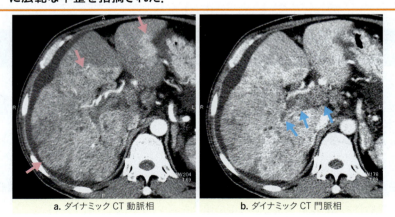

図 11-3　症例 3
- ダイナミック CT 動脈相にて，肝右葉にびまん性に不整な濃染を認める．左葉にも濃染はみられる（a ➡）．
- 門脈相でも濃染は残存し，門脈本幹に一致して低吸収域を認め（b ➡），腫瘍栓と考えられる．

シナリオ **11**　肝細胞癌のいろいろ　99

症例 4

60歳台男性．肝細胞癌の診断のもと，外来で化学療法を施行されていたが，突然腹痛，ショックに陥り，救急車で来院する．

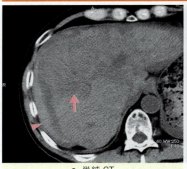
a. 単純 CT

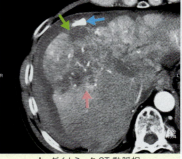
b. ダイナミック CT 動脈相

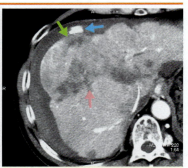
c. ダイナミック CT 門脈相

図 11-4 症例 4

- 単純 CT にて肝右葉に低吸収域を認める (a ➡)．また，肝周囲に腹水貯留を認め，背側には一部高吸収域もみられ (a ◀)，血性の腹水が示唆される．
- ダイナミック CT 動脈相および門脈相にて，肝右葉の腫瘤は不整な濃染を認める (b,c ➡)．腹水内に造影剤の漏出 (extravasation) を認め (b,c ➡)，一部肝実質の欠損部を認め (b,c ➡)，肝細胞癌の破裂が疑われる．

診断

| 症例 ① 高分化型肝細胞癌 | 症例 ② 肝細胞癌部分濃染 (nodule-in-nodule) | 症例 ③ びまん型肝細胞癌 |

症例 ④ 肝細胞癌破裂

Questions.

Q1. どのような肝細胞癌が乏血性となるか？ (→ 100 頁，A1)

Q2. EOB の取り込みと肝臓の悪性度に関係はあるか？ (→ 101 頁，A2)

Q3. 乏血性病変の中に多血性病変 (nodule-in-nodule) をみた場合，何を考えるか？ (→ 102 頁，A3)

Q4. 門脈に欠損像をみた場合，どのような疾患を考えるか？ (→ 103 頁，A4)

Q5. 肝細胞癌患者で，急に腹痛や腹水の増加をみた場合，どのような病態を考えるか？ (→ 104 頁，A5)

A1. 高分化，低分化，変性や壊死性の肝細胞癌

鉄則!! 分化度や壊死，変性の程度で肝細胞癌の血流は異なる

- 多くの肝細胞癌は中分化相当の分化度で多血性のことが多い．しかし，高分化の肝細胞癌では動脈の発達が悪く，乏血性あるいは肝実質と同程度の濃染を示すことが多い (図 11-1)．
- 低分化の肝細胞癌でも動脈が減少し，内部の増強効果が乏しいことも多い (図 11-5)．時にびまん性の浸潤性発育を認めることもある．
- 腫瘍内に出血や壊死，変性を来した場合も乏血性となる (図 11-6)．

100　Chapter 1　肝臓

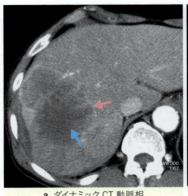
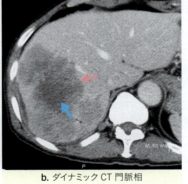

a. ダイナミック CT 動脈相　　　b. ダイナミック CT 門脈相

図 11-5　低分化型肝細胞癌（80 歳台男性）
- ダイナミック CT 動脈相にて，肝右葉に乏血性の腫瘤を認める(a ➡)．辺縁部には軽度の濃染がみられる．門脈相では動脈相より濃染が拡がっているが，中心部は低吸収である(b ➡)．

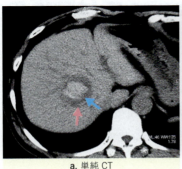
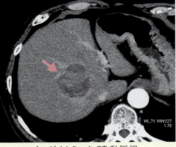
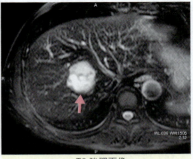

a. 単純 CT　　　b. ダイナミック CT 動脈相　　　c. T2 強調画像

図 11-6　出血性壊死を伴った肝細胞癌（60 歳台男性）
- CT 上，肝右葉に中心部高吸収(a ➡)，辺縁部低吸収の境界明瞭な腫瘤を認める(a ➡)．
- ダイナミック CT 動脈相では辺縁部に濃染を認めるが(b ➡)，腫瘍部には濃染はみられない．
- T2 強調画像では腫瘤は著明な高信号を呈している(c ➡)．

A2.　分化度が低いほど，EOB の取り込みは低下

鉄則!!　EOB の取り込みは分化度が低くなるほど低下し，多血化に先行する

- 肝細胞癌の分化度が高分化から中分化に低下するに従い，動脈血流が増加し，多血性となるが，**EOB の取り込みの低下は腫瘍動脈の増加に先行し，早期肝細胞癌の段階からみられる**(図 11-7)．
- 早期，高分化の肝細胞癌は，ダイナミック CT では所見がないことも多いが，EOB 造影 MRI では EOB の取り込み低下を認める(図 11-1)．
- また一部の高度異型結節でも EOB の取り込みが低下することがある．
- 一部の中分化肝細胞癌は EOB を強く取り込む(→ 73 頁，図 8-2)(→ 76 頁，シナリオ 8 A3)．

シナリオ **11**　肝細胞癌のいろいろ　　**101**

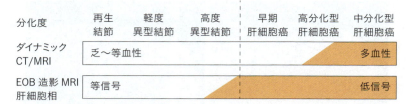

図 11-7　腫瘍の分化度と血流，EOB 取り込みの関係
- EOB 造影 MRI 肝細胞相における低信号化が異型結節の段階から認められ，動脈血流増加が捉えられるのは高分化型肝細胞癌以降である．つまり早期の肝細胞癌の診断には EOB の取り込み低下が指標となる．

A3. 腫瘍の脱分化

 鉄則!!　nodule-in-nodule appearance では腫瘍の脱分化を疑う

- 肝細胞癌の多段階発育において，肝結節内部にさらに境界明瞭な結節性病変を認めることがある(図 11-8)．結節内の脱分化巣で，**malignant foci** とも呼ばれる．外側の結節は異型結節や早期肝細胞癌で乏血性のことが多く，内部の結節は中〜低分化肝細胞癌などの分化度の低い癌で多血性のことが多い(図 11-2)．

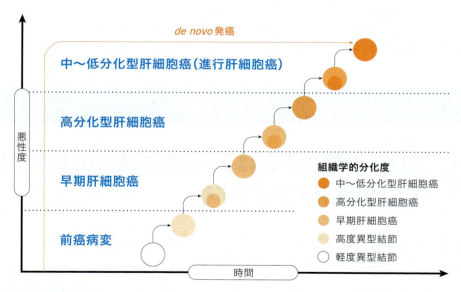

図 11-8　肝細胞癌の多段階発育
- 多段階発癌では前癌病変から早期肝細胞癌を経て，高分化型，中分化型，低分化型肝細胞癌に進行する．結節内に出現した脱分化巣が増大し(nodule-in-nodule)，結節を置換することを繰り返し，悪性度の高い腫瘍に進行する．一方，de novo 発癌では，最初から中分化や低分化の癌が発生する．
〔北尾梓：多段階発癌．山下康行，他(編著)：肝胆膵の画像診断改訂第 2 版．pp.100-103, Gakken，2022 より〕

A4. びまん型肝細胞癌による腫瘍栓，門脈血栓

> **鉄則!!** びまん型肝細胞癌は乏血性のことが多く，高率に門脈，肝静脈浸潤がみられる

- びまん型肝細胞癌は肝臓全体が無数の小さい癌結節により置換され，肉眼的に肝硬変と区別することが困難な肝細胞癌である．
- 悪性度が高く，典型的な多血性肝細胞癌の造影パターン（強い早期濃染とwashout）を示さないことも多い．門脈や肝静脈に腫瘍栓や肝外転移を高い頻度で伴う(図11-3)．
- 類洞内に浸潤性に発育するため，血管貫通を認めることがある（→94頁，シナリオ10 A2）．
- 時に，多発した異型結節や，まだらな脂肪肝と紛らわしいことがある．
- 肝細胞癌以外に肝硬変や感染症，膵炎などの炎症性疾患，骨髄増殖性疾患，腹部手術後などに門脈血栓を合併することがある．
- 肝細胞癌の胆管内進展は稀だが（3％），同時に門脈浸潤を伴うことが多い(図11-9)．

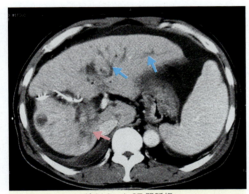

ダイナミックCT 門脈相

図11-9 胆管浸潤を伴った肝細胞癌（50歳台男性）
- CT上，肝右葉に浸潤性の低吸収の腫瘤を認め（→），門脈および胆管系は不明瞭化している．肝右葉には萎縮もみられる．肝右葉および肝左葉においては肝内胆管の拡張がみられる（→）．右肝内胆管内にはドレナージカテーテルが挿入されている．

A5. 肝細胞癌の破裂

 鉄則!! 肝細胞癌の患者で急に腹痛や腹水の増加をみた場合，肝細胞癌の破裂を疑う

- 肝外突出病変を有する肝細胞癌の患者において**突然の腹痛で発症し，腹水の増加をみた場合，肝細胞癌の破裂を疑う**必要がある．肝細胞癌の 3〜15％が破裂を来すといわれている．
- 急速な腫瘍増大や静脈内への腫瘍浸潤による腫瘍内圧の急激な上昇，凝固障害による腫瘍内出血などが原因となる．また，肝右葉の肝表に位置する腫瘍で横隔膜に接するような病変は，呼吸運動や軽微な外傷などで裂傷，破裂を来しやすい．
- ショックを伴うことも多く，破裂した場合の急性期死亡率は高い．血管塞栓術が選択されるが予後不良のことが多い．
- 単純 CT では血性腹水を認め，腫瘍内もしくは腫瘍周囲に血腫に相当する淡い高濃度貯留がみられる**(図 11-4a)**．大半の症例では血腫の局在から出血源の推測が可能である．
- ダイナミック CT で**造影剤漏出像(extravasation)**を認めることがあるが**(図 11-4b)**，その頻度は 13.2〜35.7％と高くない．

もっと知りたい！

早期肝細胞癌　　early HCC

- 多段階発育を示す肝細胞癌において径 2 cm 未満の小肝細胞癌で，周囲の肝実質に対して置換性に発育し，境界不明瞭なものが多い．病理組織学的には高分化相当の肝細胞癌である．
- 脂肪化を伴うこともある(→ 86 頁，シナリオ 9 A3)．
- 血流動態としては，周囲肝と比し動脈血流・門脈血流ともほぼ等しいか減少している．
- 内部に脱分化が起きて，分化度の低い癌組織が存在するときは結節内結節像（nodule-in-nodule appearance)を呈する**(図 11-2，8)**．
- 主に 2 cm 以下の動脈相で濃染されない非典型的腫瘍は経過観察を，2 cm 以上でも非典型的画像所見を呈する場合，他の追加検査または生検が推奨される．

硬化型肝細胞癌　　sclerosing HCC

- 本疾患はシナリオ 3 もっと知りたい参照(→ 36 頁)．

fibrolamellar HCC

- 肝硬変のない若年成人(10〜20 歳台)に発症し，欧米からの報告が多い．本邦では極めて稀．予後は比較的よい．
- 明瞭な分葉状の輪郭をもつ．線維化や石灰化を伴う中心瘢痕が特徴的である．

Chapter 1 | 肝臓

シナリオ 12 小児の肝腫瘤

First Touch

小児において肝腫瘤をみることは極めて稀である．悪性腫瘍である肝芽腫の頻度が高く，良性腫瘍では血管腫の頻度が高い．それ以外は稀であるが，鑑別は押さえておこう．

表12-1　小児の肝腫瘍の鑑別

良性(1/3)	悪性(2/3)
● 血管腫，血管内皮腫 ● 間葉性過誤腫 ● 限局性結節性過形成(FNH)	● 肝芽腫 ● 神経芽腫の肝転移 ● 成人型肝細胞癌 ● 肝未分化肉腫

その他，肝腫瘤としては，肝膿瘍，血腫などが挙がる．

Check Points

- 年齢，性別
- 腫瘍マーカー
- 先天性異常，糖原病，18 trisomy などの先天性異常や慢性肝障害の有無
- 多血性か乏血性か，充実性か囊胞性か，などの画像所見

読影にチャレンジ！

症例 **1**　1歳3か月男児．腹部腫瘤を触知．

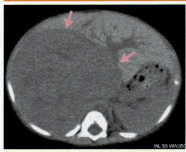
a. 単純 CT

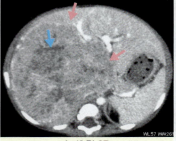
b. 造影 CT

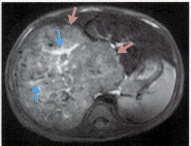
c. T2 強調画像

図 12-1　症例 1
- 単純 CT では，肝右葉に低吸収の境界明瞭な腫瘤を認める(a ➡)．
- 造影後，腫瘤は不整に濃染され(b ➡)，内部に隔壁様構造がみられる(b ➡)．
- T2 強調画像では，腫瘤は周囲肝よりも軽度高信号で(c ➡)，隔壁部は著明な高信号を呈する(c ➡)．

症例 **2**　0歳女児（生後4日）．胎児期より超音波で肝腫瘤を指摘されていた．

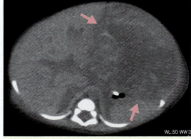
a. 単純 CT

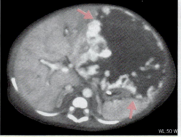
b. 造影 CT

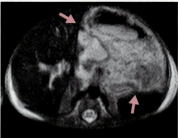
c. T2 強調画像

図 12-2　症例 2
- 単純 CT では肝左葉に内部不整な低吸収域の腫瘤を認める(a ➡)．
- 造影 CT では腫瘤の辺縁部は強く濃染されている(b ➡)．濃染の程度は脈管と同程度である．
- T2 強調画像では，腫瘤は高信号を呈し，内部は不整である(c ➡)．

症例 ③ 　0歳男児（生後1か月）．腹部超音波で肝腫瘤を指摘される．

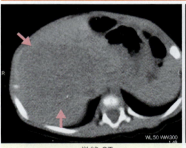
a. 単純 CT

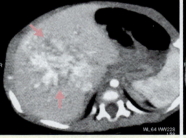
b. ダイナミック CT 早期相

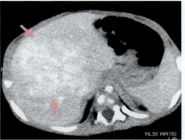
c. ダイナミック CT 晩期相

図 12-3　症例 3
- 単純 CT では肝右葉に境界不明瞭な低吸収域の腫瘤を認める（a →）．
- ダイナミック CT 早期相では腫瘤全体的に不整に濃染されている（b →）．濃染の程度は脈管よりも低い．腫瘍の濃染は晩期相でも持続している（c →）．
- 経過観察していると，腫瘍は1年後に消失した．

症例 ④ 　1歳女児．腹部腫瘤触知．

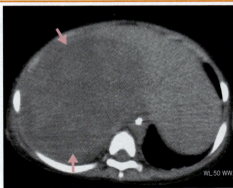
a. 単純 CT

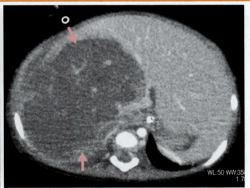
b. 造影 CT

図 12-4　症例 4
- 単純 CT では肝右葉に境界不明瞭な低吸収域の腫瘤を認める（a →）．内部は軽度不整である．
- 造影 CT では腫瘤は周囲肝に対し，乏血性である（b →）．内部に線状影や結節状の濃染域がみられる．

シナリオ **12**　小児の肝腫瘤　　107

症例 **5**　8歳女児．小学校入学時より腹部膨満がみられたが，経過観察していた．最近上腹部に隆起が目立ってきた．

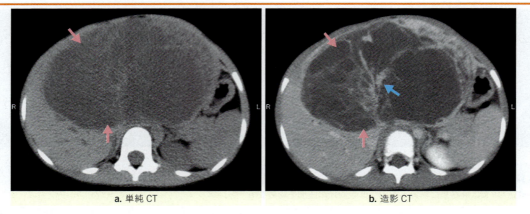

a. 単純CT　　　　　　　　　　　　　　　b. 造影CT

図 12-5　症例 5

- 単純CTでは肝左葉に境界明瞭な低吸収域の腫瘤を認める(a ➡)．内部は軽度不整である．
- 造影CTでは腫瘤は乏血性である(b ➡)．内部にやや不整な隔壁がみられる(b ➡)．

症例 **6**　11歳男児．全身倦怠感のため近医受診し，超音波で肝内に腫瘤を指摘され紹介となる．血液生化学データでは軽度貧血を認めるも，AFPなどの腫瘍マーカーは正常であった．

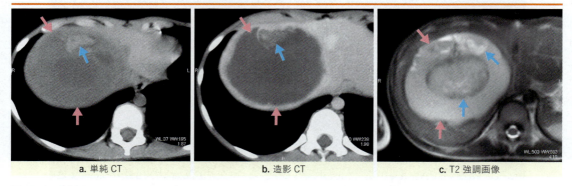

a. 単純CT　　　　　　　b. 造影CT　　　　　　　c. T2強調画像

図 12-6　症例 6

- 単純CTでは肝右葉に境界が比較的明瞭な低吸収域の腫瘤を認める(a ➡)．内部にやや高吸収な結節部を認める(a ➡)．造影CTでは腫瘤は乏血性である(b ➡)．辺縁に不整な結節を認める(b ➡)．
- T2強調画像では腫瘤は著明な高信号であり，囊胞性と考えられる(c ➡)．周辺部辺縁部に高信号の結節，中心部に腫瘤状の結節を認める(c ➡)．

診断					
症例 **1** 肝芽腫		症例 **2** 血管腫(静脈奇形)		症例 **3** 血管腫(乳児血管腫)	
症例 **4** 神経芽腫の肝転移		症例 **5** 間葉性過誤腫		症例 **6** 未分化肉腫	

108　Chapter **1**　肝臓

Questions.

Q1. 次の文章は正しいか
　①小児の肝腫瘍では悪性腫瘍の頻度が高い (109頁, A1-1).
　②年齢によってみられる肝腫瘍に違いはない (109頁, A1-2).
　③小児血管腫は肝芽腫との鑑別が容易である (110頁, A1-3).

Q2. 小児の肝腫瘍の鑑別でチェックしなければならない腫瘍マーカーは何か？ (110頁, A2).

A1-1. 正しい

小児肝腫瘍では悪性腫瘍が 2/3 を占め，悪性では肝芽腫，良性では血管腫の頻度が高い

- 小児肝腫瘍では**悪性腫瘍が 2/3 を占める**(表 12-1).
- 小児の腹部充実性腫瘍では，肝悪性腫瘍は副腎の神経芽腫，腎の Wilms 腫瘍（腎芽腫）に次ぐ頻度である．悪性では**神経芽腫の転移**が多いが(図 12-4)，原発性疾患では**肝芽腫**(図 12-1)が最も多く，その他，成人型の肝細胞癌や未分化肉腫(図 12-6)もみられる．
- 良性では**血管腫**(図 12-2, 3)が良性腫瘍の 1/2〜3/4 を占める．次に間葉性過誤腫(図 12-5)が多い．抗がん剤治療後の血管障害に関連して FNH を認めることがある．

A1-2. 誤り

小児では年齢によって好発する腫瘍が異なる

- 小児肝腫瘍の好発年齢は疾患により異なる(表 12-2).
- 間葉性過誤腫は**多房性嚢胞性疾患**であり(図 12-5)，未分化肉腫も嚢胞性のことが多い(図 12-6)．両者では好発年齢が異なる．

表 12-2　小児肝腫瘍とその好発年齢

腫瘍	好発年齢
肝芽腫	5 歳以下（70% が 1 歳以下）
成人型の肝細胞癌	10〜14 歳に多い
肝血管腫	新生児期 1 歳以下（多くは退縮）
間葉性過誤腫	5 歳以下
未分化肉腫	6〜10 歳
神経芽腫の転移	5 歳以下
肝芽腫	5 歳以下（70% が 1 歳以下）

A1-3. 誤り

鉄則!! 小児肝腫瘍では良性腫瘍と悪性腫瘍の鑑別が困難なことも多い

- 成人の肝細胞癌と肝血管腫の画像所見はかなり異なり，鑑別は比較的容易であるが，小児の肝血管腫は肝芽腫との画像上の鑑別が困難なことが少なくない．
- 成人型の肝血管腫〔静脈奇形（典型的には辺縁から濃染），図 12-2〕と異なり，乳児血管腫や先天性血管腫などの腫瘍性が多く，多血性である(図 12-3)．

A2.　α-フェトプロテイン，尿中 VMA・HVA

鉄則!! 乳児期には正常でも血中α-フェトプロテインが高いことがある

- 肝芽腫では通常 AFP（α-フェトプロテイン）が著明に上昇するが，**新生児や乳児期では，正常者でも AFP 値が高いので注意が必要である**＊．肝血管腫も 1 歳以下でみつかることが多いが，この時期 AFP は高値のことも多いので，肝血管腫と肝芽腫の鑑別では注意が必要である．
- 小児の転移性肝腫瘍として最も頻度が高い神経芽腫の肝転移の診断においては，尿中 VMA・HVA の測定が有用である．

＊：出生時には数万〜数 10 万 ng/mL，1 歳児で 40〜50 ng/mL で，4〜5 歳で成人と同程度となる．

鑑別のポイント

- 代表的な肝腫瘍を**表12-3**に示す．小児の肝腫瘍では，まずは好発年齢を押さえる．
- 間葉性過誤腫は画像所見が特異的であり，診断が容易である．臨床的には出生早期でみられる肝血管腫と肝芽腫の鑑別が問題となるが，AFP値はこの時期では正常でも高いため，参考にしづらい．また血管腫は成人の血管腫（静脈奇形）と異なり，腫瘍性の多血性腫瘍である．退縮がみられれば血管腫の診断は確実となる．

表12-3　小児の肝腫瘍の鑑別のポイント

	バックグラウンド	腫瘍マーカー	頻度	CT所見
肝芽腫	5歳以下（70%が1歳以下）	AFP高値	++	多血性腫瘍
肝血管腫	1歳以下	正常	+	多血性腫瘍，周囲から濃染 多発することあり
間葉性過誤腫	5歳以下	正常	稀	多発囊胞性
未分化肉腫	6〜10歳	正常	稀	囊胞性と充実性
神経芽腫転移	5歳以下	尿中VMA・HVA高値	+	多発性の乏血性腫瘍

もっと知りたい！

肝芽腫　hepatoblastoma

- 3歳以下の男児に多く（2：1），未熟児での発生頻度が高い．AFPの著明な上昇がみられることが多い．
- 右葉に単発の辺縁明瞭な（偽被膜＋）塊状型が多いが，多発することもある．通常の肝細胞癌に類似し多血性を示す（**図12-1**）．

小児の血管腫　infantile hemangioma

- 小児の良性肝腫瘍では最も頻度が高く，6か月以内に発症が多い．
- 多くの肝血管腫は無症候性だが，新生児，乳幼児にみられる一部の巨大な，あるいは多発性の肝血管腫は，高拍出性心不全や凝固異常（Kasabach-Merritt症候群），腫瘍内出血によるショックなどの重篤な病態を呈し，致死的経過をとる．
- 組織学的に血管内皮が腫瘍性に増殖した病変（**脈管性腫瘍**）と，血管形成異常（**血管奇形**）の二種類の疾患群に大別される（**表12-4**）．
- 自然消退することが多いため，経過観察が治療方針の基本である（**図12-3**）．
- 多血性で，造影早期では辺縁が増強効果を呈し，造影後期では中心部にまで増強効果が遷延する．多発することもある．

表 12-4　ISSVA の血管腫・血管奇形の分類

脈管性腫瘍	血管奇形
● 乳児血管腫	● 毛細血管奇形（CM）
● 先天性血管腫	● リンパ管奇形（LM）
● Kaposi 肉腫様血管内皮腫	● 静脈奇形（VM）−いわゆる海綿状血管腫
● 類上皮血管内皮腫	● 動静脈奇形（AVM）
	● 動静脈瘻（AVF）

間葉性過誤腫と未分化肉腫　mesenchymal hamartoma & anaplastic sarcoma

- **間葉性過誤腫**は門脈や胆管の間葉組織が混在した過誤腫で，2 歳以下に好発する．
- 境界明瞭な多房性囊胞性腫瘤で**（図 12-5）**，隔壁に間葉系の組織や異常胆管，肝細胞がみられる．
- **未分化肉腫**は 6〜10 歳の学童期に好発する極めて予後不良の腫瘍で，特定の分化傾向を示さない極めて未分化な細胞が増殖する．
- 腫瘍は境界明瞭で出血や壊死による囊胞性変化を高率に伴う**（図 12-6）**．
- 間葉性過誤腫と未分化肉腫には共通の遺伝子異常がみられ，近年，間葉性過誤腫が悪性化したものが，未分化肉腫であると考えられるようになってきた．

Chapter 1 肝臓

シナリオ 13 肝臓の石灰化

First Touch

肝臓の石灰化は，腫瘍の石灰化と肝実質の石灰化に大別される．腫瘍の石灰化では大腸癌転移の石灰化が有名である．一方，肝実質の石灰化は，肝内結石以外に様々の原因でみられるが，病的意義はないことが多い．また TACE（transcatheter arterial chemo-embolization）などの治療後変化として高吸収がみられることがある．

表 13-1　肝内石灰化の鑑別

a. 腫瘍内石灰化
- 粘液腺癌系（大腸癌など）転移，骨肉腫，軟骨肉腫，膵島腫瘍の転移
- fibrolamellar HCC
- 血管腫，小児血管内皮腫
- 胆管細胞癌
- 肝細胞腺腫（出血や壊死部が石灰化）
- 嚢胞腺腫・腺癌
- 肝細胞癌，肝芽腫など

b. 感染：陳旧性の結核，エキノコックス，日本住血吸虫症，肝膿瘍
c. 血管性病変：肝動脈瘤，門脈血栓，血腫
d. 胆道系疾患：結石，寄生虫

Check Points

- 腫瘍性・非腫瘍性の判断
- 大腸癌などの悪性腫瘍の既往がないか
- 肝臓に対して手術や経皮的な治療の既往がないか

症例 1　60歳台女性．肝臓に腫瘤を指摘．大腸癌の既往あり．

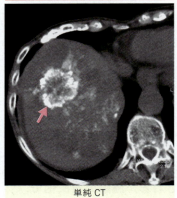
単純 CT

図 13-1　症例 1
- CT 上，肝右葉に辺縁優位に石灰化を伴った腫瘤を認める（→）．その他，肝内には微小な石灰化が多発性にみられる．

症例 2　60歳台女性．発熱があり，腹部精査．

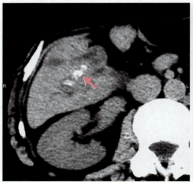
a. 単純 CT

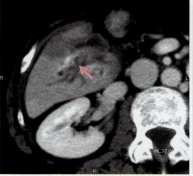
b. 造影 CT

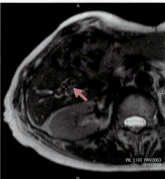
c. T2 強調画像

図 13-2　症例 2
- 単純 CT 上，肝右葉に石灰化を認める．また肝内胆管拡張もみられる（a →）．
- 造影 CT にて，肝内胆管拡張は明らかである（b →）．
- T2 強調画像では拡張した胆管内に，多発性に結石による陰影欠損を認める（c →）．

症例 3　70歳台男性．交通事故で CT 撮像，肝臓に異常を指摘される．

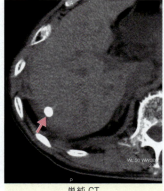
単純 CT

図 13-3　症例 3
- CT 上，肝右葉に境界明瞭な石灰化結節を認める（→）．

症例 **4**　70歳台男性．肝細胞癌のカテーテル治療の既往あり．

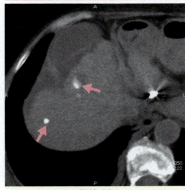

単純CT

図 13-4　症例 4
- CT上，肝右葉に多発性に石灰化と同程度の高吸収域を認める（→）．

診断

症例 ① 大腸癌転移	症例 ② 肝内結石症	症例 ③ 結核性肉芽腫

症例 ④ 肝細胞癌に対するリピオドール® 動注後

Questions.

Q1. 石灰化を伴う肝腫瘤ではどのような腫瘍が多いか（115頁，A1）
Q2. 肝実質の結節性の石灰化ではどのような疾患を考えるか（116頁，A2）
Q3. 肝実質の線状，網目状の石灰化ではどのような疾患を考えるか（116頁，A3）

A1.　大腸癌の肝転移，肝細胞癌，血管腫，骨肉腫，軟骨肉腫

鉄則!!　**肝腫瘤の石灰化は大腸癌の転移で多いが，肝細胞癌や血管腫でもみられることがある**

- 肝腫瘍の石灰化の頻度は低いが，**大腸癌などの粘液性腫瘍（他に乳癌，卵巣癌，胃癌など）に伴う石灰化**（図13-1）が有名である．大腸癌の肝転移に石灰化を伴う症例では，比較的予後がよいことも報告されている．
- また，肝細胞癌や変性した血管腫，肝細胞腺腫，肝囊胞でも石灰化を伴うことがある．わが国では極めて稀であるが，fibrolamellar HCC では中心瘢痕部に石灰化が認められる（→104頁，シナリオ11 もっと知りたい）．
- 骨肉腫や軟骨肉腫などの骨・石灰化形成腫瘍でも石灰化・骨化を認めることがある．
- また癌の化学療法後に腫瘍内に石灰化を生じることがある．なお，肝動脈からリピオドールを注入された既往がある肝細胞癌患者の場合は，リピオドールと石灰化は画像上鑑別困難である（図13-4）．

A2. 結核などによる陳旧性の炎症性肉芽腫，血管の石灰化，胆管結石

> **鉄則!!** 肝実質の石灰化は肉芽腫性病変が多いが，血管や胆道系にもみられることがある

- 肝内石灰化の頻度は比較的低いが，腫瘍の石灰化と陳旧性感染が大半で，頻度が高いものは陳旧性の結核などによる肉芽腫である(図13-3). 結核性の肉芽腫は多発性で境界鮮明である．肝臓よりも脾臓に石灰化を合併する頻度のほうが高い．
- 肝表に近い石灰化では偽脂肪腫を疑う必要がある(→84頁，図9-4). 結石でも石灰化を認めるが(図13-2)，肝内結石や総胆管結石はCTでは石灰化はみられないことも少なくなく，MRIが有効なことがある(図13-5). 血管性病変でも石灰化を認めることがある．

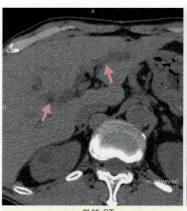
a. 単純CT

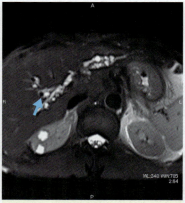
b. T2強調画像

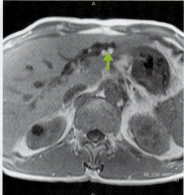
c. T1強調画像

図13-5 多発性の肝内結石（70歳台男性）
- CT上，肝門部のGlisson鞘の拡張を認める(a→). 結石などは明らかではない．
- T2強調画像では多発性に胆管周囲に高吸収域を認め，肝内胆管分枝の拡張が疑われる(b→).
- T1強調画像では左肝内胆管の拡張および内部にコレステロール結石と思われる高信号域を認める(c→).

A3. 日本住血吸虫症

> **鉄則!!** 日本住血吸虫症では肝実質の網目状の石灰化が特徴的である

- 日本住血吸虫はミヤイリガイを中間宿主とする寄生虫感染症であるが，国内における初感染は極めて稀である．主に，アジア地域などの海外渡航により感染することがある．
- 虫卵は門脈血流により肝内の末梢門脈枝に運ばれ，Glisson鞘を主体とした線維化や虫卵にも石灰化を生じ，網目状の線維化がみられる(図13-6).

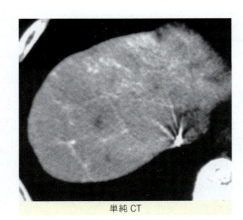
単純 CT

図 13-6　日本住血吸虫症（60 歳台男性）
- CT 上，肝内に網目状の石灰化および微小な結節性石灰化を認める．

鑑別のポイント

- 肝にみられる石灰化の鑑別を**表 13-2** に示す．
- 頻度的に高いものは結核などによる陳旧性の炎症性肉芽腫の石灰化で，微小な石灰化が多発する．脾臓にみられることも多い．
- 次に経験するのは大腸癌などの転移性腫瘍の石灰化や血管腫の石灰化である．
- 肝細胞癌の石灰化は比較的稀であるが，TACE に伴うリピオドール® 使用のため，高吸収にみえることがある．
- 肝内結石は拡張胆管にみられるが，X 線陰性結石のこともある．

表 13-2　肝内石灰化の鑑別のポイント

	臨床像	頻度	画像所見
転移性肝癌	担癌患者（大腸癌多い，乳癌，胃癌，卵巣癌）	++	腫瘍中心部や辺縁に石灰化
肝細胞癌	出血や壊死部にみられる TACE の既往	+	腫瘍中心部に石灰化
肝内結石症	胆管拡張の合併	++	淡い高吸収，肝内胆管拡張合併 コレステロール結石は CT では不明瞭 胆管炎や癌の合併
結核性肉芽腫	偶然みつかることが多い	+++	多発性の微小石灰化 脾臓にもみられる
肝血管腫	偶然みつかることが多い	+	病変中心の瘢痕部にみられる

もっと知りたい！

肝内結石　intrahepatic cholelithiasis

- 左右肝管合流部より上流胆管内にみられる結石で胆道結石の 3.5%といわれている．男女比は 1：0.87，平均年齢は 60 歳台である．
- ビリルビンカルシウム結石が 85% を占め(図 13-2)，コレステロール結石は 13% である(図 13-5)．
- 肝内結石の合併症としては，急性胆管炎があり，重症例では門脈系の血栓性静脈炎，微小膿瘍を形成する．肝内結石による肝内胆管炎を長期に放置すると，胆管狭窄が生ずる．
- 肝内結石症の 4.2% に肝内胆管細胞癌の合併を認め，多くが結石部位に発生する．

肝胆道の寄生虫疾患　hepatobiliary parasites

- 日本住血吸虫症は甲府盆地にみられ，線状，網状，亀甲状の石灰化がみられる(図 13-6)．
- 包虫症は北海道でみられ，地図状の嚢胞，小嚢胞の集簇を認める．
- ブタ回虫は，腸管から門脈に幼虫移行がみられ，門脈域に異常所見を認める．
- 肝蛭は腸管から腹腔内に幼虫移行がみられ，肝表から肝内に侵入する．肝被膜に連続する管状，結節状構造を認める．

118　　Chapter **1**　肝臓

Chapter 1 | 肝臓

シナリオ 14　肝内ガス

First Touch

　肝内のガス像は，多くは胆道系にみられ，手術後や何らかの胆道系の処置後のことが多く，臨床的な意義はあまりない．一方，門脈内にもガス像を認めることがあり，重篤な病態のことが多い．その他，腫瘍性病変や外傷および炎症性変化でも肝内に限局性のガスを認めることがある．

表14-1　肝内ガスの原因

1. 門脈内ガスの原因	2. 胆道気腫の原因	3. 肝腫瘤内ガスの原因
● 腸管壊死 　動脈あるいは静脈の血栓症，潰瘍性大腸炎，壊死性腸炎，胃潰瘍穿孔，腸閉塞など ● 大腸憩室炎 ● 出血性膵炎 ● 慢性肺疾患［慢性閉塞性肺疾患（COPD），喘息，気管支肺炎］ ● 注腸検査後（潰瘍がある場合） ● 急性胃拡張 ● 外傷や手術後，臓器移植後 ● その他：糖尿病，下痢，敗血症などでもみられることがある	● Oddi 括約筋の機能不全 　乳頭機能不全，乳頭切開後，胆石通過後 ● 空腸吻合などの外科手術後 ● 内胆汁瘻 　胆石イレウス，十二指腸潰瘍穿孔など ● 気腫性胆囊炎 ● 膵炎	● 肝膿瘍 ● 腫瘍と胆道との交通 ● 動脈塞栓術後 ● ラジオ波焼灼療法（RFA）や手術後

Check Points

- 腹部手術や胆道系の内視鏡治療の既往はないか
- ガスの位置（門脈内，胆管内，肝実質，腫瘍内など）
- 腸管壁内にガス像はないか

読影にチャレンジ！

症例 **1** 60歳台女性．腹部膨満，代謝性アシドーシスあり．臨床的に絞扼性イレウスが疑われた．

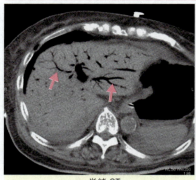
a. 単純CT

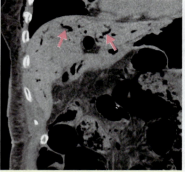
b. 単純CT冠状断

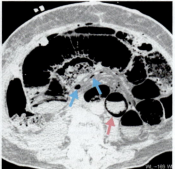
c. 単純CT肺野条件

図14-1 症例1

- CT上，肝臓の門脈内に樹枝状のairを認める(a ➡)．冠状断では，airは肝末梢まで進展している(b ➡)．
- 腸管壁にairを認める(c ➡)．また，上腸間膜静脈内にもairがみられる(c ➡)．

症例 **2** 60歳台男性．胃癌にてBillroth I 法，Roux-en Y 吻合を受けている．胆道系酵素上昇がみられたので精査となった．

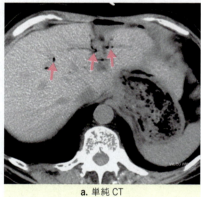
a. 単純CT

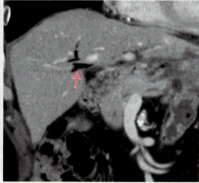
b. 造影CT冠状断

図14-2 症例2

- CT上，肝内胆管に樹枝状のairを認める(a ➡)．冠状断では，airは中枢側に限局している(b ➡)．
- 明らかな胆管炎の所見などはみられない．

120　Chapter 1　肝臓

症例 ❸ 70歳台男性．1か月前にIPMCにて，膵頭十二指腸切除を受けている．急激に発熱，悪寒戦慄あり．

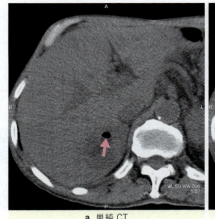
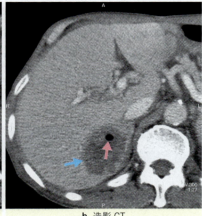

a. 単純CT　　　　b. 造影CT

図14-3　症例3
- CT上，肝右葉に不整な低吸収域を認める．低吸収域内にairを認める()．低吸収域周囲に増強効果がみられる(b ➡)．胆管内には明らかなairはみられない．

症例 ❹ 10歳台男性．塀を乗り越えた際に，鉄柵にて腹部を受傷．

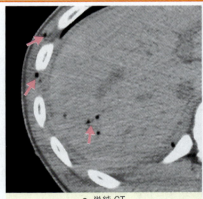
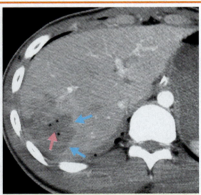

a. 単純CT　　　　b. 造影CT

図14-4　症例4
- CT上，肝腫瘤内にairを認める(➡)．腫瘤は乏血性で，辺縁に不整な増強効果がみられる(b ➡)．
- 胆管内などには明らかなairはみられない．

診断		
症例 ❶ 絞扼性イレウスに伴う門脈内ガス		症例 ❷ 胆道気腫
症例 ❸ 肝膿瘍		症例 ❹ 肝外傷

Questions.

Q1. ガスは肝内のどこにみられることが多いか？（122頁，A1）

Q2. 救急処置を要するのはどのようなガスか？（123頁，A2）

Q3. 門脈内のガスはどのような疾患でみられるか？（123頁，A3）

Q4. 胆道内のガスはどのような疾患でみられるか？（123頁，A4）

Q5. どのような腫瘤内にガスを認めることが多いか？（124頁，A5）

A1. 門脈内，胆道内，腫瘤内

 鉄則!! 門脈内ガスは肝末梢に，胆道内ガスは中枢側に樹枝状にみられることが多い

- 肝内のガスは，門脈内のガス（図 14-1）か，胆道内のガス（胆道気腫，図 14-2），腫瘍や膿瘍内のガス（図 14-3），その他外傷（図 14-4）や手術後にみられる．
- 頻度が高いのは胆道内のガスであるが，臨床的に最も重篤なものは門脈内のガスである．
- 造影すれば門脈内か胆管内かは明らかであるが一般に門脈内のガスは肝辺縁（末梢 2 cm までぐらい）に（図 14-5），胆道内のガスは中枢側に樹枝状にみられることが多い（図 14-2）．

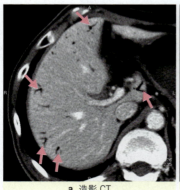

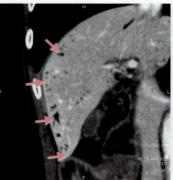
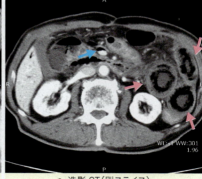

| a. 造影 CT | b. 造影 CT 冠状断 | c. 造影 CT（別スライス） |

図 14-5　腸管壊死に伴う門脈内ガス（70 歳台男性）

- CT 上，肝内門脈の末梢に樹枝状の air を認める（a ➡）．冠状断では，air は末梢側に限局している（b ➡）．
- 右小腸は周囲腸管と比較して増強効果不良であり，壁内にガス像を認める（c ➡）．門脈本幹にも腹側にガス像を認める（c ➡）．

Chapter 1　肝臓

A2. 門脈内ガス

鉄則!!　門脈内ガスは腸管壊死によることがあり，緊急対応が必要

- 門脈内ガスは**腸管壊死**を示唆する重要なサインである．門脈ばかりではなく，腸間膜静脈や腸管内にガスを認めることがある**(図14-1, 5)**．
- 腸管虚血を来している場合，腸管壊死は90％，死亡率は50〜85％と高いため，現在も門脈内ガスは開腹手術の適応と考えられている．

A3. 腸管壊死が多い．その他，臓器移植，慢性肺疾患，憩室炎など

鉄則!!　門脈内ガスは腸管壊死以外に，臓器移植，慢性肺疾患，憩室炎など様々な原因で認めることがある

- 門脈内ガスは腸管壊死に伴うことが多い．しかし，門脈内ガスの15％は原因不明で，臓器移植後や慢性肺疾患（COPDなど），憩室炎，ステロイドや抗がん剤治療，痙攣などに伴ってみられることがある．

A4. 腹部手術後，乳頭筋の機能不全や胆道系と腸管との交通

鉄則!!　胆道内ガスは腹部手術後，乳頭筋の機能不全や胆道系と腸管との交通によってみられる

- 胆管内は通常胆汁がみられるが，膵胆道系の術後**(図14-2)**やVater乳頭の弁機能不全で胆道内にガスを認めることがある．これらの場合の胆道気腫は臨床上の問題は比較的少ないことが多い．
- 急性胆嚢炎や十二指腸潰瘍の穿通によって胆嚢と腸管が交通した場合や嫌気性感染による気腫性胆嚢炎などでも胆道内にガスを認めることがある．

A5. 膿瘍内，胆道と交通をもつ腫瘍，腫瘍の IVR 治療後，外傷後の血腫内など

鉄則!! 膿瘍内，胆道と交通をもつ腫瘍，腫瘍の治療後，外傷後の血腫内にガスを認めることがある

- 肝膿瘍で嫌気性菌感染が原因の場合には腫瘤内にガスを認める(図14-3)．病巣内にガスを生じる感染症としては，*Clostridium* 属のガス壊疽 が知られている．
- 糖尿病患者では，組織のグルコース濃度が高く，ブドウ糖発酵に伴うガス産生がみられることがあり，*Clostridium* 属以外の感染症でもガスがみられることがある．
- 胆道気腫が存在する患者で，肝腫瘍が胆道系と交通した場合，ガスを認めることがある．
- 肝細胞癌などに対するTACE(transcatheter arterial chemoembolization)やRFA(radiofrequency ablation)後に感染を伴っていなくともガスを認めることがある(図14-6)．
- 穿通性の外傷においても血腫とともにガスを認めることがある(図14-4)．

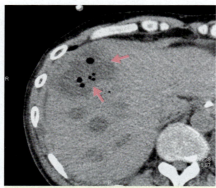

単純CT

図14-6 肝細胞癌に対する動注術後の腫瘍内ガス（50歳台男性）
- CT上，肝右葉の低吸収の腫瘤内に多発性にairを認める(➡)．
- 胆管や門脈には明らかなairはみられない．

鑑別のポイント

- 肝内にガス像を認めた場合の鑑別を表14-2に示す．
- 頻度が高いのは胆道内のガスで，胆道系の処置後にみることが多い．門脈内ガスは急性腹症でみられることがあり，腸管壊死を示唆する重篤な所見である．胆管のガスは中枢側，門脈のガスは末梢にみられることが多い．
- その他，膿瘍内や肝細胞癌の IVR 後，肝手術や外傷後に認めることがある．

表 14-2　肝内ガスの鑑別のポイント

	臨床像	頻度	画像所見
胆道気腫	胆道系処置後，乳頭部術後，気腫性胆嚢炎	+++	中枢側
門脈内ガス	腸管虚血，壊死，腸管気腫症	++	末梢側
肝膿瘍	免疫不全や手術後	+	膿瘍腔内
肝腫瘍 IVR 後	肝臓の TACE 肝腫瘤穿刺後	+	肝腫瘤内
肝手術や外傷後	手術や外傷の既往	+	病巣部

もっと知りたい！

肝損傷　liver injury

- 腹部鈍的外傷において比較的頻度が高く，画像検査で偶発的に診断されるものから，致死的な腹腔内出血を来すものまで重症度に幅がある．
- 肝損傷においては遅発性破裂は稀である．
- 合併症としては胆汁漏，胆汁性仮性囊胞（biloma），仮性動脈瘤，動静脈瘻，膿瘍などが挙げられ経過観察の CT 撮影が必要である．

脾損傷　splenic injury

- 鈍的腹部外傷において頻度は最も高く，臨床的にしばしば遭遇する．
- 脾門部血管損傷は開腹術を要するとされるが，血管内治療の進歩に伴い，単独の脾損傷例に対する開腹術の適応は縮小傾向にある．
- 脾温存例では**遅発性脾破裂**が重要な合併症として知られ，受傷 48 時間以降に生じうるが 2 週間以上を経て発症することもある（図 14-7）．
- 仮性動脈瘤など異常血管の破綻のほか，血腫増大による被膜の破綻や血腫吸収に伴う浸透圧の上昇などが原因と推測されている．

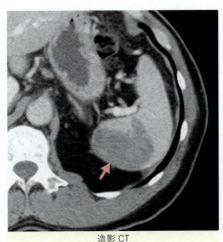

造影 CT

図 14-7　遅発性脾破裂（50 歳台男性）
- 左側腹部受傷したが，特にその後腹部症状はなく，CT でも異常所見はなかった．受傷 14 日目に急激な左側腹痛で発症．
- CT 上，脾内に低吸収域を認める（→）．単純性深在性損傷と考えられた．

Chapter 1 肝臓

シナリオ 15 びまん性の肝腫大（肝臓の吸収値はほぼ正常）

First Touch

肝腫大は，急性肝炎などの炎症性疾患やうっ血などの循環障害，沈着症で認めることが多いが，悪性腫瘍の浸潤でもみられることがある．また，肝腫大とともに，門脈周囲に低吸収域がみられる periportal collar sign を認めることがあり，肝内リンパ路のうっ滞が示唆される．

表 15-1　びまん性肝腫大の鑑別

a. 炎症
- ウイルス性急性肝炎，慢性肝炎
- アルコール性肝硬変
- その他のウイルス性肝炎（伝染性単核症など）
- IgG4 関連疾患
- 肉芽腫症（サルコイドーシス，結核）
- 微小膿瘍

b. びまん性腫瘍浸潤
- 悪性リンパ腫
- 白血病
- びまん型肝細胞癌
- 微小転移あるいは類洞内浸潤性転移

c. 沈着症
- 脂肪肝
- アミロイド
- ヘモクロマトーシス
- Wilson 病
- Gaucher 病
- Niemann-Pick 病

d. うっ血性
- 右心不全
- 収縮性心膜炎
- 三尖弁狭窄
- Budd-Chiari 症候群
- 肝中心静脈閉塞症（hepatic veno-occlusive disease）

e. 血液疾患
- 真性多血症
- 骨髄線維症

Check Points

- 肝機能，ウイルス感染，メタボリックシンドローム，血液やリンパ系疾患，慢性感染症の有無，悪性腫瘍の既往，心不全徴候など
- 先天性代謝異常の可能性を考える

症例 40歳台女性．全身倦怠，黄疸．
T-Bil：7.0 mg/dL，AST：6,446 U/L，ALT：2,584 U/L，LDH：3,974 U/L

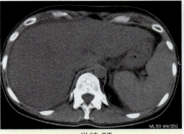
a. 単純CT

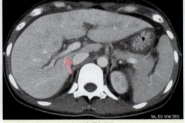
b. 造影CT

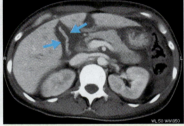
c. 造影CT（別スライス）

図15-1　症例1

- 単純CTでは，肝臓，脾臓は軽度腫大し，肝臓の吸収値はほぼ正常範囲である．肝表に少量の腹水がみられる．
- 造影CTでは，肝実質の増強効果は若干不均一で，periportal collar signがみられる（b ）．胆嚢の粘膜下浮腫が著明である（c →）．

症例 ❷ 60歳台女性．全身に発疹出現，発熱あり．

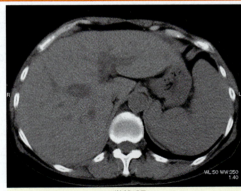
a. 単純CT

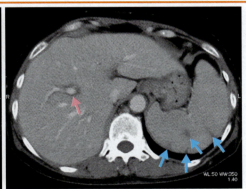
b. 造影CT

図15-2　症例2

- 単純CTでは，肝臓および脾臓は腫大している．肝臓の吸収値は正常範囲である．
- 造影CTでは，肝臓の増強効果はほぼ均一で，軽度のperiportal collar signがみられる（b ）．
- 脾臓にはくさび形の低吸収域が多発し（b →），白血病細胞浸潤に伴う小梗塞と考えられる．

シナリオ **15**　びまん性の肝腫大（肝臓の吸収値はほぼ正常）　127

症例 ③ 80歳台女性．心不全で加療中．夕方より腹痛出現．

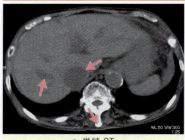
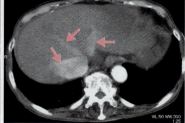
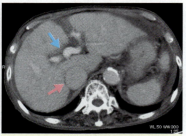

a. 単純CT　　b. ダイナミックCT 動脈相　　c. ダイナミックCT 門脈相

図15-3 症例3

- 肝左葉は軽度腫大し，肝静脈や下大静脈の拡張がみられる（a–c ➡）．肝臓の吸収値はほぼ正常範囲である．肝表に少量の腹水がみられる．periportal collar sign がみられる（c ➡）．

診断

症例 ❶ 急性肝炎　　症例 ❷ 白血病の肝浸潤　　症例 ❸ うっ血肝

Questions.

Q1. 肝臓がびまん性に腫大していた場合（肝臓の吸収値はほぼ正常あるいは軽度低下），どのような疾患を考えるか？（128頁，A1）

Q2. 急性肝炎でのびまん性肝腫大に付随してみられるCT所見は？（129頁，A2）

Q3. うっ血肝の特徴は？（130頁，A3）

Q4. 悪性リンパ腫や白血病患者で肝脾腫がみられた場合は何を考えるか？（130頁，A4）

A1. 急性肝炎，アミロイドーシス，糖原病，うっ血肝，悪性リンパ腫や白血病など

鉄則!! びまん性の肝腫大では，急性肝炎以外にアミロイドーシスなどの沈着症，うっ血肝などの循環障害，悪性リンパ腫などの悪性腫瘍の浸潤を考える

- びまん性肝腫大の鑑別においては，脂肪肝以外は画像所見から疾患を鑑別することは一般に困難で，病歴や検査データが重要である．
- 肝実質の吸収値がほぼ正常の肝臓のびまん性腫大は，肝炎をはじめとする肝実質性疾患（ウイルスなどによる急性肝炎など）と腫瘍浸潤に伴う腫大のことが多い．

- アミロイド，糖などの沈着，循環障害（うっ血肝），IgG4 関連疾患，感染や血液疾患の可能性も考えなければならない．
- 多くの場合，肝臓の辺縁は鈍化する．肝内脈管が狭細化したり，肝臓の吸収値がびまん性に軽度低下することも多い(図 15-1, 4)．
- 腫瘍の微小転移や微小膿瘍では，実際は非常に小さな結節性病変であるが，画像上はっきりしないことがある．また，類洞内にびまん性に腫瘍が浸潤していることもある(→ 141 頁, 図 17-4)．

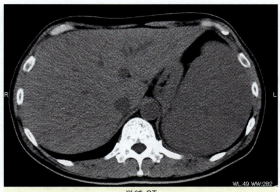

図 15-4　悪性リンパ腫の肝脾浸潤（60 歳台女性）
- 肝腫大および著明な脾腫を認める．
- 肝臓および脾臓の吸収値はほぼ正常である．

A2. 門脈周囲の低吸収(periportal collar sign)，胆嚢の浮腫性肥厚

 鉄則!! 急性肝炎では門脈周囲の低吸収(periportal collar sign)，胆嚢の浮腫性肥厚に注目

- 急性肝炎には，ウイルスやアルコール以外に薬剤や自己免疫性など様々な原因のものがある．肝炎の程度によってほとんど所見のないものから，症例 1(図 15-1)のように強い所見を呈するものもある．
- 多くの場合，肝臓は腫大するが，劇症型になると肝臓は萎縮し予後不良である(図 15-5)．
- 急性肝炎ではまた実質に加えて Glisson 鞘内への炎症の波及を反映し，CT で門脈周囲低吸収 (periportal collar sign)がみられる(図 15-1b)(→ 150 頁，シナリオ 18 A1)．脾腫をみることも多い．
- また胆嚢の内腔虚脱，漿膜下浮腫による壁肥厚を認める(図 15-1c)．脾腫や肝十二指腸靱帯の反応性リンパ節腫大がみられることがある．

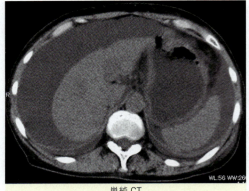
単純CT

図15-5 原因不明の劇症肝炎（60歳台女性）
- 肝臓は著明に萎縮し，多量の腹水貯留を認める．

A3. 肝腫大，下大静脈・肝静脈の怒張

鉄則!! 右心不全の徴候があり，肝腫大，下大静脈・肝静脈の怒張があれば，うっ血肝を考える

- 右心不全による中心静脈圧の上昇に伴い肝静脈圧の上昇が引き起こされると，肝静脈うっ滞が生じる．CTでは，**下大静脈の怒張**，**肝腫大**，**肝実質の濃度低下**が観察される**(図15-3)**．periportal collar signがみられることもある．
- 造影CTでは，早期には不均一に濃染され，後期相では濃染は均一となる．
- 太い肝静脈に急性血栓が生じた場合にも，うっ血肝がみられることがある．

A4. 腫瘍細胞の肝浸潤の可能性あり

鉄則!! 悪性リンパ腫や白血病では肝臓に明瞭な腫瘤を認めなくとも腫瘍浸潤がみられることがある

- 肝悪性リンパ腫はほとんど続発性で，全身の悪性リンパ腫に合併してみられる．乏血性の弧発型あるいは多発結節性腫瘤が多いが，画像上は特異的所見に乏しい．時に肝実質の類洞にびまん性に浸潤し，腫瘤が同定できないこともある**(図15-4)**．
- 白血病の肝浸潤はほとんどがびまん性の浸潤である**(図15-2)**．悪性リンパ腫や白血病の患者で肝腫大や脾腫をみた場合，肝浸潤を疑う必要がある．肝浸潤に伴い急性肝不全を来すこともある（無論，肝不全の原因は薬剤性の肝炎などの可能性もある）．
- 脾腫が強い場合，**脾梗塞を合併**することもある**(図15-2)**．

鉄則!! アミロイドやグリコーゲンの沈着で，肝腫大がみられることがある

- 肝臓には，脂肪やアミロイドなどの様々な物質が細胞内や細胞外に沈着する．脂肪の沈着では低吸収，鉄の沈着が高吸収であるが，アミロイドでは若干低吸収を呈することが多い(→ 141 頁，図 17-3)．また，糖原病(図 15-6)(→ 142 頁，図 17-6)や Wilson 病では合併する脂肪肝などによって肝実質の吸収値は様々である(表 15-2)．

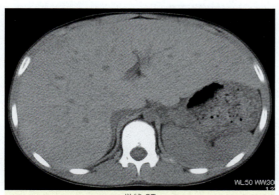

単純 CT

図 15-6　糖原病 III 型（10 歳台男性）
- 肝臓は腫大し，肝実質は若干高吸収である．
- 脾腫はみられない．

表 15-2　肝腫大を来す主な組織沈着症

組織沈着症	画像所見
脂肪肝（肝細胞内の脂肪沈着）	低吸収
ヘモジデローシス（鉄の網内系沈着）	高吸収
アミロイドーシス（アミロイドの細胞外沈着）	軽度低吸収を示すことあり
糖原病（グリコーゲンの肝細胞内沈着）	非特異的
Gaucher 病（グルコセレブレシドの網内系沈着）	非特異的
Wilson 病（銅の肝細胞内沈着）	非特異的

鑑別のポイント

- びまん性肝腫大を来す疾患の鑑別を表 15-3 に示す．
- 頻度的には脂肪肝や慢性肝炎などが多い．うっ血肝では心拡大，胸腹水，下大静脈や肝静脈の拡張がみられる．組織沈着症では画像にはヘモジデローシスやアミオダロンで高吸収を呈する場合以外は特異的な所見に乏しい(→ 137 頁，シナリオ 16 A4)．

表 15-3　びまん性肝腫大の鑑別のポイント

	臨床像	頻度	画像所見
慢性肝炎，初期の肝硬変	慢性肝障害	+++	時に出血や感染あり
急性肝炎	肝逸脱酵素の急激な上昇	++	肝腫大や胆嚢壁の浮腫性肥厚，periportal collar sign
脂肪肝	肥満，高脂血症など	+++++	低吸収，まだら状のことあり
組織沈着症*	遺伝子異常 鉄の過剰摂取	+	高吸収（ヘモクロマトーシス），その他は非特異的
うっ血肝	右心不全	+	心拡大，胸腹水，下大静脈や肝静脈の拡張
白血病，リンパ腫の浸潤	白血病，リンパ腫の既往	+	肝脾腫
びまん型肝細胞癌，転移	肝硬変，担癌患者	++	内部が不整

＊：ヘモクロマトーシス，アミロイドーシス，糖原病など

もっと知りたい！

糖原病　glycogen storage disease

- 糖原病は，先天的な糖代謝異常によりグリコーゲンが肝，腎，心，筋肉などに蓄積する疾患群である．原因となる酵素により，現在，10 前後の型に分類されている．
- わが国では I 型が最も頻度が高く，肝細胞腺腫（inflammatory HCA）を高頻度に合併する．また癌化のリスクが高い β-catenin 活性型 HCA の割合も比較的高い．
- 単純 CT においては，肝臓は腫大し，グリコーゲンの蓄積により肝実質の吸収値が上昇する一方で**（図 15-6）**，脂肪の沈着により吸収値が低下する場合もあるため（→ 142 頁，図 17-6），肝実質は様々な吸収値を呈する．

Budd-Chiari 症候群　Budd-Chiari syndrome

- 肝静脈主幹あるいは肝部下大静脈の閉塞，狭窄による肝の慢性的なうっ血．
- **肝部下大静脈の膜様閉塞**（石灰化がみられることも多い）による特発性のものと，続発性のものがあるが，本邦では特発性のものが多い．
- 下大静脈，肝静脈の閉塞像と側副路および肝の変形がみられる**（図 15-7）**．
- 肝はうっ血性のため腫大し（うっ血肝），次第に肝線維症より肝硬変となる．腹水や門脈圧亢進もみられる．
- 尾状葉からは下大静脈に直接注ぐ静脈が存在するため，尾状葉は代償性に腫大する．
- 奇静脈や，腹壁静脈，傍椎体静脈叢などの側副血行路を認める．
- 肝うっ血に伴い肝実質の増強効果が不均一（斑状）となる．また肝内に多発性に濃染する**過形成性結節（FNH-like lesion）**や肝細胞癌を認めることがある（→ 79 頁，シナリオ 8 もっと知りたい）．

132　　Chapter **1**　肝臓

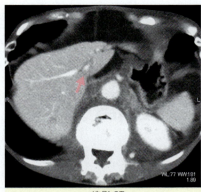
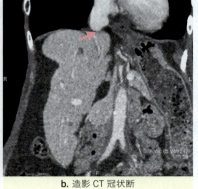

a. 造影 CT　　　　　　　　　　b. 造影 CT 冠状断

図 15-7　Budd-Chiari 症候群（60 歳台女性）
- 肝臓は変形および萎縮がみられる．腹水も貯留している．肝周囲には多量の腹水を認める．
- 肝部下大静脈の狭小化を認める(a ➡)．冠状断では肝部下大静脈から胸腔内の下大静脈への移行部での狭小化が明らかである(b ➡)．

Chapter 1 | 肝臓

シナリオ 16 肝実質の著明な高吸収

First Touch

　肝実質の吸収値は概ね60 HU程度である．肝実質がびまん性に高吸収域を呈している場合には何らかの金属沈着が疑われる．頻度的に高いのは鉄の沈着（ヘモクロマトーシス）である．また，薬剤などに含まれるヨードにより肝実質が高吸収を呈することもある．

表16-1　肝実質のびまん性高吸収の原因

a. 金属沈着が原因
- 鉄：ヘモジデローシス，ヘモクロマトーシス
- 金：金コロイド療法後
- 銅：Wilson病など
- ヨード：アミオダロンやリピオドール® 注入後
- ガドリニウム：MRI造影剤
- トリウム：トロトラスト

b. 高分子沈着が原因
- 糖原病など

その他，ヒ素やタリウムでも高吸収になるといわれている．

Check Points
- 輸血，抗不整脈薬の服用の既往
- 代謝性疾患の有無

症例 60歳台女性．以前より肝機能異常を指摘されていた．

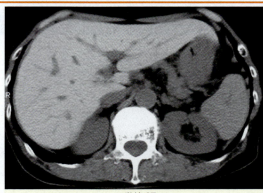
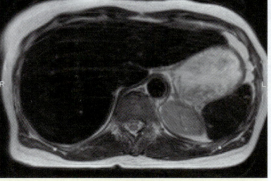

a. 単純CT　　　　　　　　　　　　　　b. T2強調画像

図16-1　症例1
- 肝臓の吸収値はびまん性に高い（CT値は90〜100 HU程度）．
- T2強調画像では肝臓は著明な低信号を呈している．
- CTでは脾臓の吸収値はほぼ正常範囲であるが，T2強調画像では低信号を呈している．

症例 ② 70歳台男性．不整脈治療で薬物治療中．肝機能異常を指摘される．

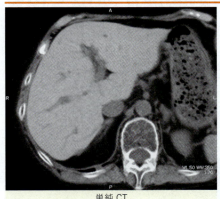

単純CT

図16-2　症例2
- 肝臓の吸収値はびまん性に高い（CT値は80〜90 HU程度）．

診断
症例 ① 鉄過剰症（ヘモクロマトーシス）　　症例 ② アミオダロン投与によるヨードの肝沈着

Questions.

Q1. 2症例に共通した所見は何か？（→ 136頁，A1）

Q2. これらの所見の原因として何が考えられるか？（→ 136頁，A2）

Q3. 鉄沈着を検出する鋭敏な方法は？（→ 136頁，A3）

Q4. 糖原病やWilson病において肝実質の吸収値はどうなるか？（→ 137頁，A4）

シナリオ **16** 肝実質の著明な高吸収　　135

A1. 肝実質がびまん性に高吸収である

 A2. 鉄（ヘモクロマトーシス），ヨード（アミオダロン）など

鉄則!! 肝実質のびまん性高吸収をみた場合は鉄やヨードなどの金属の沈着を考える

- 単純CTにおいて肝臓の吸収値が異常に高い場合（85 HU以上）には，原子番号が高い元素（鉄，金，銅，ヨードなどの金属）や高分子化合物が沈着していることが考えられる．
- 金属沈着で代表的なものは鉄沈着であり，代謝性疾患である**ヘモクロマトーシス（図16-1）**や輸血に伴う二次性**ヘモジデローシス**などがある．それ以外にも銅（Wilson病），ヨード（アミオダロンなど），金（金コロイド）など治療に伴い肝臓に金属が沈着することがある．

A3. T2*強調画像

鉄則!! 鉄沈着の検出にはT2*強調画像が鋭敏である

- 鉄は強磁性体物質なので，**T2*強調画像での信号低下**として鋭敏に検出可能である．T2強調画像では，180°パルスによってある程度磁場の不均一性が補正されるが，T2*強調画像では180°パルスを用いないため**（図16-3）**，鉄などの磁性体が存在すると磁場が不均一となり，急激に信号が減退し，低信号となる**（図16-4）**．

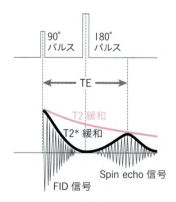

図16-3 T2緩和とT2*緩和
- 鉄が存在すると，磁場が不均一となり，信号は急激に減衰する（T2*緩和）．180°パルスを使うspin echo法のT2強調画像では磁場の不均一性が補正される．このためT2*緩和を使うgradient echo法は鉄の存在に敏感である．

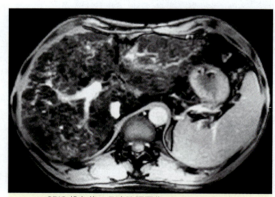

SPIO投与後のT2*強調画像 gradient echo法

図16-4 肝硬変（50歳台男性）
- 肝臓はSPIO取り込みによって信号強度が著明に低下している．
- 肝内は肝硬変に伴って信号強度が不整である．
- 脾臓にはSPIOの取り込みはみられない．

A4. 一定しない

鉄則!! 糖原病や Wilson 病では合併する脂肪沈着により肝実質は様々な吸収値を呈する

- 糖原病では高分子化合物であるグリコーゲン蓄積，Wilson 病では鉄や銅の蓄積のため高吸収を示すが（図 16-5），同時に肝細胞内に脂肪沈着を認めることも少なくない．そのため，脂肪沈着の程度によっては低吸収となることもあり，症例によって高吸収から低吸収まで様々な吸収値を呈する．

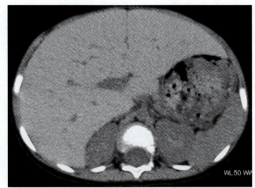

単純 CT

図 16-5 糖原病 III 型（1 歳男児）
- 肝臓は腫大し，肝臓の吸収値はびまん性に軽度上昇している．

鑑別のポイント

- 肝実質が高吸収を示す疾患の鑑別のポイントを表 16-2 に示す．
- 代表的な疾患はヘモクロマトーシスとアミオダロンによるもので，病歴が重要である．

表 16-2 肝実質高吸収の鑑別のポイント

	臨床像	頻度	画像所見
鉄過剰症（ヘモクロマトーシス）	頻回輸血，鉄剤投与，慢性肝障害など	＋	均一な高吸収，T2 強調画像で低信号
アミオダロン	薬剤使用の病歴	＋	均一な高吸収
金属沈着（銅や金）	治療歴	稀	脂肪肝合併によって低吸収のこともある
糖原病	遺伝子異常	稀	脂肪肝合併によって低吸収のこともある

もっと知りたい！

鉄過剰症　iron overload disease

- 原因により，遺伝性（原発性，特発性）ヘモクロマトーシスと，続発性ヘモクロマトーシス（二次性鉄過剰症）に分けられる．遺伝性ヘモクロマトーシスは，遺伝子の変異により腸管からの鉄吸収が亢進し，肝細胞などに鉄が沈着する疾患である．

- 続発性ヘモクロマトーシスは，無効造血を伴う貧血，慢性肝障害，大量輸血などの原因により，体内の鉄が過剰となる病態で網内系における鉄貯蔵能の限界を超えると，肝細胞，膵，心筋にも鉄が沈着する．

アミオダロン塩酸塩　amiodarone hydrochloride

- アミオダロン塩酸塩（商品名：アンカロン®）は抗不整脈薬の1つで，治療抵抗性を示す致死的心室性不整脈に使用される．ヨードを含有しているため，肝に蓄積すると単純CTにおいて肝実質は高吸収を示す（図16-2）．

- 肝のCT値は血中アミオダロン濃度と相関するが，アミオダロンの総投与量とは相関しない．また，肝CT値の上昇と肝障害の程度には相関関係がないとされている．

super paramagnetic iron oxide（SPIO）

- 肝臓のMRI検査に用いられる造影剤である．微小な超常磁性酸化鉄で，静注によって肝臓のKupffer細胞に取り込まれる．肝臓において局所の磁場を乱して，T2およびT2*強調画像の信号を低下させる（図16-4）．

- EOB出現以降はあまり使われなくなってきたが，腎機能が著しく低下している患者や副脾の診断などで今でも用いられることがある．

Chapter 1 | 肝臓

シナリオ 17 肝実質のびまん性（広範囲）低吸収

First Touch

肝実質が低吸収を来している場合，頻度が高いものは脂肪沈着（脂肪肝）によるものである．通常は肝全体にびまん性にみられるが，一部の領域のみあるいは部分的に低吸収域がみられることもある．一方，悪性腫瘍の浸潤やその他のびまん性疾患においても，びまん性低吸収を来すことがあるので，注意が必要である．

表17-1 肝実質のびまん性低吸収の鑑別

脂肪性	びまん性の腫瘍浸潤	他のびまん性疾患
● 脂肪肝 　中性脂肪合成促進：肥満，糖尿病，アルコール性 　中性脂肪分解障害：Reye 症候群，テトラサイクリン中毒，妊娠脂肪肝 ● アルコール性肝炎，肝硬変 ● 非アルコール性脂肪肝炎 (NASH)	● 肝細胞癌，転移，悪性リンパ腫など	● 劇症肝炎 ● 薬剤性肝炎 ● 肝梗塞 ● Budd-Chiari 症候群 ● アミロイドーシス

Check Points

- 肝機能に加えて，脂質代謝異常や糖尿病，飲酒歴など
- 脂肪肝以外による低吸収の可能性を考えて，腫瘍マーカー，悪性腫瘍の病歴，リンパ節腫大など

読影にチャレンジ！

症例 30歳台男性．神経性食思不振症で，るい痩が著明．ASTが300 IU/Lに上昇．

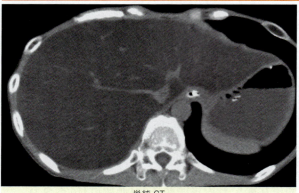
単純CT

図 17-1　症例 1
- 肝臓は腫大し，肝臓の吸収値が著明に低下している．

症例 40歳台男性．アルコール性の肝障害で加療中．超音波で肝実質の不整を指摘される．

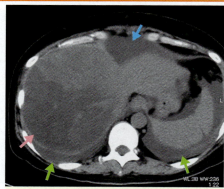
a. 単純CT

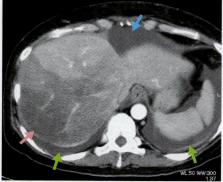
b. 造影CT

図 17-2　症例 2
- 肝臓は萎縮し，肝右葉および左葉がまだらに低吸収である (a, b ➡)．
- 造影CTにて，肝右葉の増強効果は不均一であり，肝右葉の低吸収域内には脈管構造が同定される．
- 肝表には腹水貯留 (a, b ➡)，両側胸水 (a, b ➡) もみられる．

症例 3　40歳台男性．検診で肝胆道酵素上昇を指摘される．

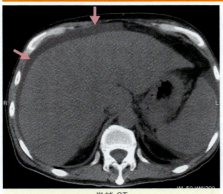

単純 CT

図 17-3　症例 3
- 肝臓は腫大し，肝臓の吸収値は低下している．肝内の脈管構造も不明瞭である．
- 肝表に少量の腹水もみられる（）．

症例 4　70歳台男性．胃癌の診断歴あり．経過を観察中．最近倦怠感が増強している．

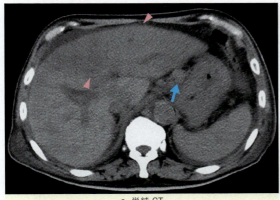

a. 単純 CT

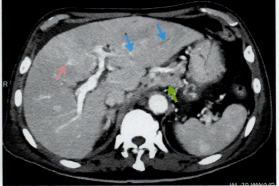

b. 造影 CT

図 17-4　症例 4
- 単純 CT 上，肝左葉は腫大し，肝臓の吸収値は低下している（a ◀）．肝内の脈管構造も不明瞭である．肝表に腹水貯留もみられる．胃の周囲にはリンパ節腫大がみられる（a ）．
- 造影 CT にて，肝左葉は右葉に比して軽度の増強効果を認め（b ➡），末梢の門脈も不明瞭である（b ➡）．左副腎や胃の周囲にはリンパ節転移と思われる一塊となった腫瘤もみられる（b ➡）．

診断

症例 ❶	脂肪肝	症例 ❷	アルコール性肝炎
症例 ❸	アミロイドーシス	症例 ❹	胃癌のびまん性肝転移

シナリオ **17**　肝実質のびまん性（広範囲）低吸収　　141

Questions.

Q1. 肝臓全体が広範囲(びまん性あるいは領域性)に低吸収を呈する代表的疾患を6つ挙げよ. (→ 142 頁, A1)

Q2. 領域性に低吸収を認めた場合, どのような疾患を考えるか? (→ 143 頁, A2)

Q3. 脂肪肝ではびまん性の低吸収以外にどのような形態を呈することがあるか? (→ 143 頁, A3)

Q4. どのような悪性腫瘍がびまん性浸潤の形態を呈するか? (→ 145 頁, A4)

A1. 代謝性疾患として脂肪肝, 沈着症として糖原病, アミロイドーシスなど, 腫瘍性疾患としてびまん性肝細胞癌, リンパ腫, びまん性転移

鉄則!! 肝実質の広範囲な低吸収は脂肪肝以外にリンパ腫, びまん性の腫瘍浸潤や糖原病, アミロイドーシスなどの沈着症も忘れない

- 正常肝の単純 CT 値は 50~70 HU(平均 60 HU 程度)で, 脾臓や筋肉より 10 HU 程度高い.
- びまん性の低吸収を呈するものでは脂肪肝の頻度が高いが(図 17-1), それ以外にアミロイドーシス(図 17-3), 急性・劇症肝炎(図 17-2, 5)や, 糖原病(図 17-6), 肝梗塞, 悪性腫瘍の浸潤でも低吸収となる.

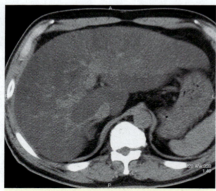

単純 CT

図 17-5 急性肝炎(50 歳台男性)
- 肝右葉は萎縮, 肝左葉は腫大している. 肝臓の吸収値はびまん性に低下している. 脾腫はみられない.

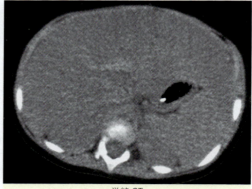

単純 CT

図 17-6 糖原病に伴う脂肪沈着(1 歳男児)
- 肝臓は腫大し, 肝臓の吸収値は低下している.

A2. まだら脂肪肝，肝梗塞，悪性腫瘍の浸潤，放射線障害など

鉄則!! 肝実質の領域性の低吸収はまだら脂肪肝が多いが，悪性腫瘍の浸潤，肝梗塞，放射線障害などでもみられる

- 領域性の低吸収域もまだら脂肪肝の頻度が高いが **(図17-2)**，その他，肝梗塞や悪性腫瘍の浸潤，放射線障害などでもみられることがある(→146頁，図17-10)．これらの疾患との鑑別では病歴や臨床所見が重要である．
- 悪性腫瘍の肝浸潤では個々の結節が認識されずにびまん性に低吸収を呈することも少なくない．領域性，区域性に低吸収となることも多い **(図17-4)**．

A3. まだら状，領域性，腫瘤性，多結節性，血管周囲性，病変周囲性など

鉄則!! 脂肪肝はびまん性以外にまだら状や領域性，腫瘤性など様々な形態を呈する

- 脂肪肝は肝細胞の5%以上に中性脂肪の脂肪滴が蓄積した状態で，日常診療でも高頻度に遭遇する．
- 脂肪肝における脂肪の沈着形態は多様で，びまん性(diffuse)のことが多いが **(図17-1)**，地図状(geographic) **(図17-2)**，限局性(focal) **(図17-7)** (→83頁，図9-2)，多結節性(multinodular)，血管周囲性(perivascular)，病変周囲性(perilesional)など様々な形態を呈し，他の疾患との鑑別が問題となることがある．
- 限局性脂肪肝は比較的頻度が高く，胆嚢床，内側区背側および鎌状間膜付着部，外側区背側，尾状葉などが好発部位である．動脈，門脈以外の"third inflow"が関与している(→70頁，シナリオ7もっと知りたい)．診断にはchemical shift imagingが有用である **(図17-7)** (→83頁，図9-2) (→85頁，図9-5)．
- 一方，びまん性の脂肪肝が存在する状況下では，局所的に脂肪の沈着が目立たない領域(限局性非脂肪沈着または限局性低脂肪化巣)がみられることもある **(図17-8)**．これも"third inflow"が関与している．

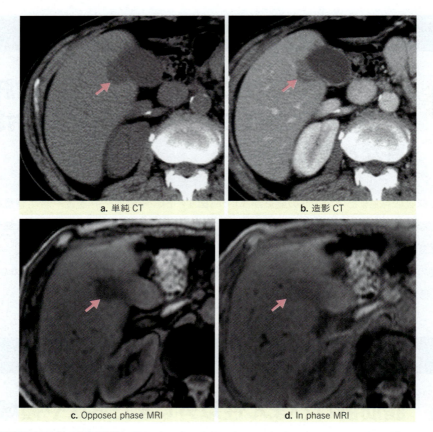

図 17-7　限局性脂肪肝（50 歳台男性）
- 単純 CT 上，胆嚢の近傍に低吸収の腫瘤を認める(a ➡)．造影 CT にて，軽度の増強効果がみられる(b ➡)．
- chemical shift imaging の Opposed phase MRI の画像では低信号を呈するが(c ➡)，In phase MRI の画像では，周囲肝と同程度の信号強度であり(d ➡)，脂肪の存在が示唆される．

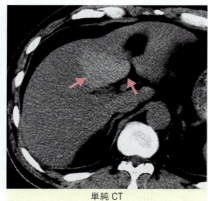

図 17-8　脂肪肝および正常肝の取り残し（40 歳台男性）
- 肝右葉は軽度腫大し，肝臓の吸収値は軽度低下，肝内の脈管構造が不明瞭である．正常肝である肝 S4 背側は，周囲に比して相対的に高吸収を呈している(➡)．

A4. 浸潤性発育を呈するびまん型肝細胞癌やリンパ腫，類洞置換型転移など

> **鉄則!!** びまん性の低吸収域は浸潤性の悪性腫瘍でもみられることがある

- 浸潤性の腫瘍は，びまん型肝細胞癌やリンパ腫，転移などでみられる．脂肪肝に比し，肝細胞癌では不整な texture を呈することが多い．
- びまん型肝細胞癌は悪性度が高く，典型的な多血性肝細胞癌の造影パターン（強い早期濃染と washout）を示さないことが多い（→ 57 頁，図 6-3）（→ 61 頁，図 6-8）．また，門脈や肝静脈の腫瘍栓や肝外転移を高い頻度で伴う（→ 103 頁，シナリオ 11 A4）．
- 胃癌，乳癌，小細胞癌，悪性リンパ腫などでは**リンパ行性に類洞内にびまん性の転移**を認めることがあり（**類洞置換型転移**）**(図 17-4)**，急性肝不全に陥ることがある．
- 悪性リンパ腫や白血病では肝脾腫のみで，ほとんど異常を呈さないこともある．
- 画像の window レベルなどを適切に調整すると微小な結節がみられることもある．CT でわかりにくい場合でも MRI（→ 61 頁，図 6-9）や FDG-PET では明瞭なことが多い**(図 17-9)**．

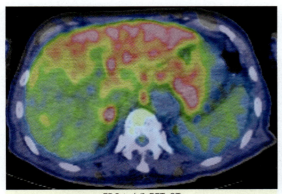

FDG による PET-CT

図 17-9　胃癌のびまん性肝転移（70 歳台男性，図 17-4 と同一症例）
- 肝左葉，胃の周囲にはリンパ節，左副腎などに多発性に FDG の取り込みを認める．

鑑別のポイント

- 広範囲の低吸収を示す疾患の鑑別を**表 17-2** に示す．
- 頻度的には脂肪肝あるいは非アルコール性脂肪肝炎（nonalcoholic steatohepatitis; NASH）などが多いが，アミロイドーシスや肝うっ血，梗塞，放射線障害などでも軽度低吸収となる．
- 肝臓癌や転移，白血病，リンパ腫などのびまん性の悪性腫瘍でも低吸収となる．多くは内部が不整で，造影で浸潤が明らかであるが，白血病やリンパ腫では均一なこともある．

表 17-2　肝実質のびまん性低吸収域の鑑別のポイント

	臨床像	頻度	画像所見
脂肪肝	肥満，高脂血症など	+++++	低吸収，まだら状のことあり
アミロイドーシス	肝臓の腫れや倦怠感，食欲低下など	+	肝腫大，MRI では T1 延長
肝梗塞	様々なバックグラウンド	+	血流支配に一致，くさび状
糖原病	遺伝子異常	+	グリコーゲン自体はやや高吸収だが，脂肪肝合併により低吸収
びまん性転移	肝硬変，担癌患者	++	内部不整，造影によって不均一な増強，腫瘍栓など
放射線肝障害	放射線治療の既往	+	照射野に一致，遷延性濃染

もっと知りたい！

放射線性肝炎　radiation hepatitis

- 放射線治療に伴って肝臓に局所的な障害が生じる．旧来の外照射では照射野の特徴的な形態から放射線性肝炎と診断可能であるが，定位照射や腔内照射の場合は，腫瘍性病変や他の炎症性変化などとの鑑別が困難な場合もある．
- 単純 CT においては，放射線照射後の肝実質は周囲肝実質に比べて低吸収を示す．造影 CT では照射後の経過時間，放射線障害の程度，撮像タイミングで，軽度濃染されたり，乏血性となる(図 17-10)．

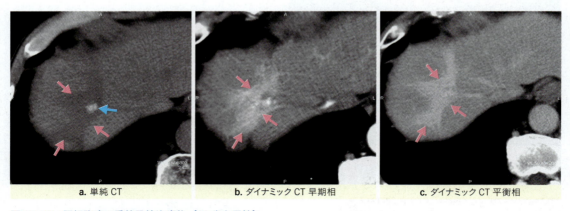

a. 単純 CT　　　b. ダイナミック CT 早期相　　　c. ダイナミック CT 平衡相

図 17-10　肝細胞癌の重粒子線治療後（60 歳台男性）
- 単純 CT 上，腫瘤部は，リピオドール® マーカーにより高吸収である(a →)．周囲の肝実質に低吸収を認める(a →)．
- ダイナミック CT では周囲の肝実質は，早期濃染し，平衡相まで濃染が持続している(b,c →)．

様々な形態の脂肪肝

- 脂肪肝は肝実質の門脈血流の動態（third inflow）の有無などが関与する．third inflow では通常の門脈血と比較してインスリンを代表とするホルモンや栄養素の量に違いがあり，中性脂肪の取り込みに違いが出てくる．
- 限局性の脂肪肝の特殊型として次のようなものがみられる．
  ▸ 多結節性（multinodular）に脂肪沈着が認め，転移との鑑別を要する(図 17-11)．悪性腫瘍の化学療法後，アルコール性肝障害，肝性ポルフィリン症などの患者で報告されている
  ▸ 血管周囲性（perivascular）の脂肪沈着はアルコール性肝障害の患者で多い．
  ▸ 病変周囲性（perilesional）にも脂肪沈着は生じる．インスリノーマの肝転移の周囲が代表であり，局所のインスリン濃度上昇に起因する．AP shunt を伴った血管腫の周囲など，血行動態変化に伴って脂肪肝を生じる場合もある

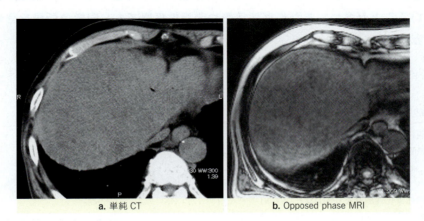

a. 単純 CT　　b. Opposed phase MRI

図 17-11　多結節性の脂肪肝（60 歳台男性）
- 単純 CT 上，肝臓の吸収値は不整である．
- chemical shift imaging の Opposed phase MRI の画像では多発性に結節状の低信号を認め，脂肪の存在が示唆される．

Chapter 1 | 肝臓

シナリオ 18 門脈周囲の低吸収域

First Touch

肝門部の門脈，肝動脈や胆管は Glisson 鞘で囲まれる．門脈周囲に低吸収域を認めることがあり，Glisson 鞘内のリンパのうっ滞によるものと考えられ，循環障害が関与していることが多い．また炎症性疾患や腫瘍性疾患でも，同様の所見を認めることがある．

表 18-1　periportal collar（halo）sign の原因

- 肝外傷：肝裂傷や肝静脈圧上昇による
- 肝硬変：特に原発性胆汁性胆管炎（PBC）
- 急性肝炎
- 急性胆嚢炎
- 胆管炎：原発性硬化性胆管炎（PSC）など
- 肝移植後拒絶反応
- 肝門部腫瘍（リンパ節転移，悪性リンパ腫浸潤，癌性リンパ管症など）
- 右心不全
- 骨髄移植（微小静脈閉塞による）

その他：肝膿瘍，低蛋白血症，敗血症，急性膵炎，炎症性腸疾患，急性腎盂腎炎，粘液性の胆管細胞癌などでみられることがある．

Check Points

- びまん性の肝障害がみられた場合は肝門部の門脈周囲をチェック
- 門脈周囲に低吸収がみられる場合は何か病変が潜んでいないかを考える

読影にチャレンジ！

症例 **1** 60歳台女性．黄疸，発熱があり，肝逸脱酵素の800 U/L程度の上昇あり．

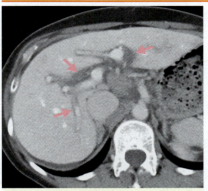
造影CT

図 18-1　症例 1
- 肝門部の門脈周囲に，広範に低吸収域を認める（→）．肝表には少量の腹水貯留もみられる．

症例 **2** 60歳台男性．胃癌でフォロー中．呼吸困難が出現し，心不全が疑われた．

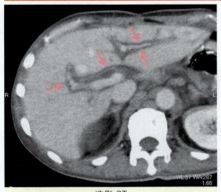
造影CT

図 18-2　症例 2
- 肝門部および肝内の門脈周囲に，広範に低吸収域を認める（→）．低吸収域は，門脈を取り囲むように門脈の上下にみられる．

症例 **3** 70歳台男性．胆嚢の腫瘤の精査のため，CTが撮像された．明らかな黄疸などはみられない．

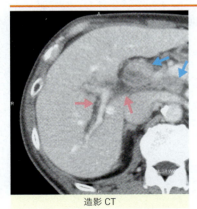
造影CT

図 18-3　症例 3
- 肝門部および肝内の門脈周囲に低吸収域を認める（→）．肝門部や傍大動脈にはリンパ節転移と思われる腫瘤もみられる（→）．

Chapter 1 肝臓 ― シナリオ 18 門脈周囲の低吸収域

シナリオ **18**　門脈周囲の低吸収域　149

診断

| 症例 ❶ 急性肝炎 | 症例 ❷ うっ血肝 | 症例 ❸ 胆嚢癌の門脈周囲浸潤 |

Questions.

Q1. いずれの症例でもみられる門脈周囲の低吸収域は何と呼ばれるサインか？（→ 150 頁，A1）

Q2. このサインはどのような疾患でみられるか？（→ 151 頁，A2）

Q3. 肝内胆管拡張との画像上の違いは？（→ 151 頁，A3）

Q4. このサインの原因（病態）はどのようなものか？（→ 152 頁，A4）

A1. periportal collar sign

- 造影 CT で肝内門脈周囲または両側に帯状の低吸収域を認めることがあり，**periportal collar sign** と呼ばれる．periportal halo sign と呼ばれることもある．
- MRI T2 強調画像では Glisson 鞘の浮腫に伴って高信号がみられることより **periportal high signal intensity（PHI）**と呼ばれる**（図 18-4）**．PSC などで線維化がみられる場合は低信号となることもある．

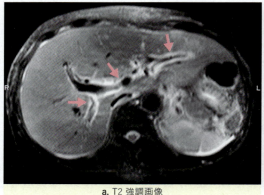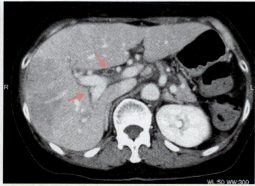

a. T2 強調画像　　　　　　　　　　　　b. 造影 CT

図 18-4　急性胆嚢炎に伴う PHI および periportal collar sign
- 肝門部および肝内の門脈周囲に T2 強調画像で高信号（a ➡），造影 CT で低吸収域を認める（b ➡）．
- 所見は MRI のほうが CT より明瞭である．

A2. 急性肝炎，胆道系の炎症，うっ血肝，外傷や癌の浸潤など

> **鉄則!!** periportal collar sign は移植後拒絶以外にも急性肝炎や胆道系炎症，うっ血などの循環障害，腫瘍浸潤など様々な疾患でみられる

- 当初，生体肝移植後患者で急性拒絶反応のサインとして報告されたが，拒絶反応に特異的な所見ではなく，最近では様々な病態により生じることが知られている(表 18-1).
- 移植後肝以外にも急性肝炎(図 18-1)，胆道系の炎症(図 18-4)，うっ血肝(図 18-2)，外傷(→ 152 頁，図 18-7)に伴う静脈圧亢進状態などで観察される．また悪性リンパ腫，白血病，胃癌，胆嚢癌などの Glisson 鞘への浸潤や癌性リンパ管でもみられる(図 18-3).

A3. periportal collar sign は門脈周囲，胆管拡張は片側性にみられる

> **鉄則!!** 肝門部 Glisson 鞘において periportal collar sign は門脈周囲に，胆管拡張は片側性にみられる

- Glisson 鞘は肝門部から肝臓に入る肝動脈，門脈，胆管を束となって包む鞘で，肝内に連続している．鞘内には結合織，リンパ管がみられる(図 18-5).
- 胆管は門脈と併走するのに対し，periportal collar sign は門脈を全周性に囲んでいる．横断像では前者は門脈の片側性(図 18-6)，後者は門脈の両側にみられる．

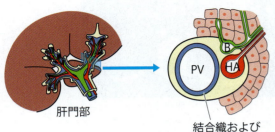

図 18-5 肝門部の解剖
- 肝門部から肝臓に入る肝十二指腸間膜内の肝動脈，門脈，胆管は，肝門部で一束となって結合織に包まれ Glisson 鞘となり，肝内に連続している．鞘内には結合織，リンパ管がみられる．

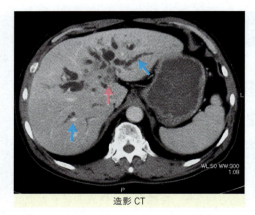

図 18-6　肝門部胆管癌に伴う肝内胆管拡張（60歳台男性）
- 肝門部に腫瘤を認め（➡），肝内胆管の拡張もみられる（➡）．
肝内胆管拡張は門脈の一側にみられる．

A4. Glisson 鞘が循環障害による浮腫や炎症，腫瘍による細胞浸潤で拡大したもの

 periportal collar sign は特定の疾患に特異的なサインではない

- periportal collar sign は Glisson 鞘および鞘内の結合織やリンパ管などが，①循環障害による浮腫（リンパ管拡張），あるいは②炎症や癌などの細胞浸潤で拡大したものである．組織学的には炎症性変化，細胞浸潤，リンパ浮腫が観察される．
- Glisson 鞘の拡大は肝うっ血などの循環障害（リンパ浮腫）や炎症の波及，腫瘍の浸潤など様々な原因でみられ，この所見から原因を特定することは困難である**(表 18-1)**．
- 肝裂傷で periportal collar sign を認める際には**肝三管（胆道，門脈，肝動脈）損傷**が示唆される**(図 18-7)**．

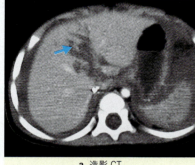
a. 造影 CT

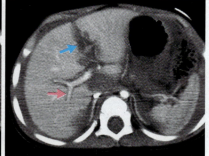
b. 造影 CT（別スライス）

図 18-7　交通外傷に伴う periportal collar sign（1歳男児）
- 肝門部および肝内の門脈周囲に低吸収域を認める(b ➡)．肝表から肝門部に連続する肝臓の裂傷もみられる(a, b ➡)．

鑑別のポイント

- periportal collar sign は基本的に非特異的な肝門部にみられる浮腫性変化，炎症性や腫瘍性の変化で，様々な疾患でみられる．periportal collar sign がみられる代表的な疾患の鑑別を**表 18-2** に示す．
- 画像所見からの鑑別は難しいことが多く，病歴と併せて原疾患に付随する様々な所見（肝腫大，腹部リンパ節腫大，膵炎の所見，膵胆道系腫瘍の有無など）を分析することが重要である．

表 18-2　periportal collar sign を示す疾患の鑑別のポイント

	臨床像	頻度	画像所見
急性肝炎	肝逸脱酵素の急激な上昇	++	肝腫大や萎縮，肝実質の低吸収
急性胆嚢炎，膵炎	腹痛などの急性症状，白血球増多や血中アミラーゼ上昇	+	胆嚢や膵臓の腫大など
うっ血肝	右心不全，肝腫大，腹水，黄疸など	+	肝腫大や下大静脈，肝静脈拡張など
腫瘍浸潤	悪性リンパ腫や白血病の既往，膵胆道系腫瘍のリンパ管浸潤	+	肝実質の不整，脈管構造の不明瞭化，微小結節
外傷	外傷の既往	+	心拡大，胸腹水，下大静脈や肝静脈の拡張
移植拒絶	移植の既往	+	

もっと知りたい！

うっ血肝　congestive liver

- 右心不全や Budd-Chiari 症候群によって，肝静脈圧の上昇が引き起こされた状態．
- 肝腫大，腹水，黄疸，肝被膜の伸展に伴う腹痛などがみられる．
- 組織学的には，小葉中心域の類洞のうっ血，肝細胞の圧迫萎縮，壊死を認め，慢性期には肝小葉中心域に線維化，肝硬変に至る．
- CT では，右心不全に伴う下大静脈の怒張，下大静脈あるいは肝静脈への造影剤の逆流，肝腫大，肝実質の濃度低下，periportal collar sign が観察される（図 18-2, 8）．
- ダイナミック CT では動脈相から門脈相において斑状，不均一な肝実質の濃染がみられる．

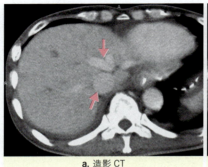 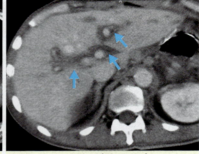

a. 造影 CT　　b. 造影 CT（別スライス）

図 18-8　急性肺塞栓に伴ううっ血肝および periportal collar sign（60 歳台男性）
- 肝の吸収値に不整を認め，肝静脈および下大静脈の拡張もみられる（a ➡）.
- 肝門部および肝内の門脈周囲に低吸収域を認める（b ➡）.

劇症肝炎（急性肝不全）　fulminant hepatitis（acute liver failure）

- 急速に肝萎縮が進行する（図 18-9）.
- 肝実質に広範な肝細胞壊死を認め，単純 CT でびまん性，地図状，くさび形などの低吸収を示し，造影後には等〜高吸収となる.
- periportal collar sign をみることが多い.
- 肝細胞の再生部は壊死に伴う瘢痕部と代償性肥大部が混在し，**馬鈴薯肝**と呼ばれる特異の形態を呈する．瘢痕部は CT 単純で低吸収を呈し，平衡相で強い増強効果を示す(図 18-10)．再生部は単純 CT で高吸収，T1 強調画像で高信号を呈する.
- 肝の容積，CT 値は予後予測に有用といわれている.

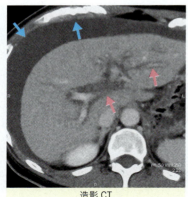

造影 CT

図 18-9　化学療法に伴う薬剤性急性肝不全に伴う periportal collar sign（70 歳台男性）
- 著明な肝萎縮を認め，肝門部および肝内の門脈周囲に低吸収域を認める（ ➡ ）．肝周囲には多量の腹水を認める（ ➡ ）．

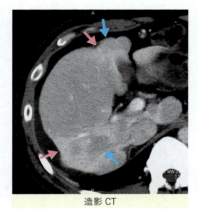

造影 CT

図 18-10　劇症肝炎に伴う馬鈴薯肝（30 歳台男性）
- 肝臓には萎縮を認め，右葉の背側および腹側に瘢痕に伴う増強効果（ ➡ ）および，代償性肥大（ ➡ ）を認める.

Chapter 1 | 肝臓

シナリオ 19 肝表，肝周囲の病変

First Touch

肝臓は周囲を腹膜で覆われ，腹膜由来の病変が肝周囲にみられることがある．多くは他部位の炎症性病変や腫瘍性病変から波及したものである．一方，血腫や胆汁瘻などが肝被膜下にみられることもある．

表19-1 肝表および肝周囲病変の鑑別

肝被膜病変	被膜下病変
● 肝周囲膿瘍	● 転移性腫瘍（卵巣癌など）
● 腹膜播種	● 肝周囲炎（Fitz Hugh-Curtis 症候群）
● 偽脂肪腫	● 肝外胆汁性嚢胞
● 嚢胞性奇形腫の破裂	● 肝被膜下血腫

Check Points

- 腹膜病変の可能性を考え，腹腔内や骨盤内もよく観察する
- 外傷や悪性腫瘍，腹腔内炎症性疾患の既往

症例 **1** 70歳台男性．以前より胆石を指摘されていた．右季肋部痛を自覚．その後，発熱あり．

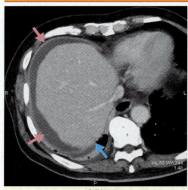
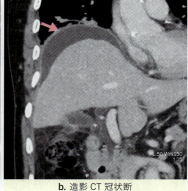
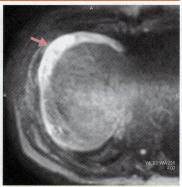

a. 造影 CT　　　　　　　　　　b. 造影 CT 冠状断　　　　　　　　c. 拡散強調画像

図 19-1　症例 1

- 肝表に液体貯留を認め(a–c)，肝表はごつごつしている．病変は無漿膜野付近にはみられず(a →)，病変の主座は腹腔内(横隔膜下腔)である．拡散強調画像では強い拡散制限を認め，貯留液は粘稠な液体であることが示唆される．

症例 **2** 50歳台女性．卵巣癌の既往あり．フォロー中に肝周囲に腫瘍を指摘される．

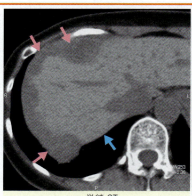
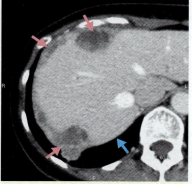

a. 単純 CT　　　　　　　　　　　　b. 造影 CT

図 19-2　症例 2

- 肝表に多発性に腫瘍を認める(a, b →)．腫瘍には不整な増強効果がみられる．腹腔内播種に伴う肝転移が疑われる．無漿膜野付近には病変はみられず(a, b →)，病変の主座は腹腔内であることが示唆される．

症例 3 70歳台女性．肝臓に腫瘤を指摘．5年前に虫垂の腫大あり，切除の既往がある．

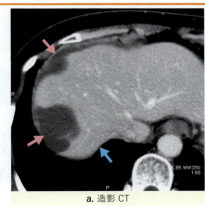
a. 造影CT

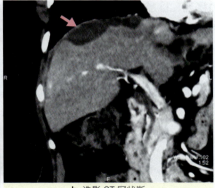
b. 造影CT 冠状断

図19-3　症例3
- 肝表に多発性に，囊胞性の腫瘤を認める（a, b ➡）．肝実質に対して，表面凸である．無漿膜野付近には病変はみられず（a ➡），病変の主座は腹腔内であることが示唆される．

症例 4 70歳台男性．胃全摘後，汎発性腹膜炎に対し緊急洗浄ドレナージを行った．経過観察のため，CT施行．

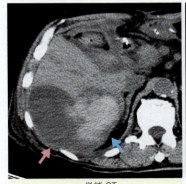
a. 単純CT

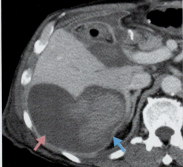
b. 造影CT

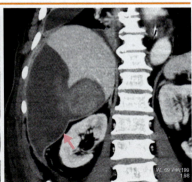
c. 造影CT 冠状断

図19-4　症例4
- CT上は背側の肝表に高吸収な成分を含む，境界明瞭な腫瘤を認める（a, b ➡）．明らかな増強効果を認めない．
- 冠状断では，病変は肝被膜に覆われていることが明らかである（c ➡）．
- 無漿膜野付近にも病変はみられ（a, b ➡），病変の主座は肝被膜下である．

診断	
症例 ❶ 肝周囲膿瘍（胆石胆囊炎穿孔に伴う横隔膜下膿瘍）	症例 ❷ 卵巣癌肝転移
症例 ❸ 腹膜偽粘液腫	症例 ❹ 肝被膜下血腫

Questions.

Q1. 背側の肝表に病変がみられた場合は，肝被膜外病変か，それとも肝被膜下病変か？（→158頁，A1）

Q2. 肝表の病変にはどのようなものがあるか？（→159頁，A2）

Q3. 肝臓周囲にみられる悪性腫瘍にはどのようなものが多いか？（→160頁，A3）

A1. 肝被膜下病変

鉄則!! 肝表の病変は被膜外および被膜下病変に大別されるが，明瞭に区別できないことも多い

- 肝被膜は外側の腹膜と肝側の結合織である **Glisson 被膜** からなっている（図19-5）．Glisson 被膜は肝全体を覆っているのに対し，腹膜は**無漿膜野**（bare area，肝右葉の背側がわかりやすい）や肝門，胆嚢床は覆っていない．
- 臓側腹膜と壁側腹膜の間は腹腔で，腹水を認めたり，腹腔内や腹膜の病変がみられる．
- 腹膜播種や炎症の波及では，腹膜表面に分布して，病変は陥凹状になるのに対し（図19-2，3），被膜下の病変は肝周囲を取り囲むように進展するが（図19-6），両者を明瞭に区別できないことも少なくない．

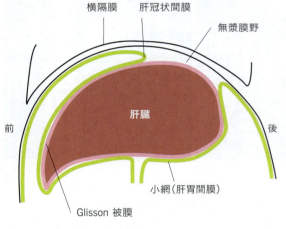

図19-5　肝臓付近の矢状断
- 肝実質は Glisson 被膜で完全に覆われている．その外側には腹膜がみられ，臓側腹腔と接しているが，背側の一部は腹膜に覆われておらず，直接横隔膜に接しており，無漿膜野と呼ばれる．

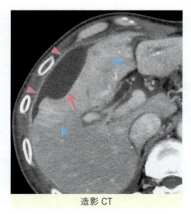

造影 CT

図19-6　胆嚢癌化学療法中の胆嚢穿孔に伴う biloma（70歳台男性）
- 肝被膜下に表面凸の液体貯留を認める（→）．肝被膜に軽度の肥厚がみられ（◁），肝実質にも軽度濃染を認める（◀）．

腹膜を欠く無漿膜野に病変がみられた場合は肝被膜下病変である

- 腹膜播種などの腹膜由来の病変は、原則的に無漿膜野は侵さないのに対し(図19-1〜3)、肝由来の病変は、無漿膜野にも病変がみられる(図19-4)．

> **A2.** 肝周囲膿瘍，腹膜播種，偽脂肪腫，肝転移，Fitz Hugh-Curtis 症候群，被膜下血腫など

 被膜外病変では肝周囲膿瘍，腹膜播種，偽脂肪腫，被膜下病変では肝転移，Fitz Hugh-Curtis 症候群，被膜下血腫などがみられる

- 肝被膜付近の病変は、**肝実質から波及するもの**と**腹膜から波及するもの**に大別される．前者では肝周囲膿瘍(図19-1)、被膜下血腫(図19-4)、胆汁性仮性嚢胞(biloma)(図19-6)、肝転移などが挙げられ、後者は、腹膜播種、腹膜偽粘液腫、Fitz Hugh-Curtis 症候群、偽脂肪腫などがみられる．
- 肝周囲膿瘍は腹膜への炎症波及や細菌感染により起こり、右葉の肝下面や横隔膜下に多い．拡散強調画像では強い拡散制限を認める(図19-1)．
- 肝表に脂肪をみた場合、偽脂肪腫(図19-7)(→84頁、図9-4)や嚢胞性奇形腫の破裂によることが多い．
- Fitz Hugh-Curtis 症候群はクラミジアによる骨盤内感染が経腹膜性に肝周囲炎を起こしたものである．早期に増強効果を認めることが多い(図19-8)(→162頁、本項もっと知りたい)．

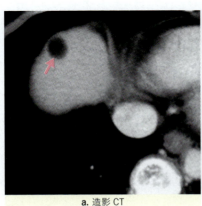 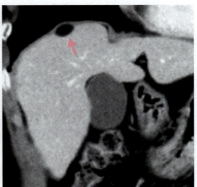

a. 造影 CT　　　b. 造影 CT 冠状断

図19-7　偽脂肪腫（60歳台女性）
- 肝表に脂肪の吸収値の腫瘤を認める(a →)．
- 冠状断では凸レンズ状である(b →)．

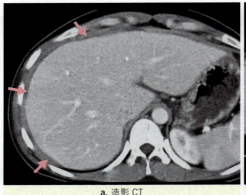 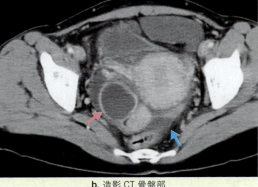

a. 造影 CT　　　　　　　　　　　　　　　　b. 造影 CT 骨盤部

図 19-8　Fitz Hugh-Curtis 症候群（肝被膜炎および右卵巣卵管膿瘍）（30 歳台女性）
- 肝臓の被膜下に低吸収域を認める(a ➡)．
- 骨盤内には右付属器に壁の厚い嚢胞を認める(b ➡)．骨盤腔には少量の腹水もみられる(b ➡)．クラミジアによる膿瘍であることが判明した．

A3. 腹膜播種，腹膜偽粘液腫，類上皮性血管内皮腫

 鉄則!!　肝表から被膜下に腫瘤をみた場合，腹膜播種や腹膜偽粘液腫を考える

- 腹膜播種は卵巣や消化管由来の癌に多い．腹水を伴い結節状や plaque 状に横隔膜下の肝被膜に播種を認める(図 19-2)(→ 43 頁，図 4-7)．腫瘤増大すると肝被膜下へ進展する．
- 腹膜偽粘液腫は虫垂の粘液瘤が穿孔し腹腔内にゼラチン様物質が拡がったもので，肝表に波状彎入像（scalloping）がみられる(図 19-3)．
- また，類上皮性血管内皮腫は肝辺縁から肝表に多発，融合する傾向がある(図 19-9)(→ 36 頁，シナリオ 3 もっと知りたい)(→ 37 頁，図 3-9)．

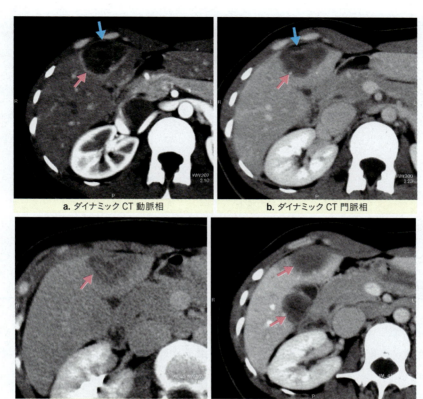

図 19-9 類上皮性血管内皮腫（30歳台女性）
- 門脈相にて肝表に多発性に乏血性の腫瘤を認める(b ➡)．
- 平衡相にて腫瘍内に不整な遷延性の増強効果を認める(c ➡)．
- 肝表に線維化に伴う陥凹もみられる(a,b ➡)．

鑑別のポイント

- 肝表の病変の鑑別を表 19-2 に示す．被膜下の病変と腹腔の病変に大別される．肝表に液体貯留がみられる場合，漿液性液体は biloma，粘稠な液体は膿瘍，血液では被膜下血腫である．鑑別には病歴が重要であるが，膿瘍の診断には拡散強調画像も有用である．
- 悪性腫瘍の播種では肝周囲の腹腔内に不整な腫瘤や液体貯留を認める．腹膜偽粘液腫では腹水は被包化され，肝辺縁の scalloping がみられる．
- Fitz Hugh-Curtis 症候群では特徴的な臨床所見に加えて，肝被膜の肥厚や増強効果を認める．
- 類上皮性血管内皮腫は肝表に好発する腫瘍で，融合傾向がみられる．
- 肝表に脂肪性の腫瘤をみたら，偽脂肪腫や囊胞性奇形腫の破裂を考える．

表19-2　肝表および肝周囲病変の鑑別のポイント

	臨床像	頻度	画像所見
肝周囲膿瘍	腹膜炎や手術後	++	肝臓の右下面や横隔膜下
腹膜播種	卵巣癌や消化器癌の既往	++	横隔膜下の肝被膜から被膜下へ
腹膜偽粘液腫	肥満，高脂血症など	+	低吸収，まだら状のことあり
偽脂肪腫	偶然発見される	++	脂肪性腫瘤，石灰化をみることあり
肝被膜下血腫	肝切除後，肝穿刺後，外傷後	+	肝被膜下の血液貯留
biloma	肝切除後，TACE 後，外傷後	++	肝被膜下の液体貯留
Fitz Hugh-Curtis 症候群	右季肋部痛，骨盤内感染	+	肝被膜の肥厚，増強効果
類上皮性血管内皮腫	肝硬変，担癌患者	稀	内部が不整

もっと知りたい！

腹膜偽粘液腫　pseudomyxoma peritonei

- 虫垂の粘液瘤が穿孔し腹腔内に広範囲にゼラチン様物質が貯留した状態．結腸腺癌，卵巣の粘液嚢腫を合併しやすい．
- 癌腫から発生したものでなくても臨床的に悪性の経過をたどる．
- 水よりやや CT 値の高い腹水を認め，腹水は被包化され，肝辺縁の**波状彎入像(scalloping)**がみられる**(図 19-3)**．

胆汁性仮性嚢胞　biloma

- 肝あるいは胆道系の外傷や手術後合併症，経皮経肝胆道造影，ドレナージなどによって，胆管が損傷され，胆汁が肝被膜下などに被覆された状態で形成された二次的嚢胞である**(図 19-6)**．
- 嚢胞は肝臓内のみならず，肝臓外(腹腔内)に認めることもある．

Fitz Hugh-Curtis 症候群

- 骨盤内炎症性疾患の上行性感染により発症する肝周囲炎で，若年女性に好発する．
- *Chlamydia trachomatis* 感染によるものが多い．
- 下腹部痛や帯下などの婦人科的症状の 3〜10 日後に右上腹部痛が突然出現(婦人科的症状をほとんど訴えない例もある)．
- 肝被膜に濃染を認める**(図 19-8)**．

Chapter 2

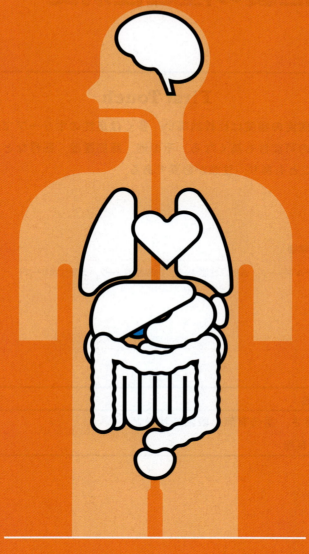

胆囊

Gallbladder

Chapter 2 | 胆囊

シナリオ 1 胆嚢の隆起性病変

First Touch

胆嚢の隆起性病変の頻度は比較的高い．多くは良性のポリープであるが，径が大きな場合は悪性の可能性も高くなる．その他，腺筋腫症，転移なども隆起性病変として認められることもあり，注意が必要である．

表 1-1 胆嚢隆起性病変の鑑別

- 胆嚢ポリープ（コレステロールポリープ，過形成性ポリープ，肉芽性ポリープ，炎症性ポリープ）
- 胆嚢腺腫などの良性腫瘍
- 胆嚢癌
- 胆嚢腺筋腫症
- 胆嚢転移

Check Points

- 隆起性病変の大きさ，茎の有無，表面性状など
- MRI では RAS の有無

読影にチャレンジ！

症例 **1**　60歳台男性．検診の超音波で胆嚢に隆起性病変を指摘される．

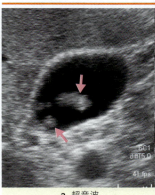
a. 超音波

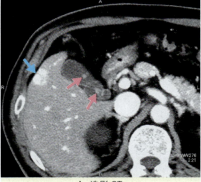
b. 造影 CT

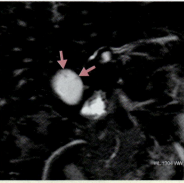
c. 脂肪抑制 T2 強調画像

図 1-1　症例 1

- 超音波では，胆嚢に多発性にエコー輝度の高い隆起性病変を認める(a ➡)．病変は有茎性である．
- 造影 CT でも，比較的よく増強される有茎性の多発性の結節性腫瘤を認める(b ➡)．肝表には強く増強される血管腫がみられる(b ➡)．
- 脂肪抑制 T2 強調画像でも，多発性に胆嚢に結節を認める(c ➡)．

症例 **2**　80歳台女性．潰瘍性大腸炎のフォローにおいて腹部の超音波が施行され，胆嚢に腫瘤を指摘される．

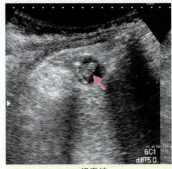
a. 超音波

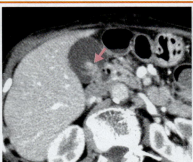
b. 造影 CT

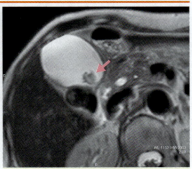
c. T2 強調画像

図 1-2　症例 2

- 超音波では，胆嚢に 15 mm 大の隆起性病変を認める(a ➡)．病変は広基性である．
- 造影 CT や T2 強調画像でも，表面不整な腫瘤を認める(b,c ➡)．

| 症例 | ③ | 70歳台女性．糖尿病を発症し，精査目的で腹部超音波を施行したところ，胆嚢に腫瘤を指摘される． |

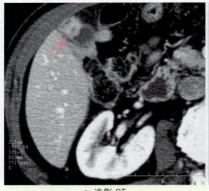
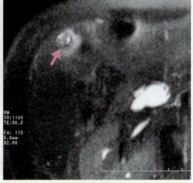

a. 造影 CT　　　　　　　　　　　　　b. T2強調画像

図 1-3　症例 3

- 造影 CT で胆嚢底部に隆起性病変を認める(a →)．内部に低吸収域がみられる．
- T2強調画像では腫瘤内に高信号の RAS がみられる(b →)．

| 症例 | ④ | 70歳台女性．右季肋部に違和感があり，超音波を施行したところ，胆嚢に腫瘤を指摘される． |

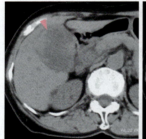
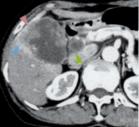
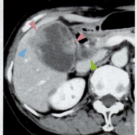
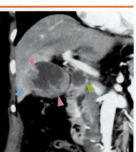

a. 単純 CT　　　b. ダイナミック CT 動脈相　　　c. ダイナミック CT 門脈相　　　d. ダイナミック CT 動脈相冠状断

図 1-4　症例 4

- 単純 CT で胆嚢に低吸収の腫瘤を認める(a ◄)．
- 胆道内腔に不整に突出する腫瘤を認める(b-d ◄)．胆嚢周囲の肝実質には濃染を認める．腫瘤は肝実質に一部浸潤している(b-d ◄)．
- 肝門部にはリンパ節腫大を認める(b-d ◄)．

診断

症例 ①	コレステロールポリープ	症例 ②	胆嚢癌（乳頭状腺癌）
症例 ③	胆嚢腺筋腫症	症例 ④	胆嚢癌の肝浸潤

Questions.

Q1. 胆嚢で最も頻度の高い隆起性病変は何か？（→ 167頁，A1）

Q2. 胆嚢の隆起性病変ではどのような場合に悪性を疑うか？（→ 167頁，A2）

Q3. MRI における胆嚢腺筋腫症の診断のポイントは？（→ 168頁，A3）

Q4. 胆嚢癌はどのような基礎疾患を有する患者に多いか？（→ 168頁，A4）

A1. コレステロールポリープ

鉄則!! 胆嚢ポリープではコレステロールポリープの頻度が高く，多発することが多い

- 胆嚢ポリープは胆嚢の隆起性病変の総称（通常 10 mm 以下）である．良性のコレステロールポリープの頻度が圧倒的に高いが，過形成性ポリープ，炎症性ポリープ，腺腫，癌の場合もある**(表 1-1)**．
- コレステロールポリープは細い茎を有し，多発することが多い**(図 1-1)**．
- 胆嚢への血行性転移は稀だが，悪性黒色腫が多い．腎癌，肺癌，乳癌が続く．
- 胆嚢腺筋腫症も隆起性腫瘤を呈することがあるが，腫瘤内に拡張した Rokitansky-Aschoff 洞（Rokitansky-Aschoff sinus; RAS）がみられることが多い**(図 1-3)**．

A2. 10 mm を超えるものや広基性の場合

鉄則!! 10 mm を超えるものや広基性の胆嚢ポリープは癌を疑う

- 良悪性の鑑別には大きさと基部の形態が重要であり，**径が 10 mm を超えるものや広基性のものは悪性の確率が高い**．
- 径 1 cm 以下の隆起性病変の悪性率は 6%，1〜1.5 cm で 24%，1.5〜2 cm で 62% と報告されている．
- 胆嚢の隆起性病変の 4〜7% は胆嚢腺腫で，管状腺腫（分葉状）と乳頭状腺腫（カリフラワー状）がある．前癌病変であり，約 10% に癌を合併する．10% の例では多発し，びまん性に胆嚢粘膜を覆うこともある（papillomatosis）．

A3. 壁内に T2 強調画像で高信号の囊胞（RAS）を証明すること

鉄則!! 胆囊病変において，T2 強調画像で壁内囊胞（RAS）がみられれば胆囊腺筋腫症を考える

- 胆囊腺筋腫症は **RAS と平滑筋の増生** を特徴とし，胆囊壁が限局性あるいはびまん性に肥厚した状態．
- 病変の占居部位によりびまん型，底部型，分節型に分類される**(図 1-5)**．胆囊壁の肥厚としてみられることが多いが（→ 172 頁，図 2-4），症例 3 のように隆起性病変としてみられることもある．
- RAS の内容は漿液性の液体や濃縮胆汁であり，T2 強調画像および MRCP（magnetic resonance cholangio-pancreatgraphy）で胆囊壁内に高信号として明瞭に描出される**(図 1-3)**．

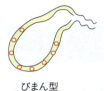
びまん型

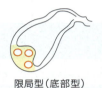
限局型（底部型）

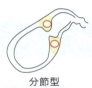
分節型

図 1-5　胆囊腺筋腫症の分類
○：RAS

A4. 胆石（有症状例）や慢性胆囊炎，膵胆管合流異常を伴う患者

鉄則!! 胆石や慢性胆囊炎，膵胆管合流異常を認める場合は胆囊癌のリスクが高い

- 胆囊癌は高齢の女性に多く，有症状の胆石や慢性胆囊炎，膵胆管合流異常を伴う場合が多い．
- 早期の胆囊癌は癌が粘膜あるいは筋層に留まるもので，超音波検査が拾い上げに重要である．
- 腺癌が 90％，（腺）扁平上皮癌が 10％ であり，そのほか小細胞癌，印環細胞癌，リンパ腫などもみられる．
- 肉眼形態は隆起型，浸潤型，塊状型に大別される**(図 1-6)**．隆起型のものは乳頭状腺癌が多く，浸潤度は低いものが多い．

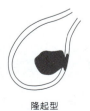
隆起型

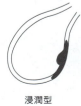
浸潤型

塊状型

図 1-6　胆囊癌の肉眼形態

鑑別のポイント

- **表 1-2** に鑑別のポイントを示す.
- 胆嚢の隆起性病変は比較的高頻度にみられ，検診などでも発見される機会が多い．多くはコレステロールポリープなどの良性病変であるが，時に癌もみられる．鑑別上，大きさと茎の有無が重要である.
  - ① 径 10 mm 以下 → コレステロールポリープが多い.
  - ② 径 11〜15 mm → 癌，腺腫，コレステロールポリープがほぼ同程度.
  - ③ 径 16 mm 以上 → 癌が多い.
- その他，胆嚢腺筋腫症や胆嚢腺腫もみられる．胆嚢腺筋腫症は結節内に RAS を証明することがポイントである．胆嚢腺腫に関しては，ポリープ状の胆嚢癌との鑑別は基本的に難しい.

表 1-2　胆嚢の隆起性病変の鑑別のポイント

	臨床像	頻度	画像所見
コレステロールポリープ	検診などでみつかる 悪性化なし	+++	10 mm 未満で最多 有茎性 多発することあり
胆嚢腺筋腫症	通常無症状 悪性化なし	++	壁内に RAS
胆嚢腺腫	良性腫瘍では最多 家族性大腸腺腫症 合併あり	稀	10〜15 mm
隆起型胆嚢癌	通常無症状 予後不良	+	10 mm 以上 （16 mm 以上は癌が多い）

もっと知りたい！

胆管神経内分泌腫瘍　neuroendocrine neoplasm（NEN），mixed neuroendocrine neoplasm（MiNEN）

- ごく稀に胆嚢や遠位胆管にみられ，NET より NEC が多い．1/3 は腺癌が混在する MiNEN（腺癌成分が 30% 以上）.
- 腫瘤を形成し，腔内発育するものが多い.

胆嚢（腺）扁平上皮癌

- 胆嚢癌の 3〜4% を占め，予後不良．局所浸潤の傾向が強く，肝，十二指腸，横行結腸などに浸潤し，胆管閉塞や腸閉塞，穿孔を起こす.
- 肝転移の頻度は高いが，リンパ節転移や腹腔内播種は比較的低い.

Chapter 2 | 胆囊

シナリオ 2　胆囊の壁肥厚

First Touch

正常の胆囊壁の厚さは1.5 mm以下で，3〜5 mm以上が壁肥厚とされている．胆囊壁の肥厚は様々な胆囊疾患でみられるが，急性胆囊炎では有症状なのに対し，胆囊腺筋腫症，慢性胆囊炎や胆囊癌などでは症状はみられないことが多い．慢性胆囊炎と胆囊癌の鑑別は画像からは困難なことも少なくない．また，肝硬変や急性肝炎患者に伴う胆囊壁の浮腫性肥厚も無症状である．

表 2-1　びまん性胆囊壁肥厚の鑑別

- 急性・慢性胆囊炎，黄色肉芽腫性胆囊炎
- 硬化性胆管炎，IgG4関連胆管炎やHIV感染による胆管炎などの炎症性疾患
- 癌の浸潤（胆囊癌，急性骨髄性白血病など）
- うっ血，循環障害（肝炎，肝硬変，胆囊捻転，心不全，門脈圧亢進，腎不全，低蛋白血症など）
- その他（胆囊静脈瘤，膵炎，胆囊穿孔や穿通，敗血症など）

Check Points

- 急性症状の有無や血液生化学データでの炎症所見の有無
- 肝炎や肝硬変の有無
- 胆囊壁肥厚部内の囊胞(RAS)の有無
- 胆囊の位置

症例 **1**　90歳台男性．右季肋部痛および発熱で近医を受診．超音波で胆嚢の腫大を指摘される．

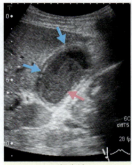
a. 超音波

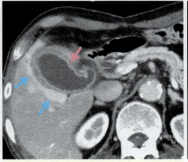
b. 造影CT

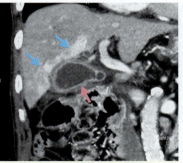
c. 造影CT冠状断

図2-1　症例1
- 胆嚢は腫大し，内部に胆泥と思われるecho信号を認める(a ➡)．胆嚢壁は肥厚し，内部に低エコー帯(sonolucent layer)がみられる(a ➡)．
- 造影CTでは，胆嚢壁の肥厚を認め，壁内に透亮像がみられる(b,c ➡)．胆嚢に接した肝実質にも濃染がみられる(b,c ➡)．

症例 **2**　20歳台男性．2，3か月前より左季肋部痛を自覚．その後，痛みが持続するため精査となる．

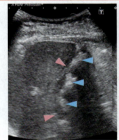
a. 超音波
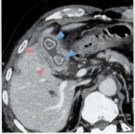
b. 単純CT
　c. 造影CT
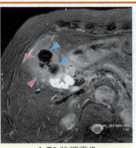
d. T2強調画像

図2-2　症例2
- 胆嚢壁は肥厚し(a–d ◀)，胆石を認める．
- 超音波では，胆石はacoustic shadowを伴う高エコーを呈する．
- CTでは層状の石灰化がみられ，T2強調画像では無信号である(a–d ◀)．

症例 **3**　50歳台男性．糖尿病の精査において，超音波で胆嚢に異常を指摘される．

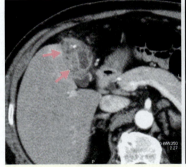
a. 造影CT
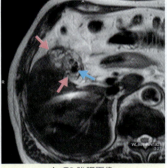
b. T2強調画像

図2-3　症例3
- 造影CTで胆嚢壁は肥厚し，壁内に石灰化や低吸収域がみられる(a ➡)．CTでは胆石ははっきりしない．
- T2強調画像では壁内の囊胞により壁内に高信号が多発している(b ➡)．胆嚢内腔には胆石によると思われる低信号を認める(b ➡)．

症例 **4**　70 歳台女性．検診で腹部超音波を施行したところ，胆嚢に腫瘤を指摘される．

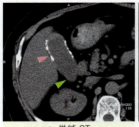
a. 単純 CT

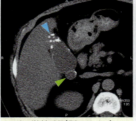
b. 単純 CT（別スライス）

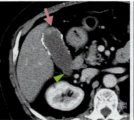
c. 造影 CT

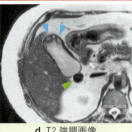
d. T2 強調画像

図 2-4　症例 4
- 胆嚢壁に一致して斑状の石灰化（壁内結石）を認める（a ◀）．底部では結石は集簇している（b ◀）．
- 造影 CT では底部の粘膜の壁肥厚がみられる（c →）．
- T2 強調画像では壁内に RAS と考えられる数珠状の高信号がみられる（strings of beads sign）（d ◀）．
- 胆嚢頸部には CT では低吸収の結石もみられる（a–c ◀）．T2 強調画像では低信号である（d ◀）．

症例 **5**　60 歳台男性．早期胃癌で腹部 CT を撮像したところ，胆嚢壁肥厚を指摘される．

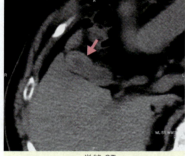
a. 単純 CT

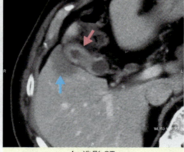
b. 造影 CT

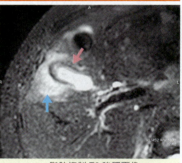
c. 脂肪抑制 T2 強調画像

図 2-5　症例 5
- 胆嚢壁のびまん性の肥厚を認める（a–c →）．
- 造影 CT では，底部の周囲に腫瘍浸潤に伴う低吸収域を認める（b →）．
- 脂肪抑制 T2 強調画像では，浸潤部は高信号である（c →）．

症例 **6**　肝硬変でフォロー中の患者．超音波で胆嚢の異常を指摘された．自覚症状はない．

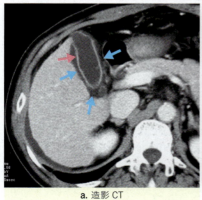
a. 造影 CT

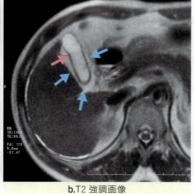
b. T2 強調画像

図 2-6　症例 6
- 胆嚢粘膜は軽度肥厚し（→），粘膜下に浮腫を認める（→）．

症例 7　80歳台男性．前日の昼頃より右季肋部痛が出現し，徐々に増悪した．白血球 12,000/μL，その他，血液像，肝機能などは正常．

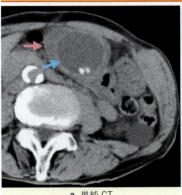
a. 単純 CT

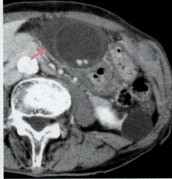
b. 造影 CT

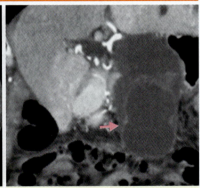
c. 造影 CT 冠状断

図 2-7　症例 7
- 胆嚢は左側へ偏位し，胆嚢は胆嚢床から離れて認められる(a-c →)．
- 胆嚢は腫大し，胆嚢壁が全周性に浮腫状に肥厚し，胆嚢の増強効果は不良である．内腔に胆石の合併もみられる．単純 CT で胆嚢粘膜は高吸収を呈することより(a →)，粘膜下出血が疑われる．

診断

症例 ① 急性胆嚢炎	症例 ② 慢性胆嚢炎	症例 ③ 黄色肉芽腫性胆嚢炎(XGC)
症例 ④ 胆嚢腺筋腫症	症例 ⑤ 浸潤性の胆嚢癌	症例 ⑥ 肝硬変に伴う浮腫性胆嚢壁肥厚
症例 ⑦ 胆嚢捻転		

Questions.

Q1. 急激な腹痛で胆嚢壁の肥厚がみられた場合，まず何を考えるか？ (→ 174 頁，A1)

Q2. 自覚症状がそれほど強くなく胆嚢壁の肥厚を認めた場合，どのような疾患を考えるか？ (→ 174 頁，A2)

Q3. 胆嚢壁に多発性に結石を認める場合，何を考えるか？ (→ 175 頁，A3)

Q4. 胆嚢壁の肥厚を有する患者では，どのような場合に悪性を疑うか？ (→ 176 頁，A4)

Q5. CT で全周性に低吸収の壁肥厚をみた場合，何を考えるか？ (→ 176 頁，A5)

Q6. 胆嚢捻転の診断のポイントは？ (→ 177 頁，A6)

A1. 急性胆囊炎

鉄則!! 全身の炎症所見，胆囊腫大，胆石を認める場合は急性胆囊炎を疑う

- 急性胆囊炎は胆石が胆囊管に嵌頓し，胆汁うっ滞をベースに感染を合併して起こることが多い．
- 10％程度は結石を伴わない無石胆囊炎で，手術，外傷，熱傷，経静脈栄養などによる胆囊動脈の血流低下によるとされ，死亡率が高い．
- 胆囊は腫大し，胆囊壁は浮腫状に肥厚する．肝実質にも炎症が波及する．
- 超音波プローブで右季肋部を圧迫したまま深呼吸させると痛みの増強がある(sonographic Murphy 徴候)．
- 超音波で壁内の低エコー帯(sonolucent layer)を認め，胆囊管内に嵌頓した結石や胆泥(debris)を認める(図 2-1a)．

鉄則!! 急性胆囊炎では，胆囊壁の肥厚や周囲脂肪織の毛羽立ちがみられるが，CTでは胆石が描出されないことも少なくない

- CTで，胆囊壁は浮腫状に肥厚し，胆囊床の肝実質が濃染される(図 2-1b, c)．CTではコレステロール結石などは描出されないことも多く，注意が必要である．

A2. 慢性胆囊炎，胆囊癌，胆囊腺筋腫症

鉄則!! 症状の乏しい胆囊壁の肥厚は，慢性胆囊炎や胆囊癌，胆囊腺筋腫症などでみられ，鑑別が困難

- 慢性胆囊炎は胆石によって慢性的に炎症が持続したもので，胆囊壁は線維性に肥厚する(図 2-2)．胆囊は萎縮していることも多い．
- 約 9 割の患者で胆石あるいは胆泥(debris)を合併する．
- 特に黄色肉芽腫性胆囊炎は壁肥厚，腫瘤の形成を認める．壁内に壊死や膿瘍を認め(図 2-3)，癌との鑑別が困難である(→ 179 頁，本項 もっと知りたい)．

- 胆嚢壁全体に石灰化がみられることがあり**陶器様胆嚢**(**porcelain gallbladder**)と呼ばれる(図 2-8). 慢性胆嚢炎の末期像であり，胆嚢癌の合併のリスクが高い.

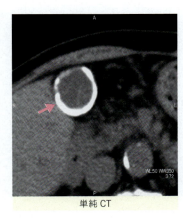

図 2-8　陶器様胆嚢（80 歳台女性）
- 胆嚢壁にびまん性の石灰化を認める(→).

〔山下康行：ジェネラリストを目指す人のための画像診断パワフルガイド 第 2 版, p530, MEDSi, 2022 より〕

A3. 胆嚢腺筋腫症の RAS 内の結石

 胆嚢壁に結石をみた場合，胆嚢腺筋腫症の RAS 内の結石を考える

- RAS は画像上，胆嚢壁内の嚢胞として描出され(→ 166 頁, 図 1-3)(→ 168 頁, 図 1-5)，T2 強調画像で数珠状の強い高信号を呈する(**strings of beads sign**，病変部が短軸方向に撮像されると **pearl necklace sign**). 特異度の高い所見で，胆嚢癌との鑑別に有用である(図 2-4d).
- RAS 内に結石を認めることがあり，CT では胆嚢壁内石灰化(図 2-4)，超音波では高エコー(**comet sign**)がみられる(図 2-9).
- 一方，RAS が極めて小さい場合(2 mm 以下)や RAS 内に結石が存在する場合は，strings of beads sign や pearl necklace sign などの所見が認められないこともある.
- また粘液産生性の高い胆嚢癌に RAS 類似の嚢胞成分を認めた症例も報告されており，注意が必要.

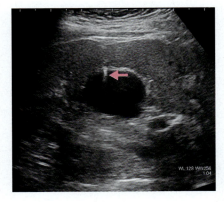

図 2-9　胆嚢腺筋腫症 comet sign（60 歳台女性）
- 胆嚢壁内の結石から線状の高エコーを認め，彗星のようである(→).

A4. 壁不整や肝臓浸潤がみられる場合

 胆嚢癌は早期に肝臓に浸潤，転移する

- 胆嚢壁の不整な肥厚をみた場合，慢性胆嚢炎（特に黄色肉芽腫性胆嚢炎）と胆嚢癌の鑑別は困難であり，胆摘が勧められる．
- 胆嚢壁は**粘膜筋板を欠き**，リンパ管に富むため，早期に周囲臓器浸潤（特に肝 S4 に直接浸潤）を来たし，胆嚢の病変よりも肝浸潤が目立つこともある（図 2-5）．
- 粘膜内の癌ではリンパ節転移はほとんどみられないが，筋層に浸潤するとリンパ節転移を起こしやすい．特に漿膜側より肝側に位置する腫瘍にリンパ節転移は多い．
- 肝転移も，胆嚢静脈を介して S4，S5 に多い．

A5. 浮腫性胆嚢壁肥厚

 胆嚢壁がびまん性かつ浮腫性に肥厚している場合は良性の浮腫性胆嚢壁肥厚を考える

- 浮腫性胆嚢壁肥厚は肝硬変（図 2-6），急性肝炎（図 2-10），低蛋白血症，右心不全，腹水貯留など種々の病態でみられる．
- 胆嚢静脈のうっ滞が原因と考えられるが，肝硬変の場合は胆嚢周囲のリンパ管内圧の上昇がその機序として考えられる．
- 肥厚した壁は，CT で全周性の低吸収，T2 強調画像では均一な高信号として描出される（図 2-6，10）．胆嚢内膜は増強される．

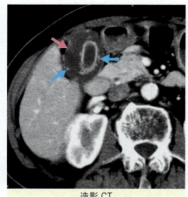

造影 CT

図 2-10　急性肝炎に伴う胆嚢浮腫性肥厚（70 歳台女性）
- 胆嚢壁はびまん性かつ浮腫性に肥厚している（➡）．内部に点状の血管構造が同定される（➡）．

A6. 胆嚢床から胆嚢が偏位，胆嚢壁の肥厚，造影不良，whirl sign

鉄則!! 胆嚢床から胆嚢が偏位し，胆嚢壁の肥厚，造影不良がみられた場合は胆嚢捻転を疑う

- 胆嚢の捻転は先天的要因としての**浮遊胆嚢**と呼ばれる状態に，後天的要因として亀背，側彎，るい痩，腹部打撲などの物理的要因が加わることで発症する．
- 高齢の女性に多く，急激な右季肋部痛で発症し，腫瘤を触知することも多い．
- 浮遊胆嚢はⅠ型（胆嚢と胆嚢管が間膜で肝下面と連結しているもの）とⅡ型（胆嚢管のみが間膜で連結しているもの）に分類される**(図2-11)**．
- Ⅰ型は不完全な捻転が多く，うっ血のみで自然寛解もみられる．Ⅱ型は180°以上捻転する完全型が多く，胆嚢壁は循環障害から壊死に陥り重篤となる．
- 画像上，胆嚢の壁肥厚や腫大に加えて，胆嚢床から胆嚢が偏位し，胆嚢壁の肥厚，造影不良がみられる**(図2-7)**．
- 胆嚢動静脈や胆嚢管の捻転による渦巻像（**whirl sign**）を認めることもある．

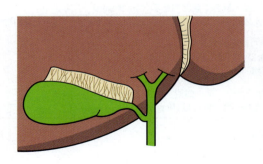
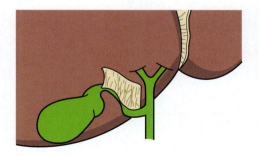

Ⅰ型　　　　　　　　　　　　　　Ⅱ型

図2-11　浮遊胆嚢の分類
- 胆嚢と胆嚢管が間膜で肝下面と連結しているⅠ型と，胆嚢管のみが間膜で連結しているⅡ型に分類される．

鑑別のポイント

- 表 2-2 に鑑別のポイントを示す.
- びまん性の胆嚢の壁肥厚を来す疾患の鑑別においては，臨床症状を加味する必要がある．急性に発症する場合や腹痛，発熱などがみられる場合は，急性胆嚢炎や胆嚢捻転を考える.
- 一方，慢性的な症状や無症状の場合，慢性胆嚢炎（含む黄色肉芽腫性胆嚢炎），胆嚢腺筋腫症，胆嚢癌が鑑別に挙がる.
- 浮腫性の胆嚢壁肥厚では，通常，胆嚢の症状はなく，急性肝炎や肝硬変，腹水，右心不全，低蛋白血症などに合併してみられる.

表 2-2　胆嚢壁肥厚の鑑別のポイント

	臨床像	頻度	画像所見
急性胆嚢炎	腹痛や全身所見	+	胆嚢腫大，壁肥厚 (sonolucent layer)，胆石 sonographic Murphy 徴候
慢性胆嚢炎*	胆石による慢性炎症 XGC では糖尿病	+	胆石および胆嚢壁肥厚 XGC では壁内低吸収域
胆嚢腺筋腫症	女性に多い 頭部＞体尾部	++	RAS: 壁内嚢胞や嚢胞内結石 (comet sign) T2 強調画像で高信号 (strings of beads, pearl necklace sign)
胆嚢癌	女性に多い 胆石，慢性胆嚢炎，膵胆管合流異常合併	+	大きな隆起性病変 胆嚢壁の不整な肥厚 肝浸潤あり
浮腫性胆嚢壁肥厚	急性肝炎や肝硬変，腹水，右心不全，低蛋白血症など	+	境界不明瞭，微小血管 T2 強調画像で低信号 (flow void)

＊：XGC を含む

もっと知りたい！

急性胆嚢炎の重症化，合併症

- 高齢者や糖尿病患者では，中等から重症の **壊疽性胆嚢炎** を発症することがある．壊死部から穿孔し，腹膜炎を合併することもある．壁に断裂を認め，壁の増強効果は乏しい **(図 2-12)**.
- 胆嚢が穿孔し，胆嚢周囲膿瘍，肝膿瘍，胆汁性腹膜炎を合併することもある.
- 急性胆嚢炎を繰り返すと他臓器との間に **瘻孔** を作り（十二指腸が多く，結腸，胃や空腸など），結石が落下し，**胆石イレウス** を発症することがある.

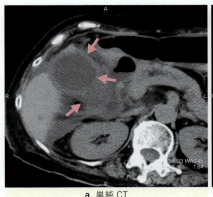
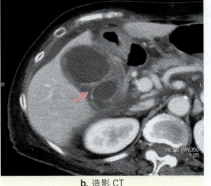

a. 単純CT　　　　　　　　　b. 造影CT

図 2-12　壊死性胆嚢炎（70 歳台女性）
- 胆嚢は腫大しており，胆嚢壁が全周性に浮腫状に肥厚し，胆嚢の増強効果は不良である（→）．胆嚢内腔に胆石の合併はみられない．単純 CT で胆嚢粘膜は高吸収を呈しており，壁内の出血や壊死が示唆される．

黄色肉芽腫性胆嚢炎　　xanthogranulomatous cholecystitis（XGC）

- 結石などで胆嚢内圧が亢進し，RAS が胆嚢壁内で破綻し胆汁が胆嚢壁へ漏出し，反応性の炎症を起こした慢性胆嚢炎の一型．胆汁を貪食した泡沫貪食細胞の集簇，著明な線維化がみられる．
- 60〜70 歳の女性に多く，急性胆嚢炎様の症状で発症し，数年間くすぶり続ける．**肥満，糖尿病の合併**が多い．
- 画像上，壁肥厚，腫瘤の形成を認め，壁内に壊死や膿瘍を認める**(図 2-3)**．癌との鑑別が困難である．

Chapter 2 | 胆嚢

シナリオ 3　胆管壁肥厚，狭窄

First Touch

　胆管壁の肥厚は腫瘍や炎症によるもの，術後の変化などが原因となる．臨床的には胆管癌かどうかが最も問題となる．胆管壁の肥厚が偏心性で，明らかな上流胆管の拡張を認める場合は胆管癌のことが多い．一方，壁肥厚が軽度で，同心円状の場合や狭窄が短く，上流の拡張が軽度である場合は良性が多い．壁肥厚が長い範囲で，上流の拡張が軽度の場合は良性のことが多いが，例外もある．実際の臨床では画像での判断が難しく，生検が必要なことも少なくない．また，炎症性の場合，PSCとIgG4関連胆管炎の鑑別が問題となる．

表 3-1　胆管壁肥厚の鑑別

- 胆管癌
- 胆管転移（悪性黒色腫，乳癌など）
- 急性閉塞性化膿性胆管炎および反復性感染性胆管炎
- 原発性硬化性胆管炎（PSC）
- IgG4 関連胆管炎
- HIV 感染による胆管炎
- 手術後の吻合部狭窄
- 胆嚢炎や胆嚢管・頸部結石の炎症の波及
- 断端神経腫

Check Points

- 壁肥厚の形態（同心性か，偏心性か），肥厚や狭窄の範囲，上流拡張の程度
- 臨床症状，他臓器病変の有無
- 血中 IgG4 や ANCA の値など

症例 80歳台男性．1か月前より肝機能障害出現．昨日，腹痛，嘔吐，発熱あり．本日の検査で，胆道系の酵素が上昇し，超音波で肝内胆管の拡張がみられた．

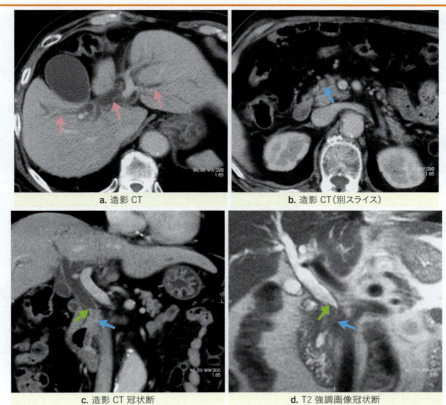

a. 造影CT
b. 造影CT（別スライス）
c. 造影CT冠状断
d. T2強調画像冠状断

図 3-1 症例 1
- 両側の肝内胆管および肝門部胆管の拡張を認める(a ➡)．
- 膵内胆管にて軟部影を認める(b–d ➡)．
- 総胆管は，膵内胆管に移行する部位で，先細り狭小化がみられる(c,d ➡)．

症例 **2** 70歳台女性．背部痛が出現し，近医の超音波で左右の肝内胆管の拡張を指摘される．

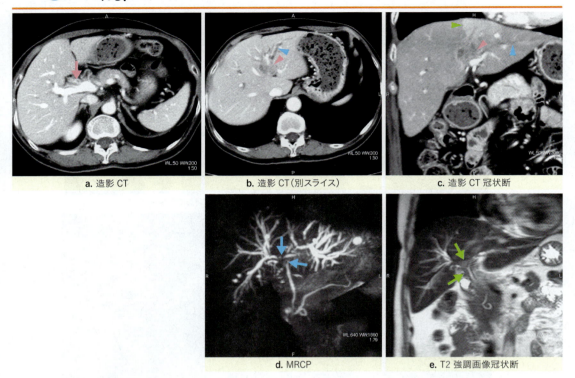

図 3-2　症例 2
- 肝門部胆管に壁肥厚，増強効果を認め，胆管壁の腫瘍の存在が示唆される（a ➡）．左肝門部門脈周囲に胆管の腫瘍と連続して，浸潤性の腫瘍を認める（b ◀）．肝内胆管左枝の拡張がみられる（b ◀）．
- 冠状断では，左肝門に腫瘤を認め（c ◀），末梢の肝実質に濃染がみられる（c ◀）．
- MRCPでは，肝門部および総胆管に欠損像を認め（d ➡），両側の肝内胆管拡張がみられる．
- T2強調画像では胆管周囲に浸潤性の低信号の腫瘤を認める（e ➡）．

症例 **3** 20歳台男性．急に左季肋部痛を自覚．その後，痛みが持続するため精査となる．

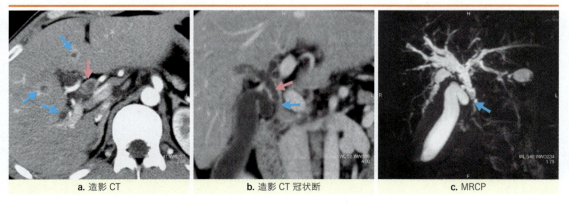

図 3-3　症例 3
- 肝門部胆管に壁肥厚，増強効果を認める（a ➡）．末梢の肝内胆管拡張もみられる（a ➡）．
- 冠状断では，遠位胆管壁肥厚（b ➡），近位総胆管の閉塞を認める（b ➡）．
- MRCPでは，近位総胆管の閉塞（c ➡）およびその末梢側の胆管拡張を認める．

症例 60歳台男性．黄疸，軽度の発熱が出現．超音波にて軽度の肝内胆管の拡張，膵腫大が指摘された．

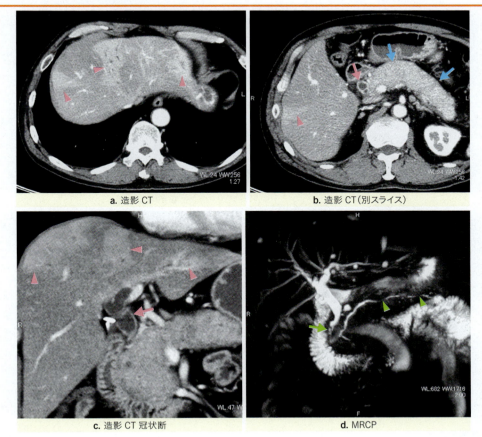

a. 造影CT　　b. 造影CT（別スライス）
c. 造影CT冠状断　　d. MRCP

図3-4　症例4

- 多発性に肝内にくさび形の濃染を認め（a ◀），濃染部の胆管には拡張がみられる．総胆管の壁の肥厚および濃染を認める（b →）．また，膵臓はびまん性に腫大している（b →）．
- 冠状断では，総胆管および肝門部胆管の濃染（c →），肝内胆管の拡張およびその周囲の肝実質の濃染を認める（c ◀）．胆摘後の手術クリップもみられる．
- MRCPでは，総胆管近位側の狭小化（d →）および軽度の肝内胆管拡張がみられる．また膵管にも不整がみられる（d ◀）．

症例 **5**　80歳台女性．夜間，腹痛と軽度黄疸を認め，救急外来を受診．以前より胆石を指摘されていた．

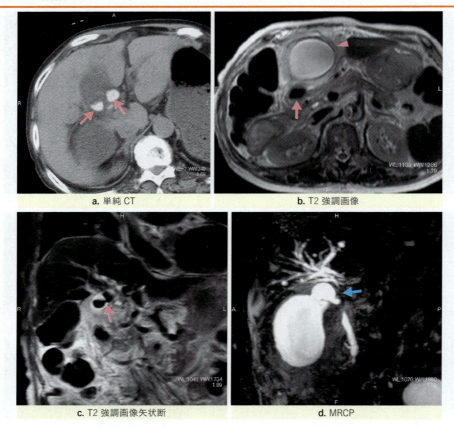

a. 単純 CT　　b. T2 強調画像
c. T2 強調画像矢状断　　d. MRCP

図 3-5　症例 5

- CT では，胆嚢に多発性に石灰化を伴った結石を認める（a ➡）．
- T2 強調画像では，胆道頸部に結石による低信号を認め（b, c ➡），胆嚢壁はびまん性に肥厚している（b ◀）．
- MRCP では，遠位総胆管レベルで胆嚢による圧排を認め（d ➡），肝内胆管は軽度拡張している．

診断		
症例 ❶　総胆管癌	症例 ❷　肝門部胆管癌	症例 ❸　原発性硬化性胆管炎（PSC）
症例 ❹　IgG4 関連胆管炎	症例 ❺　Mirizzi 症候群	

Questions.

Q1. 肝外胆管癌の肉眼形態はどのようなタイプが多いか？（→ 185 頁，A1）

Q2. PSC と IgG4 関連胆管炎では，臨床のプロフィールにどのような違いがあるか？（→ 187 頁，A2）

Q3. PSC と IgG4 関連胆管炎では，胆管狭窄像にどのような違いがあるか？（→ 187 頁，A3）

Q4. 胆石や胆嚢炎で胆道狭窄を来す場合，どの部位に狭窄がみられるか？（→ 189 頁，A4）

184　Chapter **2**　胆嚢

A1. 壁肥厚や結節浸潤型が多く，腫瘤を形成しない

鉄則!! 肝外胆管癌は腫瘤を形成せずに壁肥厚や結節浸潤型を呈し，胆管炎との鑑別が難しいことが多い

- 肝外胆管癌は黄疸の出現を契機に発見され，発見時には**肝内胆管拡張**を伴うことが多い．
- 部位によって肝門部，遠位，十二指腸乳頭部胆管癌に大別される**(図3-6〜9)**．遠位胆管の中枢側は膵内を通る．
- 肉眼病理学的に壁肥厚型，結節浸潤型，乳頭突出型に分類され**(図3-10)**，壁肥厚型と結節浸潤型は腫瘤を形成しないことが多い．
- 肝門部胆管癌は壁肥厚型が最も多く，術前診断が困難で"泣き分かれ"状の両葉の肝内胆管拡張を伴う独特の臨床像を呈するため，別名 **Klatskin tumor** と呼ばれてきた**(図3-2)**．
- 原発性硬化性胆管炎(primary sclerosing cholangitis；PSC)や総胆管嚢腫，胆管膵管合流異常では胆管癌を合併する頻度が高い．
- 胆道造影，MRCPでは胆管の締めつけ，狭窄ならびに末梢胆管の拡張がみられる**(図3-1a)**．
- CT，超音波では胆管を閉塞する結節性病変，胆管内に突出し濃染する乳頭状腫瘤や胆管壁の肥厚を認めるが，腫瘤が同定困難なこともあり，胆管炎による壁肥厚や石灰化を伴わない総胆管結石，膵頭部癌との鑑別が困難なことがある．

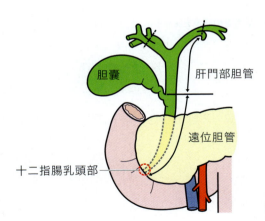

図3-6 肝外胆管の分類

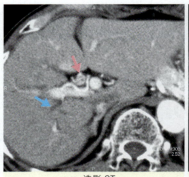 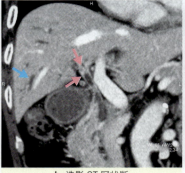 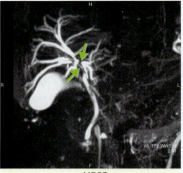

a. 造影 CT　　　b. 造影 CT 冠状断　　　c. MRCP

図 3-7　肝門部胆管癌（70 歳台女性）
- 肝門部胆管から総胆管にかけて増強効果を有する軟部影および胆管壁肥厚を認める (a,b ➡)．
- 右側の肝内胆管の拡張を認める (a,b ➡)．
- MRCP では，肝門部胆管および総胆管の欠損像を認め (c ➡)，右肝内胆管は拡張している．

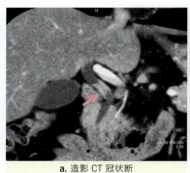 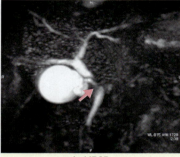 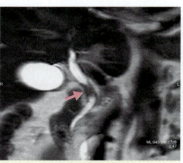

a. 造影 CT 冠状断　　　b. MRCP　　　c. T2 強調画像冠状断

図 3-8　遠位肝外胆管癌（70 歳台女性）
- CT では，総胆管壁の増強効果および同心円状の肥厚を認める (a ➡)．
- MRCP では，総胆管の欠損像を認める (b ➡)．T2 強調画像でも総胆管壁の肥厚を認める (c ➡)．

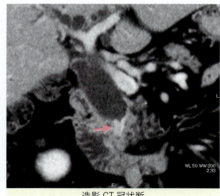

造影 CT 冠状断

図 3-9　遠位肝外胆管癌（70 歳台男性）
- 膵内の総胆管壁の増強効果，壁肥厚を認める (➡)．

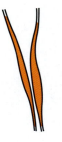
壁肥厚型

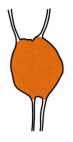
結節浸潤型

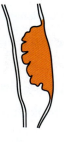
乳頭突出型

図 3-10　肝外胆管癌の肉眼病理分類

> **A2.** PSC は若年者と高齢者の二峰性，IgG4 関連胆管炎は高齢者に好発

> **A3.** PSC は限局した狭窄，IgG4 関連胆管炎では長い狭窄と末梢の拡張

鉄則!! **PSC は若年者と高齢者に発症するが，IgG4 関連胆管炎は高齢者に多い**

鉄則!! **PSC は肝門優位の限局性狭窄，IgG4 関連胆管炎は下部胆管優位の長い狭窄がみられる**

- 肝内外の胆管の線維性狭窄を来す慢性胆管炎は原発性硬化性胆管炎（primary sclerosing cholangitis；PSC）と IgG4 関連胆管炎に大別される（表 3-2）.

表 3-2　原発性硬化性胆管炎と IgG4 関連胆管炎の鑑別

	原発性硬化性胆管炎（PSC）	IgG4 関連胆管炎
年齢，性別	若年者 > 中高年，男＞女	中高年，男＞女
検査所見	ANCA 陽性，IgG4 低値	IgG4 高値，sIL-2R 高値
多臓器病変	炎症性腸疾患	自己免疫性膵炎，硬化性唾液腺炎，後腹膜線維症など
病変の主座	表在性，びまん性	全層性，限局性
画像所見	肝内 - 肝門部胆管 短い狭窄，びまん性の不整	下部胆管狭窄，腫瘤形成＋ 長い狭窄

① 原発性硬化性胆管炎　primary sclerosing cholangitis (PSC)

- 肝内外の胆管が進行性に線維性硬化し，胆汁の流出障害を来す自己免疫疾患．
- 年齢分布は 20 歳台と 60 歳台の二峰性で，**若年発症では潰瘍性大腸炎を合併**．
- 最終的には**肝硬変**，肝不全に陥り，肝移植の適応となる予後不良の疾患である．
- 病理学的に小葉間胆管の周囲を取り囲む onion-skin 状の線維化が特徴的．
- 診断時には無症状例が多く，画像診断の役割は重要．
- ERCP や MRCP 上，肝内胆管ならびに肝門部胆管にびまん性狭窄と数珠状所見 (**strings of pearls**)，ところどころに突出した憩室様変化，CT，MRI では管壁の肥厚，濃染を認める**(図 3-3)**．
- 限局性の PSC は癌との鑑別が困難だが，PSC 自体が**胆管癌を 5～10%に合併**する**(図 3-11)**．

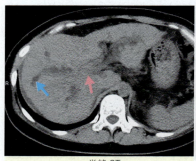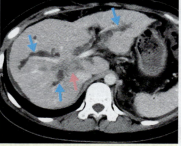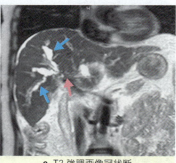

a. 単純 CT　　　　　　b. 造影 CT　　　　　　c. T2 強調画像冠状断

図 3-11　PSC 合併肝門部胆管癌（30 歳台男性）
- 以前より PSC の診断を受けて外来でフォローされていた．最近，肝右葉の肝内胆管の拡張が強くなってきた．
- 肝門部に乏血性の腫瘤を認める(→)．辺縁は不明瞭で，浸潤性の発育が示唆される．両側の肝内胆管は拡張している(→)．

② IgG4 関連胆管炎

- 全身性の IgG4 関連疾患の部分症である．
- 画像所見だけでは PSC と鑑別は困難であるが，下部胆管優位に長い範囲の狭窄を認めることが多い．
- 一般に 60 歳以上の高齢者，PSC は若年者（稀に中高年）にみられる．
- 自己免疫性膵炎のほか，唾液腺炎，後腹膜線維症，リンパ節腫大，閉塞性静脈炎の合併が多い(PSC は炎症性腸疾患，特に潰瘍性大腸炎の合併が多い)(→ 215 頁，シナリオ 6 A4)．
- ステロイドに反応し，予後が良好(PSC は治療抵抗性で，予後不良)．

A4. 遠位肝外胆管（総肝管）

> **鉄則!!** 胆嚢管や頸部の結石が総肝管を圧迫して閉塞性黄疸を来すことがある（Mirizzi 症候群）

- Mirizzi 症候群は，1948 年に Mirizzi が報告した概念で，胆嚢管あるいは Hartmann pouch に嵌頓した胆石が，総肝管を管外性に圧排することで閉塞性黄疸を来す疾患 **(図 3-12)**．
- 解剖学的に胆嚢管が長く総胆管に並行に走行する場合や，胆嚢管が低位で総胆管に合流する場合（low insertion）に頻度が高い．
- 胆嚢と総胆管との間に瘻孔を形成する場合もある．
- 総肝管に炎症，線維化や瘻孔形成がみられ，通常の胆嚢摘出術では胆管を損傷する可能性が高くなるため，注意が必要である．

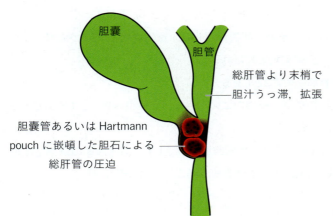

図 3-12　Mirizzi 症候群

鑑別のポイント

- 表 3-3 に鑑別のポイントを示す．
- 胆道の壁肥厚の鑑別においては胆管炎や浸潤性の胆管癌が原因のことが多い．急性の胆管炎は臨床症状から診断されるが，画像所見では特徴的所見に乏しいことが多い．
- 原発性硬化性胆管炎や IgG4 関連胆管炎は慢性進行性に胆管狭窄を生じる．
- 一方，浸潤型の胆管癌は初期には腫瘤を形成せず，胆管炎との区別がしづらいことが多い．
- さらに原発性硬化性胆管炎では，胆管癌を合併することも稀ではないので注意が必要である．
- Mirizzi 症候群は胆嚢管の胆石に伴う炎症が総胆管に波及し，狭窄，胆管炎を来す疾患で，狭窄部位は遠位肝外胆管（総肝管）である．

表 3-3　胆管壁肥厚，狭窄の鑑別のポイント

	臨床像	頻度	画像所見
浸潤性胆管癌	胆道奇形，有機溶剤などがリスク	＋	壁肥厚，増強効果＋
原発性硬化性胆管炎	若年者 ANCA 陽性 炎症性腸疾患 胆管癌合併	＋	壁肥厚，増強効果＋ 肝内胆管に多い びまん性不整
IgG4 関連胆管炎	高齢者 IgG4 高値 腎，唾液腺など全身合併症	＋	壁肥厚，増強効果＋ 肝外胆管に多い 狭窄と末梢の拡張
急性胆管炎	腫瘍，発熱，黄疸，意識障害，ショックなど	＋	胆管壁濃染，胆管周囲の肝実質濃染
Mirizzi 症候群	胆嚢管に胆石	稀	遠位肝外胆管で胆道狭窄

もっと知りたい！

急性閉塞性化膿性胆管炎　acute obstructive suppurative cholangitis（AOSC）

- 結石などによる胆汁うっ滞と細菌感染により**腹痛，発熱，黄疸（Charcot の三徴）**を来す．
- 胆道ドレナージなどの適当な治療を加えないと，急激に状態が悪化し，意識障害とショックが加わり，Reynolds の五徴（Charcot 三徴＋ショック＋意識障害）と呼ばれる．
- 炎症が進展すると膵炎，門脈周囲炎，肝膿瘍を来すこともある．
- 膿性胆汁や胆道閉塞による胆道内圧の上昇の結果，胆道内エンドトキシンが血中へ移行して敗血症から播種性血管内凝固症候群（DIC）を経て死に至る．
- 胆管炎では胆管や肝実質に濃染を認めるが**（図 3-13）**，特異的所見に乏しく，画像診断の意義は胆道閉塞の有無ならびにその原因となる胆道狭窄や結石の有無を診断することである**（表 3-4）**．

表 3-4　TG18/TG13 急性胆管炎診断基準

急性胆嚢炎診断基準

A. 全身の炎症所見

　A-1. 発熱（悪寒戦慄を伴うこともある）
　A-2. 血液検査：炎症反応所見

B. 胆汁うっ滞所見

　B-1. 黄疸
　B-2. 血液検査：肝機能検査異常

C. 胆管病変の画像所見

　C-1. 胆管拡張
　C-2. 胆管炎の成因：胆管狭窄，胆管結石，ステントなど

疑診：A のいずれか，ならびに B もしくは C のいずれか
確診：A のいずれか＋ B のいずれか＋ C のいずれか

発熱（>38℃，悪寒戦慄を伴うこともある），血液検査：炎症反応所見（白血球数，CRP など），黄疸（T-Bil ≧ 2 mg/dL），血液検査：肝機能検査異常（ALP，γ -GTP，AST，ALT> 正常上限の 1.5 倍）
〔高田忠敬（編）：急性胆管炎・胆嚢炎診療ガイドライン 2018，医学図書出版，2018 より改変〕

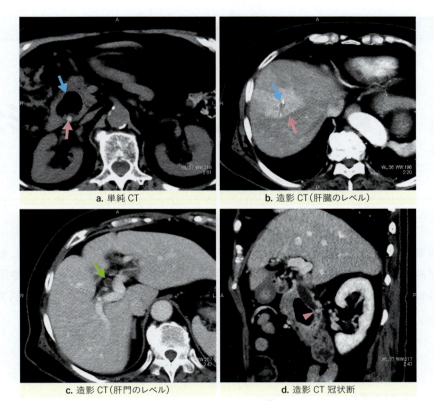

図 3-13 急性閉塞性化膿性胆管炎（80 歳台女性）
- 総胆管の末端に結石を認める (a ➡). 総胆管の前方には十二指腸憩室がみられる (a ➡).
- 肝実質に Glisson 鞘 (b ➡) 周囲にくさび形の濃染を認める (b ➡).
- 肝門部においては肝門部胆管の拡張, 壁の濃染を認める (c ➡).
- 冠状断では総胆管結石が明らかである (d ◀). 総胆管は軽度拡張, 壁肥厚がみられる.

HIV 感染による胆管炎　　cholangitis associated with HIV infection, AIDS cholangiopathy

- *Cryptosporidium parvum* によることが多い. サイトメガロウイルスも原因となる.
- 多発する胆管狭窄, 限局性あるいは長い範囲の胆管狭窄など様々な所見がみられる.

胆管病変に伴う肝実質の濃染

- 胆管炎などの胆道疾患で動脈相において肝実質にくさび形の濃染をみることがある (図 3-2c, 4, 13b). 濃染は通常門脈相や平衡相ではみられない.
- この病変は炎症細胞浸潤に伴う門脈枝の狭小化と動脈血流増加に伴う偽病変 (→ 67 頁, 肝シナリオ 7 A1) と考えられる.
- 急性胆嚢炎では胆嚢周囲の肝実質に濃染を認めることがあるが, 炎症に伴い増加した血流が胆嚢静脈灌流域に早期に肝臓に流れ込むためである (→ 66 頁, 肝シナリオ 7 図 7-4).

Chapter 2 | 胆嚢

シナリオ 4 総胆管の管腔内病変・陰影欠損

First Touch

総胆管の管腔内病変は胆道造影や MRCP では陰影欠損として描出される．結石の頻度が高いが，腫瘍性の隆起性病変が鑑別として挙がる．その他，様々な原因による壁外性の病変もみられる．また胆道内の air は胆道造影や MRCP では陰影欠損を呈する．

表 4-1　総胆管の管腔内病変および陰影欠損の鑑別

胆管内病変	胆管の外部からの圧迫
● 胆管結石 ● 腫瘍性病変（胆管癌，胆管内乳頭状腫瘍，十二指腸乳頭部癌など） ● 胆道出血，血腫 ● 胆道気腫 ● 寄生虫	● 膵疾患（膵癌，膵炎など） ● 胆嚢疾患（胆嚢炎や Mirizzi 症候群，胆嚢癌など） ● 壁外性の胆管圧迫〔肝動脈，求肝性の門脈側副路（portal cavernoma cholangiopathy など）〕 ● 癌のリンパ節転移や肝十二指腸間膜浸潤 ● 傍乳頭憩室や Lemmel 症候群

その他，MRCP では血管による圧迫や胆汁の flow によるアーチファクトも陰影欠損として描出される．

Check Points

- 病変の形態や位置（管腔内か，壁在性か）
- 病変の吸収値および信号強度
- 胆管外に病変はみられないか
- MRCP においてはアーチファクトの可能性がないか

読影にチャレンジ！

症例 **1** 70歳台女性．乳癌のフォローのCTで偶然，膵頭部付近に石灰化を指摘された．自覚症状や血液生化学データの異常はみられない．

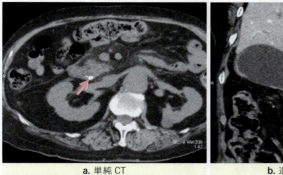

a. 単純CT　　　b. 造影CT 冠状断

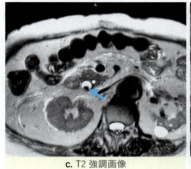

c. T2強調画像　　　d. T2強調画像冠状断

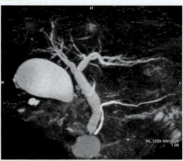

e. MRCP

図 4-1　症例 1

- CTでは総胆管末端に多発性に石灰化結石を認める(a,b →)．総胆管は軽度拡張している(b ◂)．
- T2強調画像では拡張した総胆管内に結石による低信号を認める(c,d →)．横断像では結石は総胆管の背側にみられる．
- MRCPでは，総胆管結石は不明瞭である．

症例 **2** 80歳台女性．黄疸および食欲低下がみられ，超音波で総胆管の拡張を指摘された．

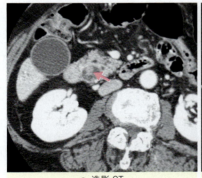

a. 造影CT

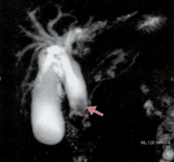

b. MRCP(thick slice法)

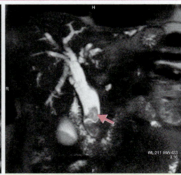

c. MRCP 原画像

図 4-2　症例 2

- CTでは拡張した総胆管内に不整な腫瘤を認める(a →)．
- MRCPおよびMRCP原画像において総胆管は拡張し，末端に腫瘤を認める(b,c →)．

症例 3　80歳台女性．超音波で軽度の総胆管の拡張を指摘され，MRIが施行された．

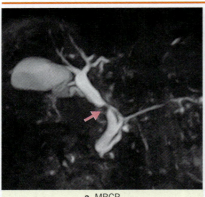
a. MRCP

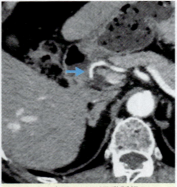
b. ダイナミックCT動脈相

図 4-3　症例 3
- MRCPでは総胆管に欠損像を認める(a →)．
- ダイナミックCTでは総胆管を横断する肝動脈が同定される(b →)．

症例 4　60歳台男性．超音波で胆道内に高エコーを認めたため，CTが施行された．胃癌手術の既往あり．

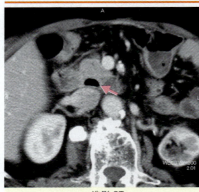
a. 造影CT

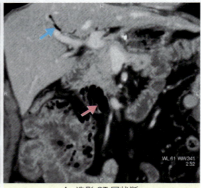
b. 造影CT冠状断

図 4-4　症例 4
- 総胆管にairを認める(a, b →)．
- 肝内胆管の中枢側にもairがみられる(b →)．

診断
- 症例 ①　総胆管結石
- 症例 ②　総胆管癌（胆管内乳頭状腫瘍）
- 症例 ③　肝動脈による総胆管圧迫
- 症例 ④　胆道気腫

Questions.

Q1. 総胆管結石で診断能の高い非侵襲的な検査は何か？（→195頁，A1）

Q2. 腔内発育型胆管癌の特徴は？（→196頁，A2）

Q3. MRCPで胆管外からの圧迫（膵胆道疾患以外）がみられる場合，どのような原因があるか．（→196頁，A3）

Q4. 胆道内のairはどのような原因でみられるか？（→196頁，A4）

A1. T2強調画像

 鉄則!! 総胆管結石の診断能はT2強調画像が高い

- 総胆管結石は胆石からの落下によるものと総胆管原発の結石があり，前者はコレステロール結石が多く，CTで描出できないことも少なくない(→204頁，シナリオ5 A2)．また超音波では総胆管の描出に死角があるため，感度は必ずしも高くない．
- T2強調画像では結石は内容成分にかかわらず総胆管内の陰影欠損として同定され，検査感度は高い．
- MRIでは総胆管内の胆汁のflowに伴う無信号を結石と誤診しないように注意する必要がある．一般に結石は背側(図4-1c)，flowは中心にみられる(図4-5, 6)．

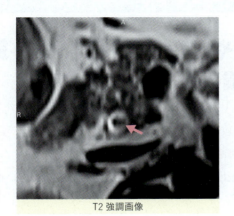
T2強調画像

図4-5 MRI/MRCPでの陰影欠損（50歳台男性）
- 総胆管の中心付近に低信号を認め(→)，flowによるアーチファクトである．

総胆管結石

胆汁のflowによるアーチファクト

図4-6 総胆管結石と胆管のflowによるアーチファクト

 鉄則!! MRCPでは総胆管結石が不明瞭なことがあるので必ず断層像で確認する

- 総胆管結石は小さな結石が多いため，MRCPのMIP像では不明瞭なことがあるので，必ず原画像やT2強調画像の断面像で確認する(図4-1e)．

A2. 胆管内乳頭状腫瘍（IPNB2型）

鉄則!! 総胆管の管腔内に隆起性腫瘤を形成する腫瘍は乳頭状胆管癌（IPNB 2 型）が多い

- 拡張した肝外胆管や肝内大型胆管にみられる乳頭状腫瘍（intraductal papillary neoplasm of bile duct；IPNB）で，粘液産生亢進に伴い下流側の胆道系の拡張を認める．
- 最近では膵の IPMN に類似する 1 型と，異型が強く間質浸潤がみられ，粘液が少ない 2 型に分類される．1 型は肝内胆管に多く，2 型は肝外胆管に多い（→ 214 頁，シナリオ 6 A3）．
- 限局性あるいはびまん性の胆管拡張がみられ，胆管内に乳頭状腫瘤を認める（図 4-2）．悪性のことが多い．

A3. 肝動脈や門脈側副路，リンパ節腫大など

鉄則!! MRCP では肝動脈や門脈側副路，リンパ節腫大などでも陰影欠損を認めることがある

- MRCP では結石や腫瘍などの病的意義があるもの以外に，肝動脈や門脈圧亢進症に伴う cavernous transformation による圧迫により総胆管に陰影欠損をみることがある．
- 血管性の圧迫は，右肝動脈や胃十二指腸動脈，後上膵十二指腸動脈などが胆管に近接しているためにみられる偽狭窄である（図 4-3）．
- 肝門部リンパ節転移，結核性リンパ節炎などの壁外の病変による圧排，浸潤によって総胆管の陰影欠損を認めることがある．

A4. 手術後，Vater 乳頭の弁機能不全，胆道と消化管の交通，気腫性胆嚢炎など

鉄則!! 胆道内の air は肝臓の中枢側にみられ，肝表には達さない

- 胆管内は通常は胆汁がみられるが，様々な原因によって胆道内に air を認めることがある（表 4-2）．胆管空腸吻合術などの手術後（図 4-4）や乳頭切開術を行い Vater 乳頭の弁機能が低下した場合が多い．
- 胆嚢と腸管が胆嚢炎や十二指腸潰瘍穿通によって交通した場合にも，胆道内に air がみられる．
- 気腫性胆嚢炎の場合にも胆管内に air を認めることがある．
- 門脈内のガスと異なり，樹枝状の air は中枢側にみられ（図 4-4b），肝表には達さない（→ 122 頁，肝シナリオ 14 A1）．

表 4-2 胆道気腫の原因

- Oddi 筋の機能不全
  - 乳頭機能不全
  - 乳頭切開後
  - 胆石通過後
- 空腸吻合などの外科手術後
- 内胆汁瘻：胆石イレウス，十二指腸潰瘍穿孔など
- 気腫性胆嚢炎
- 膵炎，胆管炎
- 外傷後

鑑別のポイント

- 表 4-3 に鑑別のポイントを示す．
- 胆道内腔の病変には管腔内に浮遊し，移動性を有するものと壁在性のものがある．浮遊性病変では圧倒的に結石や胆泥が多いが，時に血腫や遊離した乳頭状腫瘍，胆道気腫などのこともある．壁在性病変の場合は限局性の胆管細胞癌や胆管内乳頭状腫瘍，乳頭腫や断端神経腫などの良性病変がある．
- MRCP にて欠損がみられる場合は，結石や腫瘍，血腫のみならず胆汁の flow に伴うアーチファクトのこともあり，注意が必要である．
- 一方，壁外性の病変（膵癌や膵炎），血管，リンパ節からの圧排により総胆管に欠損を認めることがある．

表 4-3 総胆管の陰影欠損，管腔内腫瘤の鑑別のポイント

	臨床像	頻度	画像所見
結石	胆石落下の結石は陰性石，原発性は高吸収	+++	境界明瞭な陰影欠損
IPNB	胆道内腫瘤	稀	増強効果を有する腔内腫瘤 1 型は均一な腫瘤，胆管の嚢状拡張 2 型は不規則な腫瘤
肝動脈による圧迫	無症候	+	総胆管を横走するバンド状の圧痕 総胆管の拡張なし
胆道気腫	手術や乳頭切開術後	++	CT で明らか 胆道の中枢側に多い（門脈ガスとの鑑別点）
リンパ節による壁外性の圧迫	肝門部リンパ節腫大（転移や結核など）	稀	遠位肝外胆管で胆道狭窄

もっと知りたい！

胆嚢摘出術後の断端神経腫　amputation neuroma following cholecystectomy

- 胆嚢摘出術後などの手術後に稀に総胆管断端や胆嚢管などに断端神経腫[*]を認めることがある．胆管狭窄を来した場合，胆管癌との鑑別が問題となり，黄疸がみられた報告もある．
- 発生は手術後，平均 11 年で，最短で 2 か月と報告されている．
- CT では筋肉より低吸収の腫瘤として描出される．MRCP では，片側性の辺縁平滑な圧排がみられる（図 4-7）．

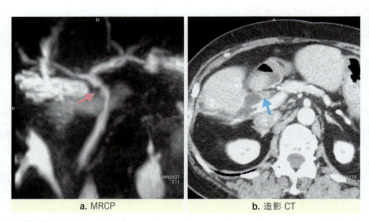

図 4-7　胆摘後の断端神経腫（70 歳台女性）
- 断端部の総胆管に欠損がみられる（a →）．同部に一致して増強効果を有する腫瘤を認める（b →）．

magnetic resonance cholangiopancreatography（MRCP）

- MRCP によって膵管や胆管を簡単に描出することが可能である．MRCP は基本的に**脂肪抑制を併用した水のイメージング**であり，膵管あるいは胆管内の水（膵液や胆汁）を描出するものである．
- T2 強調画像では脂肪や生体内の静止した水成分が高信号として描出される．そこで脂肪の信号を消すために脂肪抑制を併用することで，水成分のみを高信号とすることができる．
- 立体的に観察するため，薄いスライスで撮像して重ね合わせ，最も信号の高い成分を画像化する（MIP 法，図 4-1e, 4-3a, 4-7a）．MIP 法では小さな結石は水の信号に隠れてみえないことがあるので（図 4-1e），必ずもとの薄いスライスの画像を確認する必要がある．
- 一方わざと厚いスライスで撮像し，全体像を観察する方法もある（thick slice 法，図 4-2b）．

---

[*]：断端神経腫（amputation neuroma）は末梢神経が断裂した後，もしくは切断された後，神経の中枢側断端に生ずる腫瘤で，切断された神経断端における過剰再生と考えられている．

Chapter 2 | 胆嚢

シナリオ 5 総胆管拡張

First Touch

胆道系の拡張の明確な基準はないが，肝外胆管では 7 mm が正常の上限で，10 mm 以上は拡張とされる．しかし，日常の臨床，特に高齢者では臨床的意義に乏しい軽度の胆管拡張に遭遇することも少なくない．

多くの場合，拡張の中枢側に結石や腫瘍，炎症など原因となる胆道狭窄性病変がみられるが，先天性胆道拡張症や手術後，病変が小さい場合には原因がはっきりしないこともある．また，壁外性圧迫も総胆管拡張の原因となることがある．

表 5-1　胆管拡張の鑑別診断

a. 胆管壁自体の病変
- 悪性腫瘍〔胆管癌，悪性リンパ腫，胆管転移（悪性黒色腫，乳癌など），悪性腫瘍の浸潤〕
- 胆管内乳頭状腫瘍（IPNB）
- 原発性硬化性胆管炎（PSC），IgG4 関連胆管炎
- 他の胆管炎（反復性感染性胆管炎，感染による胆管炎など）
- 外傷などによる良性胆道狭窄（手術時の損傷，結石通過後，吻合術後，鈍的外傷や刺創傷など）
- 断端神経腫

b. 胆管腔内病変
- 胆道結石
- 寄生虫
- 胆道出血

c. 胆管の外部からの圧迫
- 膵疾患（膵癌，膵炎など）
- 胆嚢疾患（胆嚢炎や Mirizzi 症候群，胆嚢癌など）
- 壁外性の胆管圧迫（肝動脈，求肝性の門脈側副血路 portal cavernoma cholangiopathy など）
- 癌のリンパ節転移や肝十二指腸間膜浸潤
- 傍乳頭憩室や Lemmel 症候群

d. 乳頭部（膨大部）病変
- 乳頭炎
- Vater 乳頭癌
- 十二指腸腫瘍

e. 閉塞の機転が明らかではないもの
- 先天性胆道拡張症および Caroli 病
- 膵胆管合流異常
- 手術後変化（胆嚢摘出後，輸入脚症候群など）
- 加齢性変化

Check Points

- 総胆管の拡張の程度と閉塞機転の有無
- 胆管外に病変の有無
- 手術や他の治療介入の有無

読影にチャレンジ！

症例 **1** 60歳台女性．2週間前より黄疸および上腹部痛が出現．一時総ビリルビン 7.5 mg/dL まで上昇したが，現在は 5 mg/dL まで低下．

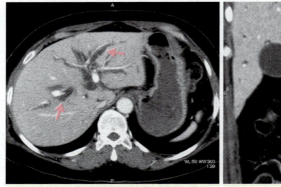
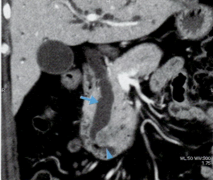

a. 造影 CT　　　　　　　　　　　　　b. 造影 CT 冠状断

図 5-1　症例 1
- 左右の肝内胆管拡張を認める（a ➡）．
- 総胆管も拡張し（b ➡），乳頭部に乏血性の腫瘤を認める（b ◀）．

症例 **2** 80歳台女性．急に右季肋部痛を自覚．超音波では総胆管の拡張と胆石がみられた．

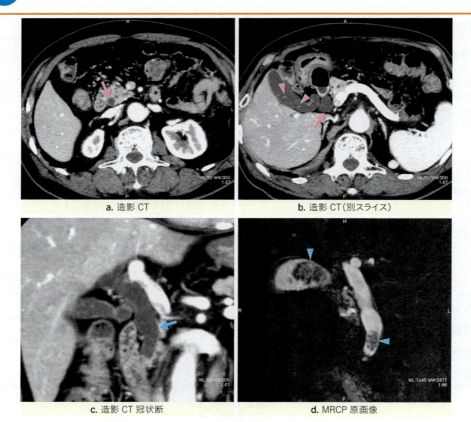

a. 造影 CT　　　　　　　　　　　　　b. 造影 CT（別スライス）

c. 造影 CT 冠状断　　　　　　　　　　d. MRCP 原画像

図 5-2　症例 2
- 総胆管の拡張を認める（a,b ➡）．胆嚢内にわずかに石灰化がみられるが（b ◀），胆石ははっきりしない．
- 冠状断では，総胆管も拡張しているが，結石ははっきりしない（c ➡）．
- MRCP では，胆道内および総胆管内に，多数の結石を認める（d ◀）．

症例 ③ 70歳台男性．急に糖尿病のコントロールが悪くなり，近医受診．超音波で膵頭部腫瘤および肝内胆管，主膵管の拡張を指摘される．

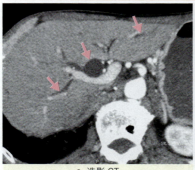
a. 造影 CT

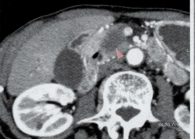
b. 造影 CT（別スライス）

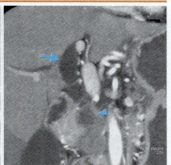
c. 造影 CT 冠状断

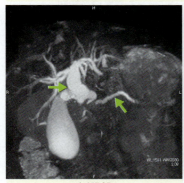
d. MRCP

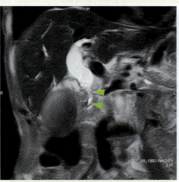
e. T2 強調画像冠状断

図 5-3　症例 3

- 両側肝内胆管，総胆管の拡張を認める（a ➡）．膵臓のスライスでは，膵頭部に低吸収の腫瘤を認める（b ◀）．
- 冠状断では，膵頭部の腫瘤（c ◀）および総胆管の拡張を認める（c ➡）．
- MRCP では，総胆管および膵管の閉塞，末梢の拡張を認める（d ➡）．
- T2 強調画像の冠状断では，総胆管の締め付けが明らかである（e ◀）．

症例 20歳台女性．以前より右季肋部痛を繰り返していた．超音波で肝門部に囊胞性病変を指摘されている．黄疸の既往はない．

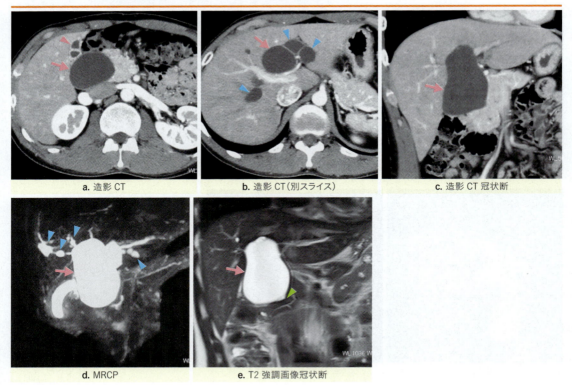

図 5-4 症例 4

- 造影 CT では総胆管の著明な拡張を認める (a–c ➡)．肝内胆管も一部囊胞状に拡張している (b ◀)．胆囊には壁肥厚がみられる (a ◀)．
- MRCP では，総胆管の著明な拡張 (d ➡)，末梢胆管の囊状の拡張を認める (d ◀)．
- T2 強調画像の冠状断では総胆管と膵管との融合部は乳頭部から距離があり (e ◀)，膵胆管合流異常が示唆される．

症例 **5** 70歳台女性．以前より胆道系酵素やアミラーゼ上昇を繰り返していた．今回，超音波で膵頭部に腫瘤を認め，総胆管や肝内胆管の拡張もみられた．

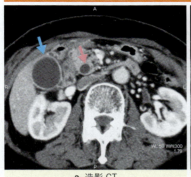
a. 造影 CT

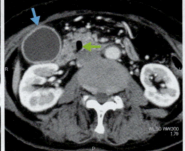
b. 造影 CT（別スライス）

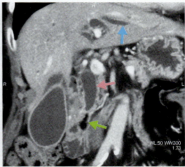
c. 造影 CT 冠状断

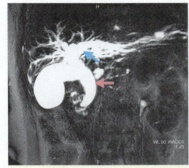
d. MRCP

e. T2 強調画像冠状断

図 5-5　症例 5

- 造影 CT では総胆管の軽度拡張を認める（a, c ➡）．胆嚢には壁肥厚がみられる（a-c ➡）．
- 尾側のスライスと冠状断では，乳頭部に憩室を認め（b, c ➡），十二指腸憩室と思われる．
- MRCP では，総胆管の著明な拡張（d ➡），肝内胆管の拡張も認める（d ➡）．
- T2 強調画像の冠状断では総胆管の拡張（e ➡）と乳頭部憩室（e ➡）との関係が明らかである．

診断

症例 ① 乳頭部癌	症例 ② 総胆管結石および胆石（陰性結石）	症例 ③ 膵頭部癌
症例 ④ 先天性胆道拡張症	症例 ⑤ Lemmel 症候群	

Questions.

Q1. 乳頭部付近にみられる悪性腫瘍にはどのようなものが多いか？（→ 204 頁，A1）

Q2. 総胆管結石の種類にはどのようなものがあるか？（→ 204 頁，A2）

Q3. 総胆管癌で膵頭部癌との鑑別が難しいのはどのような場合か？（→ 205 頁，A3）

Q4. 総胆管嚢腫に合併する膵胆道系の奇形は何か？（→ 205 頁，A4）

Q5. 傍乳頭部十二指腸憩室が原因で，閉塞性黄疸や膵炎を発症する病態を何と呼ぶか？（→ 206 頁，A5）

A1. 乳頭部腺腫，乳頭部癌（下部胆管癌），膵癌，NEC など

鉄則!!　乳頭部には乳頭部腺腫，乳頭部癌（下部胆管癌），膵癌，NEC，平滑筋腫などがみられる

- Vater 乳頭部癌は乳頭部にみられる腫瘍で，胆管癌に分類され，乳頭腺癌が多い．膵頭部癌に比べ発見時のリンパ節転移や肝転移は少ないために，予後は胆道系の腫瘍としては相対的によい．5 年生存率も 50% を超えている．
- 早期より高度の黄疸が発症する．時に黄疸の消長がみられることが，末梢側の胆管癌や膵頭部癌の黄疸と異なる点である．
- CT で腫瘍の描出が困難な症例が多く，病変描出や壁深達度診断（十二指腸浸潤，膵臓浸潤）に関しては，超音波内視鏡（endoscopic ultrasonography；EUS）や管腔内超音波検査（intraductal ultrasonography；IDUS）に依存することが多い．
- 低緊張性十二指腸造影や CT にて十二指腸乳頭部の腫大や潰瘍形成，MRCP にて胆管，膵管の拡張（double duct sign）を認める．
- 正常例においても十二指腸乳頭が腫大している例はみられ，Vater 乳頭部の腫大のみで診断を下してはならない．上流胆管の拡張の有無が本疾患の除外のポイントになる．
- 確定診断には内視鏡下の生検が必須であるが，表面よりの生検では腺腫の診断に留まることが多い．乳頭切開をして，深部や別な場所からの生検が望まれる．

A2. 胆管内に生じたものと胆石が総胆管に落下したものがある

鉄則!!　総胆管結石には胆管内に生じたもの（色素結石）と胆石（コレステロール結石）が総胆管に落下したものがある

- 胆管内に生じたもの（色素結石が多い）と胆嚢結石が総胆管に落下したもの（コレステロール結石が多い）がある．
- CT ではコレステロール結石は検出できないことも多く，**総胆管内の結石の検出は MRI が優れる**（図 5-2）（→ 195 頁，シナリオ 4 A1）．
- 胆管内で結石が嵌頓した場合，急性胆管炎，胆石性膵炎，敗血症，DIC など致命的な急性閉塞性化膿性胆管炎に進展することもあり（→ 190 頁，シナリオ 3 もっと知りたい），原則として無症状例も含めて治療の対象となる．

A3. 膵内胆管に発生した総胆管癌の場合

膵内胆管から発生した胆管癌と膵癌の鑑別は難しい

- 総胆管は乳頭に開口する直前で，膵内を通過する(→ 185 頁，図 3-6)．胆管癌がこの部位から発生した場合，膵頭部癌との鑑別は困難である．
- しかし，膵内の総胆管癌と膵頭部癌では手術術式に大きな違いはみられず，無理に鑑別する必要はないのかもしれない．

A4. 膵胆管合流異常

成人型の総胆管囊腫は腹痛で発症することが多い

総胆管囊腫は膵胆管合流異常を伴うことが多い

- 総胆管囊腫は東洋人の女性に多い(男女比 1：3)疾患で，小児，成人ともにみられる．
- 心窩部，右上腹部痛または膵炎症状を呈する女児では，常に総胆管囊腫を念頭に置く．
- 先天性に **膵胆管合流異常** を伴うことが多い **(図 5-4，6，7)**．
- 胆管の拡張が総胆管のみならず，総肝管や肝内胆管に及ぶことがあるが，胆囊の拡張は認めない．
- 合併症には，肝機能異常，胆石症，胆道感染症，膵炎や膵石，胆道穿孔などがある．高齢になるにつれ，**胆道系の悪性腫瘍の合併(胆管癌，胆囊癌)のリスク** が高くなる．

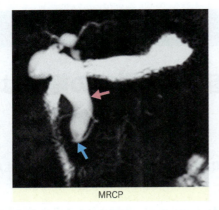

図5-6 合流異常 pancreatobiliary duct malunion（20歳台男性）
- 総胆管の拡張を認め（→），総胆管の膵管への合流部（→）は，十二指腸から10mm以上の距離がある．

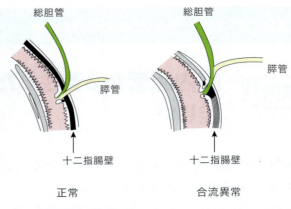

図5-7 膵胆管合流異常

A5. Lemmel症候群

鉄則!! 傍乳頭部十二指腸憩室が，胆汁うっ滞の原因となり閉塞性黄疸や膵炎を発症することがある（Lemmel症候群）

- 傍乳頭部十二指腸憩室が，胆汁うっ滞の原因となり閉塞性黄疸や膵炎が発症した病態を **Lemmel症候群** と呼ぶ．乳頭より口側の憩室が多い．
- 検査データとしては，血中ビリルビンまたは肝胆道系酵素あるいは血中アミラーゼの上昇をみる．
- 十二指腸下行脚の憩室はありふれた病変であり，胆道拡張や膵炎の合併所見あるいは他の器質的疾患の除外が必要である．特に，十二指腸癌，乳頭部癌，結石の乳頭部嵌頓が存在しないか注意を払う必要がある．

鑑別のポイント

- 表5-2に鑑別のポイントを示す.
- びまん性の総胆管の拡張は，総胆管嚢腫などの総胆管病変によるものと，膨大部付近の腫瘍や炎症によることが多い.
- 総胆管嚢腫では明らかな閉塞の機転はみられず，膵胆管合流異常を伴うことが多い. 小さな総胆管結石が乳頭部に嵌頓しても総胆管の拡張を生じる.
- 一方，膨大部の病変では，Vater乳頭部癌や膨大部付近の膵癌や総胆管癌，腫瘤形成性膵炎，憩室に伴う変化(Lemmel症候群)などが原因のことが多い.
- 腫瘤形成性膵炎やIgG4関連疾患でも乳頭部の狭窄を来し，総胆管の拡張を認めることがある.

表5-2 総胆管のびまん性拡張

	臨床像	頻度	画像所見
乳頭部癌	早期に高度の黄疸，黄疸の消長を認めることあり	稀	腫瘤濃染 総胆管，膵管拡張
膨大部腫瘍 (膵癌，総胆管癌，リンパ節転移など)	黄疸など	++	乏血性腫瘍 総胆管，膵管拡張
総胆管結石の嵌頓	黄疸	+	乳頭部に高吸収，わかりにくいこともある
乳頭炎	乳頭部癌と鑑別困難 IgG4関連や膵炎に合併することがある	+	画像所見ははっきりしないことも少なくない 内視鏡診断が中心
総胆管嚢腫	間歇性腹痛，黄疸，腹部腫瘤が三徴 (成人は腹痛が多い)	稀	膵胆管合流異常の合併 総胆管狭窄の機転なし

もっと知りたい!

膵胆管合流異常 pancreaticobiliary maljunction

- 膵胆管合流異常とは，解剖学的に膵管と胆管が十二指腸壁外で合流する先天性の形成異常で，機能的に十二指腸乳頭部括約筋(Oddi筋)の作用が膵胆管合流部に及ばないため，膵液と胆汁の相互逆流が起こり胆管拡張を伴うことが多い(先天性胆道拡張症)が，胆管非拡張型もみられる.
- 合流形態は直角型，鋭角型，複雑型の3型に分けられる(図5-8).
- 合併症としては，先天性胆道拡張症で胆嚢癌が62.3%，胆管癌が32.1%，胆管非拡張型で胆嚢癌が88.1%，胆管癌が7.3%と高率に胆道癌を合併する.
- 先天性胆道拡張症では肝内も含めた胆管系結石，胆管非拡張型では胆嚢結石を合併しやすい.
- 急性膵炎の合併率は成人の約9%だが，小児では約30%と高く，繰り返す膵炎の原因としても重要である.

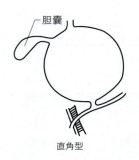 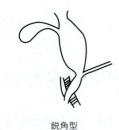 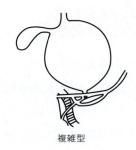

　　　　直角型　　　　　　　鋭角型　　　　　　　複雑型

図 5-8　膵胆管合流異常の分類

重複胆嚢　gallbladder duplication

- 重複胆嚢は稀な先天奇形である．Boyden は剖検例の 0.02%（2/9,221），造影検査例の 0.03%（3/9,970）にみられたと報告している．
- 悪性腫瘍の合併率が高いという報告はみられず，無症状の場合は治療対象とならないが，結石を有する率は高く，可能ならば胆嚢と副胆嚢を同時に摘出する．
- 複数の胆嚢とそれぞれに独立した胆嚢管を確認することで診断される**(図 5-9)**．超音波や CT では複数の胆嚢自体は描出可能だが，胆嚢管の詳細な評価は難しい．
- DIC-CT や MRCP では，胆嚢管の描出も可能なため特異的に診断可能だが，術前の場合は胆石や胆嚢炎，濃縮胆汁のため描出不良となることもあり，その場合は ERCP も考慮する．
- 一方が肝内胆嚢になっている場合や，胆嚢動脈の走行異常を伴った報告もあり，CT による術前評価は重要である．

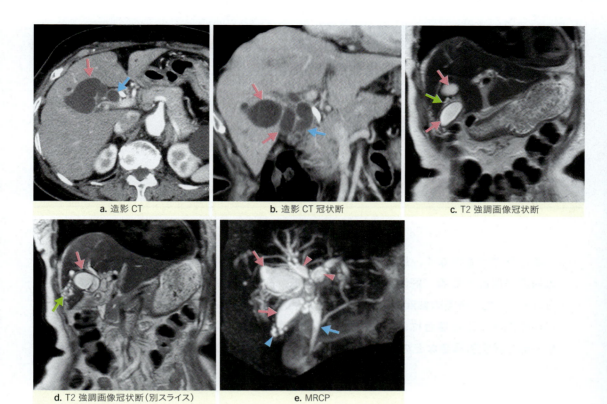

a. 造影CT　　b. 造影CT冠状断　　c. T2強調画像冠状断

d. T2強調画像冠状断（別スライス）　　e. MRCP

図5-9　重複胆嚢
- 造影CTでは肝門部に2つの囊胞構造を認める（a,b ➡）．総胆管の軽度拡張を認める（a,b ➡）．
- T2強調画像の冠状断でも2つの囊胞を認め（c,d ➡），RASと考える小さな囊胞もみられる（c,d ➡）．
- MRCPでは，RAS（e ◀）を伴った2つの囊胞（e ➡）および総胆管の拡張を認める（e ➡）．肝内胆管の拡張もみられる（e ◀）．

Chapter 2 | 胆嚢

シナリオ 6 肝内胆管拡張

> ### First Touch
>
> 総胆管の拡張がなく，肝内胆管拡張がみられる場合は総肝管から肝門部より末梢の病変が原因となる．肝門部腫瘍や肝内結石，先天性の疾患がその原因として挙げられる．また，腫瘍の粘液の過剰産生で，肝内胆管拡張がみられることもある．一方，炎症性疾患による場合には肝内に多発性に狭窄を認めることもある．また Caroli 病や一部の総胆管嚢腫などの先天性胆管疾患でも肝内胆管の拡張がみられる．

表 6-1　肝内胆管拡張（総胆管の拡張）の鑑別

a. 胆管壁自体の病変
- 悪性腫瘍〔胆管癌，悪性リンパ腫，胆管転移（悪性黒色腫，乳癌など），悪性腫瘍の浸潤〕
- 胆管内乳頭状腫瘍（IPNB）
- 原発性硬化性胆管炎（PSC），IgG4 関連胆管炎
- 他の胆管炎（反復性感染性胆管炎，AIDS cholangiopathy など）
- 外傷などによる良性胆道狭窄（手術時の損傷，結石通過後，吻合術後，鈍的外傷や刺創傷など）
- 断端神経腫

b. 胆管腔内病変
- 胆道結石
- 寄生虫
- 胆道出血

c. 胆管の外部からの圧迫
- 胆嚢疾患（胆嚢炎，Mirizzi 症候群，胆嚢癌など）
- 壁外性の胆管圧迫（肝動脈，求肝性の門脈側副路 portal cavernoma cholangiopathy など）
- 癌のリンパ節転移や肝十二指腸間膜浸潤

d. 閉塞の機転が明らかではないもの
- 先天性胆道拡張症および Caroli 病
- 膵胆管合流異常
- 手術後変化（胆嚢摘出後，輸入脚症候群など）
- 加齢性変化

Check Points
- 結石の有無（陰性結石の可能性あり）
- 胆管周囲病変，リンパ節腫大の有無
- 多臓器病変（IgG4 関連疾患の可能性あり）の有無

読影にチャレンジ！

症例 **1**　60歳台男性．検診の超音波で肝内胆管の拡張を指摘される．自覚症状はない．

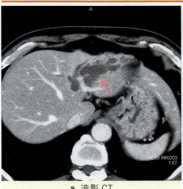
a. 造影CT

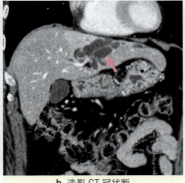
b. 造影CT 冠状断

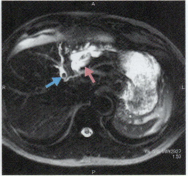
c. T2強調画像

図6-1　症例1
- 肝内胆管左枝の拡張を認める（a–c ➡）．CTでは結石は明らかではない．
- T2強調画像では結石による低信号を認める（c ➡）．

症例 **2**　20歳台男性．肝機能異常がみられ，超音波を施行したところ，肝右葉の後区域に肝内胆管の拡張がみられた．

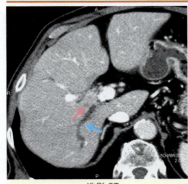
a. 造影CT　　b. T2強調画像

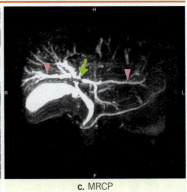
c. MRCP

図6-2　症例2
- 肝門部に境界不明瞭な腫瘤を認め（a,b ➡），右下葉後区域に肝内胆管の拡張がみられる（a,b ➡）．
- MRCPでは肝門部に狭窄を認め（c ➡），肝内胆管の拡張もみられる（c ◀）．

シナリオ **6**　肝内胆管拡張

症例 **3**　70歳台女性．糖尿病を発症し，精査目的で腹部超音波を施行したところ，膵に腫瘤を指摘される．

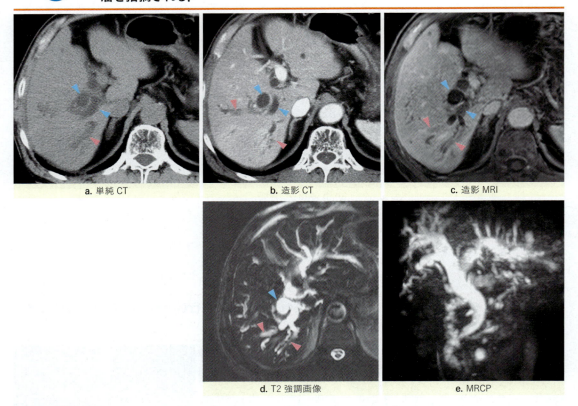

図 6-3　症例 3
- 右肝内胆管拡張および胆管内に軽度の増強効果を伴う腫瘤を認める（a-c ◀）．総胆管の拡張もみられる（a-d ◀）．
- T2 強調画像では，胆管内の腫瘤は高信号を呈している（d ◀）．
- MRCP では，右肝内胆管優位に胆道系の拡張を認める．

症例 **4**　80歳台男性．黄疸があり，超音波で肝内胆管拡張がみられた．

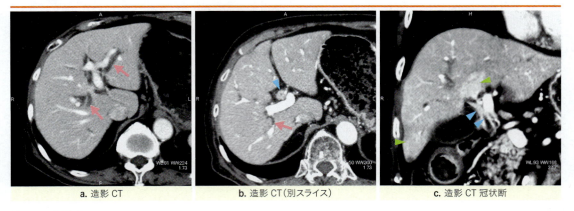

図 6-4　症例 4
- 両側の肝内胆管拡張を認める（a,b ➡）．
- 肝門部において胆管壁の著明な肥厚を認める（b,c ◀）．肝実質の濃染もみられ（c ◀），胆管炎に伴う変化と思われる．

診断

- 症例 ❶ 肝内結石
- 症例 ❷ 肝門部胆管癌
- 症例 ❸ IPNB
- 症例 ❹ IgG4 関連胆管炎

Questions.

Q1. 肝内胆管結石の結石成分は？ (→ 213 頁, A1)
Q2. 肝門部胆管癌の進展範囲の評価で有用な検査は？ (→ 213 頁, A2)
Q3. 粘液過剰産生を認める胆管内の腫瘍では何を考えるか？ (→ 214 頁, A3)
Q4. IgG4 関連疾患はどのような臓器に好発するか？ (→ 215 頁, A4)

A1. 大多数はビリルビンカルシウム結石で，コレステロール結石は 10% 程度

- 肝内結石症は左右肝管合流部より上流の胆管内に結石が存在するもので，**ビリルビンカルシウム結石が 85%** を占め，コレステロール結石は 13% である．
- ビリルビンカルシウム結石の形成機序は，肝内胆管における胆汁うっ滞とそれに伴う**細菌感染**が挙げられる．また，胆道手術後や先天性胆道拡張症，特に肝内胆管の拡張を伴うタイプに合併することが知られる．
- CT では限局性の肝内胆管拡張がみられる．ビリルビン結石は高吸収であるが，コレステロール結石は CT では描出されないことがある．MRI では欠損像として認められる(図 6-1)．
- 肝内結石の合併症としては，急性胆管炎があり，重症例では門脈系の血栓性静脈炎，微小膿瘍を形成する．また乳頭部に落下し，胆石膵炎を起こすことがある．
- 胆管癌も 4.2% に合併するといわれている．

A2. 薄いスライスのダイナミック CT

鉄則!! 浸潤性の胆管癌は薄いスライスのダイナミック CT で描出可能である

- 肝門部領域の胆管癌で，特に左右肝管合流部付近に生じたものは壁浸潤型の発育形式をとり，左右の肝内胆管が肝門部で"泣き別れ状"に拡張する独特の臨床像を呈し，Klatskin tumor と呼ばれてきた．
- この部位の胆管癌は胆道造影では陰影欠損として描出され，腫瘤自体は同定困難だが，薄いスライスの CT では壁浸潤型の病変も "**増強される壁肥厚部**" として直接描出可能である[*]．

---

[*]：腫瘍に炎症性変化なども合併するため，腫瘍の範囲を正確に確定することは困難である．

- T因子評価としては，肝実質への浸潤の程度と，左右の一次分枝胆管長軸方向に沿った進展範囲の同定，かつ肝十二指腸間膜から肝門板および Glisson 鞘内の肝動脈・門脈への浸潤の有無の評価が重要である．
- 一般に肉眼的な癌辺縁から 2 cm までは粘膜癌，異型上皮，あるいは粘膜下進展が存在しうる．
- 浸潤範囲の評価はできるだけ減黄術前に画像検査を施行し評価すべきである．

A3. IPNB

鉄則!! 膵の IPMN と類似する粘液産生性の胆管内腫瘍をみたら IPNB を考える

- 胆管内乳頭状腫瘍（intraductal papillary neoplasm of the bile duct：IPNB）は管腔内発育型胆管細胞癌の一群に分類され，膵の IPMN の胆道系のカウンターパートとしての腫瘍である．
- 膵 IPMN とは類似点も多い 1 型と，粘液産生能が低く，高異型度で間質浸潤を高頻度に伴う 2 型に分けられる（表 6-2）．
- 肝内胆管には 1 型が多く，肝外胆管には 2 型が多い．
- 60〜70 歳台に多く，男女差なし，黄疸，胆管炎（PSC），肝内結石を合併する．
- 画像上，限局性あるいはびまん性の胆管拡張がみられ，胆道内に乳頭状腫瘤を認める（図 6-3）．

表 6-2　IPNB の分類

	1 型 IPNB （古典的 IPNB）	2 型 IPNB （従来の乳頭状胆管癌， 胆道の乳頭状態を含む）
解剖学的部位	肝内胆管に多い	肝外胆管に多い
病変部胆管の拡張	目立つ，囊状拡張あり	円筒状，紡錘形が多い
肉眼的粘液過剰産生	高頻度（〜80%）	低頻度（〜10%）
膵 IPMN への類似性	類似する	種々の程度で異なる
異型度	高度異型が多い	全例，高度異型
異なる異型度の混在	時々（〜20%）	稀
間質浸潤	〜50%	> 90%

A4. 膵臓や胆管, 唾液腺, 後腹膜, 腎など

- IgG4 陽性形質細胞浸潤と線維化を伴う特殊な自己免疫疾患で, 全身に非腫瘍性の炎症性腫瘤がみられる(multifocal fibrosclerosis).
- 病理学的には著明なリンパ球, 形質細胞浸潤と線維化を認める.
- 血清学的に高 IgG4 血症(135 mg/dL 以上)を呈する.
- 自己免疫性膵炎や胆管炎が多いが, それ以外に表 5-2(→ 261 頁, 膵シナリオ 5)のような病変がみられる.

鑑別のポイント

- **表 6-3** に鑑別のポイントを示す.
- 肝内胆管拡張は, 黄疸の鑑別として肝臓の超音波でみつかることが多い. しかし肝内胆管拡張が一部の場合は, 黄疸など症状がみられず偶然みつかることもある.
- 肝内胆管拡張の原因として次のものが, 主な鑑別として挙がる.
  - ① 結石や胆管内血腫, IPNB などの胆管内腫瘍などの胆管腔内の病変
  - ② 肝門部胆管癌や IgG4 などの胆管炎による肝門部病変
  - ③ リンパ節や, 肝臓癌や転移性腫瘍などによる肝門部の圧迫や浸潤
  - ④ Caroli 病などの先天性の胆管疾患(→ 54 頁, 肝シナリオ 5 もっと知りたい).

表 6-3 肝内胆管拡張の鑑別のポイント

	頻度	画像所見
胆管結石	++	乳頭部, 総胆管に高吸収, わかりにくいこともある
肝門部胆管癌	+	乏血性腫瘍 総胆管, 膵管拡張
IPNB	稀	胆管拡張 胆管内に腫瘍
IgG4, PSC などの胆管炎	稀	IgG4 では他臓器病変
肝悪性腫瘍やリンパ節腫大による胆道圧迫	+	肝悪性腫瘍やリンパ節腫大の合併
Caroli 病	稀	central dot sign 総胆管狭窄の機転なし

もっと知りたい！

肝門部の充実性腫瘤

- 肝門部の充実性腫瘤で頻度の高いものは，肝門部胆管癌（→ 182 頁，図 3-2）（→ 188 頁，図 3-11）や IgG4 関連疾患であるが，その他，悪性腫瘍の Glisson 鞘浸潤やリンパ節腫大なども鑑別に挙がる**(表 6-4)**．
- 低分化の胃癌や膵胆道系悪性腫瘍，悪性リンパ腫では Glisson 鞘に沿った癌のリンパ管浸潤（癌性リンパ管症）を認めることがある**(図 6-5)**．
- リンパ節腫大は悪性腫瘍の肝門部リンパ節転移や悪性転移で認められる．胃癌や原発性，転移性肝癌の再発は閉塞性黄疸を契機に発見されることが多い．
- 結核性のリンパ節炎では，壊死傾向の強いリンパ節腫大を認める．

表 6-4 肝門部充実性腫瘤の鑑別

- 肝門部胆管癌
- IgG4 関連疾患
- 悪性腫瘍の Glisson 鞘浸潤（胃癌，膵胆管癌，リンパ腫）
- リンパ節腫大（転移，リンパ腫，結核など）
- その他，稀な腫瘍性疾患

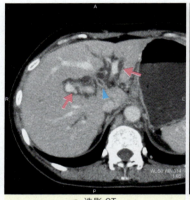 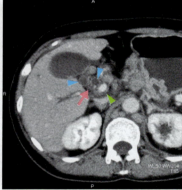 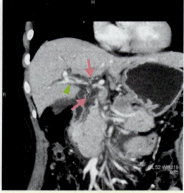

a. 造影 CT　　　b. 造影 CT（別スライス）　　　c. 造影 CT 冠状断

図 6-5　胃癌の Glisson 鞘浸潤（50 歳台女性）

- 肝門部〜肝臓末梢にかけて，肝内胆管の拡張も含めた Glisson 鞘の拡張を認める**(a-c →)**．総胆管や肝管の拡張，壁肥厚もみられる**(a,b ◀)**．
- 門脈周囲には軟部影を認める**(b ◀)**．肝内の門脈枝には不整も認める**(c ◀)**．

肝門部の嚢胞性腫瘤

- 肝門部には様々な嚢胞性腫瘤を認めることがあり，発生臓器の特定が重要である(**表 6-5**)．
- 肝由来では通常の肝嚢胞をはじめ，様々な肝嚢胞性疾患が鑑別に挙がる．膵由来では仮性嚢胞が最も多く，その他，様々な膵嚢胞性疾患も肝門部に認めることがある．胆道系由来では先天性胆道拡張症以外に，重複胆嚢(→ 209 頁，図 5-9)や胆嚢憩室などが原因となる．

表 6-5　肝門部嚢胞性腫瘤

- 肝由来：肝嚢胞，胆管周囲嚢胞，粘液性嚢胞腺腫など
- 膵由来：仮性嚢胞，様々な膵嚢胞性疾患
- 胆道由来：総胆管嚢腫，重複胆嚢，胆管憩室，IPNB など
- その他，リンパ管腫など

Chapter **3**

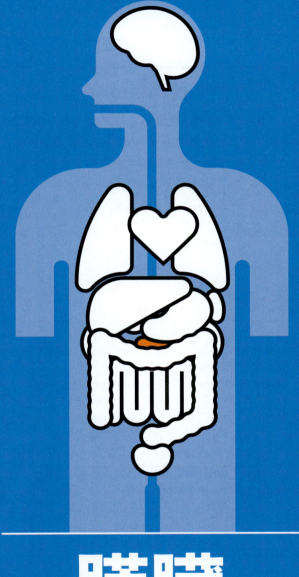

膵臓

Pancreas

Chapter 3 | 膵臓

シナリオ 1 単房性の膵囊胞性腫瘍

First Touch

膵の囊胞性疾患は様々な原因(腫瘍性あるいは非腫瘍性)で発生する．画像上，単房性のものと，多房性のものに大別される．膵の単房性の囊胞性腫瘍は良性の場合が多い．一方，多くの膵囊胞性腫瘍は多房性であるが，隔壁が薄かったり，1つの囊胞が増大したりする場合には，単房性を呈することがある．また充実性腫瘍が壊死によって単房性の腫瘍としてみられることもある．

表1-1 膵囊胞性病変の鑑別

炎症・感染	先天性	囊胞性膵腫瘍	充実性膵腫瘍の変性・壊死
● 仮性囊胞 ● 貯留囊胞 ● リンパ上皮性囊胞 ● 寄生虫性囊胞 ● 膿瘍	● 孤立性真性囊胞 ● 系統的疾患に関連した囊胞(常染色体優性多囊胞腎，von Hippel-Lindau病，囊胞性線維症など)[*1]	**Common** ● IPMN，SCN，MCN[*2] **Rare** ● リンパ管腫，血管腫，膵内副脾に発生した囊胞性腫瘍(リンパ上皮性囊胞，類表皮囊胞)	● 充実性偽乳頭状腫瘍(SPN) ● 神経内分泌腫瘍(NET) ● 腺房細胞癌 ● 膵癌(粘液癌，退行性癌) ● 肉腫 ● 転移

[*1]：系統的疾患に関連した囊胞は多発することが多い．
[*2]：IPMN，SCN，MCNなどの囊胞性膵腫瘍は，通常多胞性である．

Check Points

- 膵炎や外傷の既往
- 多臓器の悪性腫瘍の有無
- 副脾の有無

読影にチャレンジ！

症例 **1** 50歳台男性．以前より慢性膵炎で近医に通院していた．検診で腹部に腫瘤を指摘される．

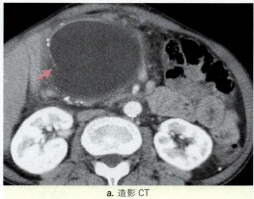
a. 造影CT

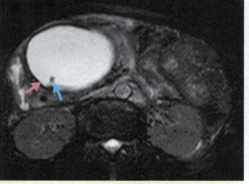
b. T2強調画像

図 1-1　症例 1
- 造影CTでは膵頭部に大きな単房性の囊胞性腫瘤を認める（a →）．壁は厚く，石灰化もみられる．
- T2強調画像では，被膜は比較的低信号，内容液の著明な高信号を呈し（b →），一部小さな結節性病変を認める（b →）．

症例 **2** 20歳台男性．急に左季肋部痛を自覚．その後，痛みが持続するため精査となる．

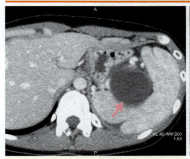
a. 造影CT

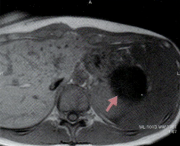
b. T1強調画像

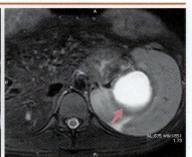
c. T2強調画像

図 1-2　症例 2
- 造影CTでは膵尾部に単房性の囊胞性腫瘤を認め（a →），壁は平滑である．
- T1強調画像では低信号（b →），T2強調画像では著明な高信号（c →）であり，漿液性の内容物と考えられる．

症例 70歳台女性．糖尿病を発症し，精査目的で腹部超音波を施行したところ，膵臓に腫瘤を指摘される．

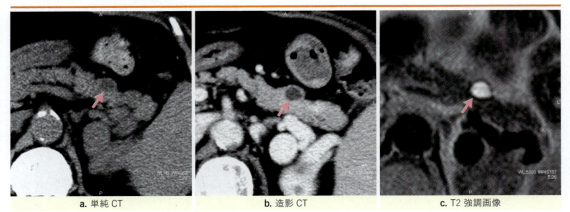

図 1-3 症例 3
- 膵体部に単房性の囊胞性腫瘤を認める(a–c ➡)．囊胞壁は比較的厚い．

症例 50歳台男性．胸腺腫の病期診断において膵臓に病変を指摘される．

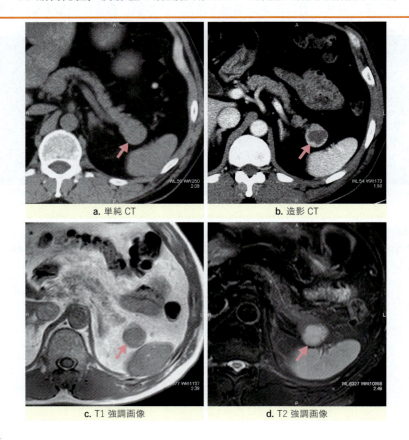

図 1-4 症例 4
- 膵尾部に単房性の囊胞性腫瘤を認める(a–d ➡)．囊胞壁は比較的厚い．

診断			
症例 ❶	仮性嚢胞	症例 ❷	粘液性嚢胞腺腫
症例 ❸	壊死性神経内分泌腫瘍（NET）	症例 ❹	副脾に発生した類表皮嚢腫

Questions.

Q1. 代表的な単房性膵嚢胞を挙げよ．(223 頁，A1)

Q2. 膵の嚢胞性腫瘤で最も頻度の高いものは何か？(224 頁，A2)

Q3. 嚢胞変性を来しやすい膵腫瘍にはどのようなものがあるか？(224 頁，A3)

Q4. 膵に発生する類表皮嚢腫の好発部位はどこか？(225 頁，A4)

A1. 仮性嚢胞，粘液性嚢胞腺腫，壊死性の NET，類表皮嚢胞

 鉄則!! 単房性の膵嚢胞には様々な種類があるが，画像上の鑑別は困難

- 膵嚢胞は腫瘍性（嚢胞性，壊死性）と非腫瘍性（仮性嚢胞と真性嚢胞）に大別され，単房性のものとして，それぞれ**粘液性嚢胞腫瘍(mucinous cystic neoplasm；MCN)**，**神経内分泌腫瘍(neuroendocrine tumor；NET)**，**膵炎後仮性嚢胞**，**類表皮嚢胞**が代表的である**(図 1-5)**．
- 膵の単房性嚢胞には様々なものが含まれ，画像診断でこれらの腫瘍を鑑別することは容易ではない．全く異なる病理が似たような画像所見を呈することがある．

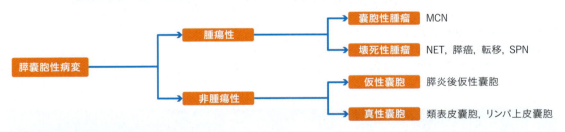

図 1-5 膵嚢胞性病変の鑑別

A2. 膵炎後の仮性嚢胞

 単房性の膵嚢胞では仮性嚢胞の頻度が最も高い．増大することもある

- **仮性嚢胞は膵の嚢胞性疾患で最も頻度が高く**，嚢胞全体の 50〜60％ を占めるといわれている．
- 急性膵炎や外傷後に組織や体液，血液などが堆積して嚢胞を形成したもので，内腔が上皮ではなく結合組織で覆われる（真性嚢胞は上皮で被覆される）．
- 多くは単房性で嚢胞壁が厚いこともある．膵臓やその周囲に膵炎を示唆する所見があれば仮性嚢胞の可能性が高くなるが，画像上，他の嚢胞との鑑別が困難なことも少なくない．
- 膵炎発症後，1 週間〜1 か月のあいだに発症する．
- 膵炎に対する内科的治療で多くは治癒するが，時に嚢胞が大きくなり，ドレナージなどの治療が必要となる場合がある（図 1-6）．

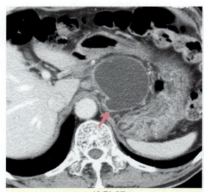

a. 造影 CT　　　　　　　　　　　　　　b. 造影 CT（1 か月後）

図 1-6　仮性嚢胞の増大（70 歳台男性）
- 膵体部に単房性の嚢胞を認める（a ➡ ）．
- 1 か月後，嚢胞は著明に増大している（b ➡ ）．この後，ドレナージが施行された．

A3. NET が多い．その他，膵癌，転移，SPN など

 単房性の膵嚢胞では壊死性の腫瘍のことがあり要注意

- **NET** は嚢胞変性を伴うことが多く，嚢胞変性が高度の場合は単房性の嚢胞として認められる（図 1-3）．基本的に多血性の腫瘍のことが多いため，辺縁部に濃染を伴うことが多い．

- **膵癌**でも稀に嚢胞変性がみられるが，壁が不整のことが多い．粘液性膵癌も嚢胞性腫瘤として認められる**(図 1-7)**．
- 転移は**腎癌の転移**が多いが，稀に嚢胞変性がみられる．
- **充実性偽乳頭状腫瘍(solid pseudopapillary neoplasm；SPN)** は基本的に充実性の腫瘍であるが，出血を伴った嚢胞形成がみられることが多い．若年女性で，出血を伴った嚢胞をみた場合は SPN を考える（→ 243 頁，シナリオ 3 A5）．

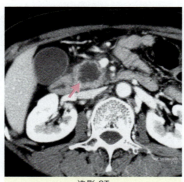

造影 CT

図 1-7　膵充実性腫瘍の嚢胞変性（粘液性の膵癌，60 歳台男性）
- 造影 CT では膵頭部に嚢胞性の腫瘤を認めるが(→)，嚢胞壁は不整である．

A4. 膵尾部に多い

鉄則!!　膵尾部の単房性嚢胞性病変では副脾に発生する類表皮嚢胞も考える

- **膵に発生する類表皮嚢胞は膵に迷入した副脾より発生するため膵尾部に多く**，嚢胞壁や外周に脾組織が確認される**(図 1-4)**．CA19-9 が半数程度で上昇する．
- 充実成分を伴い隔壁様構造を有する境界明瞭な単房性・多房性の嚢胞性病変として認められる．
- 充実性部分は副脾なので，SPIO(superparamagnetic iron oxide，超常磁性酸化鉄)によって副脾成分を確認することで，特異的に診断が可能である(→ 253 頁，シナリオ 4 A5)．
- 内容液はケラチン様物質であるため，T1 強調画像および拡散強調画像で軽度高信号を呈する．

鑑別のポイント

- 鑑別のポイントを**表 1-2** に示す.
- 膵の単房性嚢胞性腫瘤は, 頻度としては仮性嚢胞が鑑別診断の第 1 に挙がる. 膵炎の既往や, 画像上, 膵炎を示唆する所見がないかを検討する.
- 女性で膵体尾部に単房性嚢胞を認めた場合は MCN が鑑別の上位となるが, 仮性嚢胞との鑑別は困難な場合が多い.
- CA19-9 が上昇し, 拡散強調画像でも高信号を呈する嚢胞では, リンパ上皮嚢胞や類皮膚嚢胞を考える. リンパ節上皮嚢胞は膵の全部位に発生するのに対し, 類表皮嚢胞は膵尾部に好発する.
- SPN は, 本来は充実性腫瘍であるが, 出血によって嚢胞性となる.
- 壊死性腫瘍の場合, 辺縁部が多血性であれば NET のことが多い. 悪性度の高い膵癌では壊死傾向が強く, 嚢胞性となることもある.

表 1-2　膵臓の単房性嚢胞の鑑別のポイント

	頻度	性差	好発部位	壁の厚さ	内容成分
仮性嚢胞	+++	なし	どこでも	様々	様々
MCN	+	ほぼ女性	体尾部	厚い, 石灰化+	様々
類表皮嚢胞	稀	なし	尾部	厚い	角化物
充実性腫瘍の嚢胞変性	+	なし	どこでも	厚い	壊死
SPN	稀	若年女性	尾部	やや厚い	出血

もっと知りたい！

膵の真性嚢胞

- 真性嚢胞は嚢胞内腔が上皮で被覆される非腫瘍性の嚢胞で**(図 1-5)**, 頻度は稀である.
- 真性嚢胞として類表皮嚢胞, リンパ上皮嚢胞（→ 236 頁, シナリオ 2 もっと知りたい）, 先天性嚢胞（von Hippel-Lindau 病や polycystic disease）などがみられる.

Chapter 3 膵臓

シナリオ 2 多房性の膵囊胞性腫瘤

First Touch

膵の囊胞性腫瘍は腫瘍性と非腫瘍性に大別される．腫瘍性〔膵管内乳頭粘液性腫瘍(IPMN)，漿液性囊胞腫瘍(SCN)，粘液性囊胞腫瘍(MCN)〕の多くは多房性の囊胞である．形態的特徴からある程度鑑別可能であるが，SCN は非常に多彩な所見を呈するため，他の囊胞性疾患との鑑別が困難なこともある．SCN はほぼ良性であるが，IPMN や MCN は悪性の可能性があり，良悪性の鑑別は重要である．膵管との交通や充実部の有無，壁不整に注目する．

膵嚢胞性病変の鑑別はシナリオ 1 の表 1-1(→ 220 頁)を参照

Check Points

- 年齢，性別
- 壁の厚さ，充実部，濃染の有無
- MRCP で膵管との交通
- 主膵管拡張の有無

症例 **1**　80 歳台女性．検診の超音波で，膵腫瘤を指摘される．

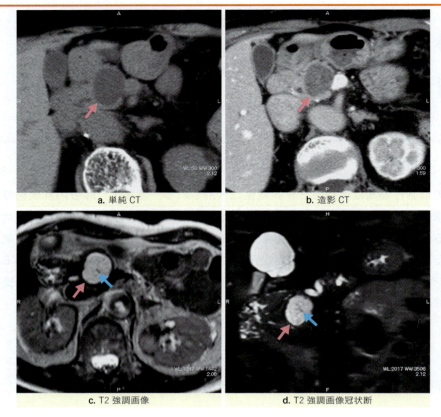

図 2-1　症例 1
- 単純 CT では，膵頭部に低吸収の腫瘤を認める (a ➡)．
- 造影 CT では，隔壁の増強効果に伴う軽度増強効果を認める (b ➡)．
- T2 強調画像では，全体的に著明な高信号であるが，内部に薄い隔壁を認める (c,d ➡)．中心部には瘢痕と考えられる低吸収域がみられる (c,d ➡)．

症例 **2**　20 歳台女性．左季肋部痛出現．腹部超音波で左季肋部に腫瘤を指摘される．

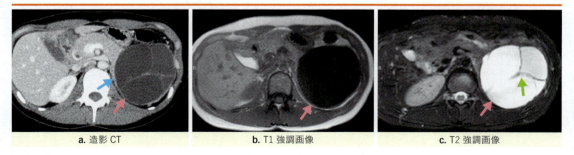

図 2-2　症例 2
- 造影 CT では，膵尾部に多房性の囊胞を認める (a ➡)．膵臓との間に beak sign がみられる (a ➡)．
- T1 強調画像では，囊胞は著明な低信号を呈する (b ➡)．
- T2 強調画像では，著明な高信号を呈している (c ➡)．囊胞の辺縁には線維性被膜を認め，隔壁は低信号である (c ➡)．

228　Chapter **3**　膵臓

症例 80歳台女性．以前より膵頭部に嚢胞性病変を指摘されている．フォロー目的で，CTやMRIを撮像．

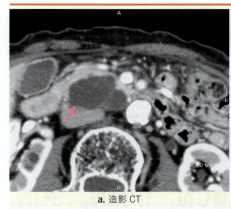

a. 造影CT

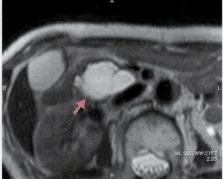

b. T2強調画像

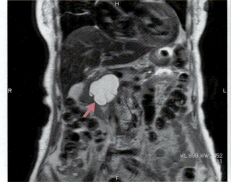

c. T2強調画像冠状断

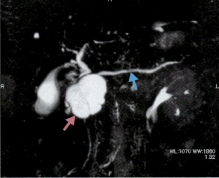

d. MRCP

図 2-3 症例3
- 膵鉤部に多房性の嚢胞性腫瘤を認める(a-d →)．辺縁はブドウの房状であり，辺縁に線維性被膜を認めない．
- MRCPでは，軽度の膵管拡張もみられる(d →)．

症例 30歳台男性．上腹部痛があり，超音波を施行したところ，膵頭部に嚢胞性病変を指摘される．

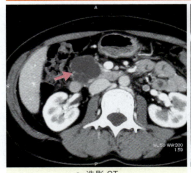

a. 造影CT

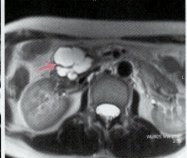

b. T2強調画像

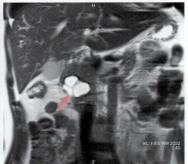

c. T2強調画像冠状断

図 2-4 症例4
- 膵頭部に多房性嚢胞を認める(a-c →)．辺縁はブドウの房状であり，辺縁に線維性被膜を認めない．

診断

症例 ① 漿液性嚢胞腺腫	症例 ② 粘液性嚢胞腺腫
症例 ③ 膵管内乳頭粘膜性腫瘍(IPMN)	症例 ④ macrocystic typeの漿液性嚢胞腺腫

Questions.

Q1. 多房性の囊胞性病変ではどのような鑑別を考えるか？（230頁, A1）
Q2. 蜂巣状の囊胞性病変では何を考えるか？（231頁, A2）
Q3. 漿液性囊胞腺腫にはどのようなタイプがあるか？（232頁, A3）
Q4. 悪性の可能性がある多房性囊胞は何か？（232頁, A4）
Q5. どのような所見があればIPMNの悪性化を考えるか？（233頁, A5）

A1. MCN, IPMN, SCN, 仮性囊胞

鉄則!! 膵臓の多房性囊胞ではMCN, IPMN, SCN, 仮性囊胞を鑑別する

- 膵の多房性囊胞性腫瘍では，**膵管内乳頭粘液性腫瘍（intraductal papillary mucinous neoplasm；IPMN）**，**粘液性囊胞腫瘍（mucinous cystic neoplasm；MCN）**や**漿液性囊胞腫瘍（serous cystic neoplasm；SCN）**などの鑑別が問題となる**（表 2-1，図 2-5）**．IPMNは男性，SCNの女性にやや多いが，MCNのほぼ全例が女性に発生する．
- 好発部位はMCNは体尾部，IPMNとSCNは膵頭部に多い傾向がある．
- **MCNでは被膜や隔壁に石灰化**を認めることがあり，**SCNでは中心瘢痕に石灰化**がみられる．
- 膵管との交通は鑑別に重要で，**IPMNは膵管との交通**がみられ，薄いスライスのMRCPで確認できることが多い．
- IPMNの囊胞は拡張した分枝膵管であるため被膜はないが，**MCNは厚い線維性被膜**が特徴である．SCNの被膜は薄い．
- **仮性囊胞**も多房性囊胞としてみられることがある．囊胞内容液も様々であり，感染や炎症合併していることも多く，診断が難しいことがある．
- 出血性の囊胞性腫瘍では充実性偽乳頭状腫瘍（SPN）が鑑別の第一に挙げられ，特に若い女性であれば可能性が高い．
- 先天性の囊胞であるリンパ上皮囊胞，類表皮囊胞も多房性のことがある．

表 2-1 膵囊胞性腫瘍（典型例）の鑑別のポイント

	年齢（歳）	性差（M：F）	好発部位	囊胞の形態と大きさ	膵管との交通	石灰化	増強効果
分枝型 IPMN	60＋	2：1	膵鉤部，頭部＞体尾部	多房性，ブドウの房状	あり	稀	結節部，充実部
MCN	40〜60	1：9	膵体尾部	単房性，多房性 一般に囊胞は大きい	なし	隔壁や辺縁部	囊胞壁，結節部
SCN	60＋	1：2〜3	膵頭部＞体尾部	多くは蜂巣状，時に大きな囊胞や充実性	なし	中心部（星芒状）	多くは多血性

230　Chapter 3　膵臓

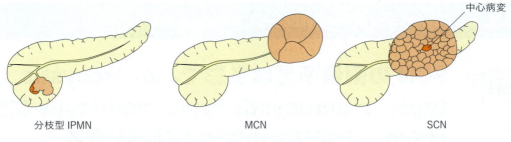

分枝型 IPMN　　　　　MCN　　　　　SCN

図 2-5　膵嚢胞性腫瘍の鑑別

A2. SCN

 鉄則!!　典型的な SCN は蜂巣状の囊胞である

- **漿液性囊胞腺腫**(SCN)は中年女性の膵体尾部に好発し，**漿液性の蜂巣状の小囊胞**からなる囊胞性腫瘍である**(図 2-1)**．
- 囊胞隔壁は蜂巣状で，**隔壁には毛細血管**が多く，血流豊富で濃染され（多血性腫瘍と間違うことがある），中心部に線維性の星亡状瘢痕を認め，点状の石灰化もみられる（20〜40％）**(図 2-6)**．
- T2 強調画像では高信号，内部に隔壁あり．
- 悪性転化は稀．経過観察が基本．

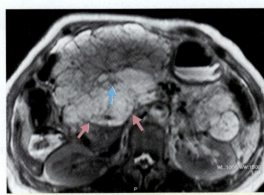
a. T2 強調画像

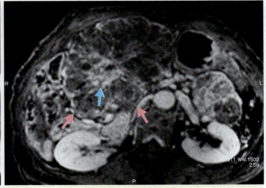
b. 造影 T1 強調画像

図 2-6　SCN（80 歳台女性）
- 膵頭部に，蜂巣状の囊胞を認める(a, b ➡)．中心部の瘢痕部は T2 強調画像にては低信号を呈し(a ➡)，
- 造影 T1 強調画像では，増強効果を認める(b ➡)．

A3. microcystic type, macrocystic type, solid type の3タイプ

鉄則!! SCN の画像所見は多彩で，microcystic type，macrocystic type，solid type に分けられ，他疾患との鑑別が問題となる

- **SCN** は小さな囊胞で形成される典型的な microcystic type（図 2-1，図 2-6）と，大きな囊胞で形成される macrocystic type（oligocystic type）（図 2-4）および肉眼的には囊胞を認識できない充実型（solid type）に分類される（図 2-7）．
- 典型的な microcystic type では診断に迷うことはあまりないが，macrocystic type では IPMN や MCN と，solid type では NET などの多血性腫瘍との鑑別が問題となる．

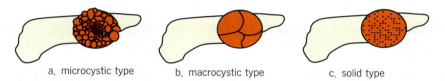

a. microcystic type　　　b. macrocystic type　　　c. solid type

図 2-7　膵漿液性囊胞腫瘍の肉眼分類
- SCN は小さな囊胞で形成される典型的な microcystic type（a），大きな囊胞で形成される macrocystic type（b），肉眼的には囊胞を認識できない solid type（c）に分類される．

A4. MCN, IPMN

鉄則!! IPMN と MCN は悪性化の可能性あり

- **MCN** は単房性あるいは多房性の囊胞で（図 2-2），low grade（以前の粘液性囊胞腺腫）と high grade（粘液性囊胞腺癌）に分けられ，前者が若年者，後者が年長者にみられる．
- low grade でも悪性転化の可能性があり，切除が原則である．
- 壁在結節は悪性を示唆する所見であるが，良性で認めることもあり，画像上での良悪性の鑑別は困難なことも多い．

A5. 閉塞性黄疸を伴う膵頭部の囊胞性病変，増強効果を伴う5mm以上の壁在結節，10mm以上の膵管の拡張

鉄則!! IPMNでは閉塞性黄疸の出現，5mm以上の壁在結節，主膵管の10mm以上の拡張があれば悪性を強く疑う

- **IPMN**は粘液産生能を有し，乳頭状増殖を特徴とする上皮より構成される膵管内腫瘍である．高齢男性の膵頭部に好発する．
- 病変の主座によって分枝型と主膵管型および両者の混合型に分類され(図2-8)，分枝型が多い．
- 分枝型はブドウの房状の形態を示すが，真の隔壁はない(図2-3)．また病変を被う被膜はない
- 主膵管型では腫瘍性，分枝型では過形成や腺腫が多い．
- IPMNのマネジメントの指診としてhigh-risk stigmata（悪性の確診所見）とworrisome featureが提唱され(表2-2)[1]，前者では手術の適応，後者は超音波内視鏡や細胞診などで精査をすべきとされる．

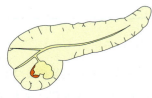
分枝型IPMN

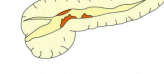
主膵管型IPMN

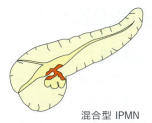
混合型IPMN

図2-8　IPMNの分類
- IPMNは病変の主座によって主膵管型と分枝型および両者の混合型に分類される．
- 赤色が病変部

表2-2　IPMNの悪性化の指標

high-risk stigmata（悪性を強く示す所見）	worrisome feature（悪性の疑いを示す所見）
①膵頭部にIPMNを有する患者の閉塞性黄疸 ②造影剤で増強される5mm以上の壁在結節あるいは充実性成分 ③主膵管の10mm以上の拡張 ④細胞診を施行した場合はその陽性か疑診	①急性膵炎 ②血清CA19-9の上昇 ③新規発症の糖尿病または既存糖尿病の1年以内の急性増悪 ④囊胞サイズ30mm以上 ⑤造影される壁在結節5mm未満 ⑥肥厚して造影される囊胞壁 ⑦主膵管径5mm以上で10mm未満 ⑧尾側の膵萎縮を伴う主膵管の急な狭窄 ⑨リンパ節腫大 ⑩囊胞の急速な増大2.5mm以上／年

〔国際膵臓学会ワーキンググループ（代表：大塚隆生）：エビデンスに基づくIPMN国際診療ガイドライン2024年版 日本語版．医学書院，2024より作成〕

鑑別のポイント

- 鑑別疾患を表 2-3 に示す.
- 膵漿液性嚢胞腺腫(SCN)は典型的な microcystic type ばかりではなく, macrocystic type から solid variant まで様々な形態をとるので, 他の腫瘍との鑑別が困難な場合がある.
- 小嚢胞が集簇している場合は, SCN と IPMN 分枝型, 大小嚢胞が多発している場合は, 粘液性嚢胞腺腫・腺癌(MCN), 粘液産生膵腫瘍(IPMN)分枝型, macrocystic type の SCN が鑑別として挙がる(表 2-2, 図 2-5).
- macrocystic type の SCN と MCN の鑑別は困難な場合が多い. 鑑別は MCN では膵線維性被膜がみられること, SCN では, 辺縁に微細な嚢胞がみられることが多いことなどである.

表2-3 膵の多発性嚢胞の鑑別

- 仮性嚢胞
- IPMN
- von Hippel-Lindau 病
- 多発性嚢胞腎
- cystic fibrosis

もっと知りたい！

IPMN と膵癌

- IPMN は病理学的には adenoma-carcinoma sequence を呈するとされ, 膵癌の前駆病変の 1 つである. 癌化したものは膵管内乳頭粘液腺癌(intraductal papillary mucinous carcinoma；IPMC)と呼ばれる.
- 分枝型 IPMN において嚢胞内の増強効果のある壁在結節を認める場合, 悪性を考慮すべきである(図 2-9). 特に, 5 mm 以上の増強効果のある壁在結節や主膵管の 10 mm 以上の拡張(図 2-10)であれば high-risk stigmata となり, 切除適応となる.
- IPMN は膵全体にみられる疾患であり, 他部位にも IPMN 由来膵癌あるいは併存膵癌が発生するリスクが高い.
- 膵管内乳頭粘液性腫瘍の浸潤成分の約 1/3 は粘液癌である(→ 246 頁, シナリオ 3 もっと知りたい).

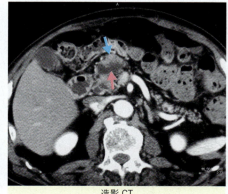

造影 CT

図 2-9 分枝型 IPMN に発生した癌（70 歳台男性）
- 拡張した嚢胞を認め(→), 嚢胞の一部に充実部を伴っている(→).

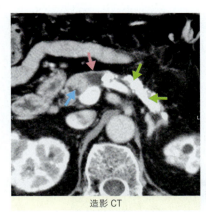

図 2-10　主膵管型 IPMN に発生した癌および膵石症（70 歳台男性）
- 主膵管の拡張を認め（ → ），内腔に突出する充実部を認める（ → ）．
- 拡張した膵管内に石灰化（膵石）を認める（ → ）．

主膵管型および混合型 IPMN

- シナリオ 6　A3（→ 268 頁）を参照

多発性の膵囊胞

- 膵の多発性囊胞では表 2-3 のような疾患が鑑別に挙がる．
- 膵炎の既往がある場合には仮性囊胞，IPMN を考えるが，無症状のこともある．IPMN では膵管との交通がみられる．
- von Hippel-Lindau 病と多発性囊胞腎（図 2-11）は真性囊胞で，他の部位の囊胞を合併することが多い．

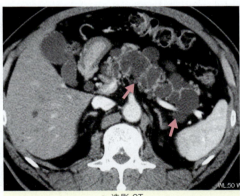
a. 造影 CT

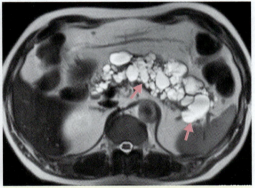
b. T2 強調画像

図 2-11　多発性囊胞腎患者にみられた多発性の先天性膵囊胞（60 歳台男性）
- 膵臓に囊胞が多発している（a, b → ）．

リンパ上皮嚢胞　lymphoepithelial cyst(LEC)

- 膵にみられる良性嚢胞（頭頸部の鰓弓嚢胞と同じ組織）で多房性，時に単房性，境界明瞭で膵外に突出する．
- 男性に多く（4〜9：1），半数に CA19-9 の上昇を認める．
- 嚢胞壁や隔壁は厚く不整．石灰化を伴うこともある．
- 嚢胞内はケラチンであり，MRI では T1 強調画像および拡散強調画像で高信号を呈する（図 2-12）．

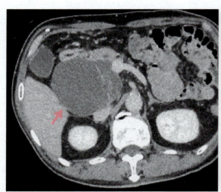 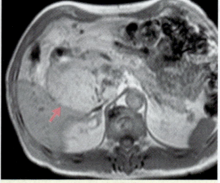

a. 造影 CT　　　　　　　　　　　　　b. T1 強調画像

図 2-12　膵リンパ上皮嚢胞（60 歳台男性）
- 造影 CT では膵頭部に二峰性の嚢胞を認める（a ➡）．
- T1 強調画像では嚢胞内容液は高信号を呈している（b ➡）．

【文献】
1）国際膵臓学会ワーキンググループ［代表：大塚隆生］：エビデンスに基づく IPMN 国際診療ガイドライン 2024 年版 日本語版．医学書院，2024

Chapter 3 | 膵臓

シナリオ 3 膵の乏血性腫瘤（壊死性の乏血を含む）

First Touch

ダイナミックCTの動脈相で膵実質よりも低吸収を呈する腫瘤を乏血性腫瘤と呼ぶ．膵癌をはじめとする多くの悪性腫瘍は乏血性であるが，膵炎やIgG4関連疾患などの良性疾患でも乏血性の腫瘤を形成する．また，多血性の腫瘍でも内部の変性や壊死により，乏血性となることがある．

表3-1　膵乏血性病変の鑑別

腫瘍性	非腫瘍性
● 膵癌 ● 神経内分泌腫瘍（NET）（変性を伴う） ● 悪性リンパ腫 ● 充実性偽乳頭状腫瘍（SPN） ● 転移 ● 腺房細胞癌	● 腫瘤形成性膵炎 　（限局性慢性膵炎，限局性自己免疫性膵炎） ● groove膵炎 ● 炎症性偽腫瘍 ● 限局性脂肪沈着

Check Points

- 年齢，性
- 膵炎や糖尿病の既往
- 腫瘍マーカー，IgG4の値
- 主膵管や血管浸潤，石灰化の有無

読影にチャレンジ！

症例 **1** 80歳台男性．最近，腹痛あり．超音波で膵頭部および肝臓の腫瘤を指摘される．

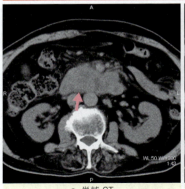
a. 単純 CT

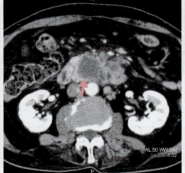
b. 造影 CT

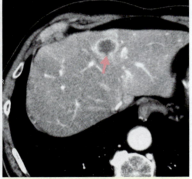
c. 造影 CT（別スライス）

図 3-1 症例 1
- 単純 CT では膵鉤部の腫大を認める（a ➡）．
- 造影 CT では膵鉤部に辺縁が若干不明瞭な乏血性の腫瘍を認める（b ➡）．
- 別スライスでは肝左葉に乏血性の腫瘤を認める（c ➡）．周囲にはリング状の増強効果を認める．

症例 **2** 80歳台女性．自覚症状なし．検診の超音波で膵腫瘤を指摘される．

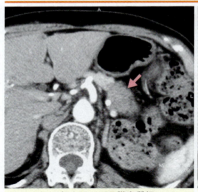
a. ダイナミック CT 膵実質相

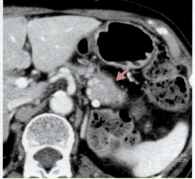
b. ダイナミック CT 門脈相

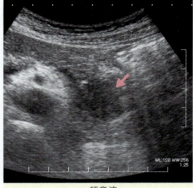
c. 超音波

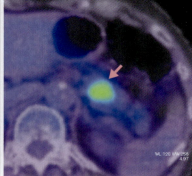
d. FDG-PET

図 3-2 症例 2
- ダイナミック CT 膵実質相では膵体尾部は腫大し，正常膵に比し低吸収である（a ➡）．
- ダイナミック CT 門脈相では腫瘍部は遷延性に増強効果を認める（b ➡）．
- 超音波では境界不明瞭な低エコーの腫瘤がみられる（c ➡）．
- FDG-PET では FDG の取り込みは，軽度である（d ➡）．
- 生検後，腫瘤は縮小した．

症例 **3**　70歳台女性．上腹部痛あり．近医の超音波で膵頭部の腫瘤を指摘される．

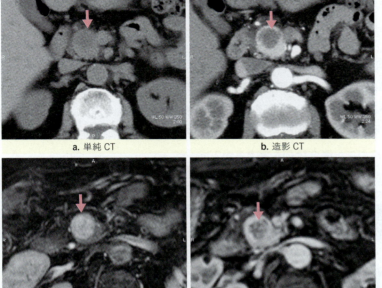

図 3-3　症例 3
- 単純 CT では膵頭部に低吸収を認める (a →)．
- 造影 CT では膵頭部に比較的境界明瞭な乏血性の腫瘍を認める (b →)．
- T2 強調画像では腫瘍は軽度高信号を呈している (c →)．
- ダイナミック MRI 早期相では腫瘍は軽度の濃染を認める (d →)．

症例 **4**　50歳台女性．サッカーの練習で心窩部を打撲．その後，腹痛が持続．

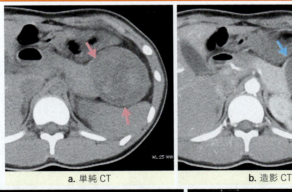
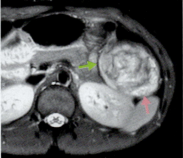

図 3-4　症例 4
- 単純 CT では膵尾部に腫瘤を認める．内部は低吸収 (a →) と軽度高吸収が混在している．
- 造影 CT では腫瘤はほとんど増強効果を認めない (b →)．膵臓との間に beak sign (くちばしサイン) を認め (b →)，膵臓由来の腫瘤であることが明らかである．
- T1 強調画像では，腫瘤は不整な高信号を呈する (c →)．
- T2 強調画像では，腫瘤は高信号と低信号が混在しており (d →)，腫瘤の内部は血腫であると推定される．腫瘤の周囲に低信号の rim (帯) がみられ (d →)，被膜の存在が示唆される．

シナリオ **3**　膵の乏血性腫瘤（壊死性の乏血を含む）　239

診断			
症例 1	膵癌および肝転移	症例 2	腫瘤形成性膵炎
症例 3	乏血性の神経内分泌腫瘍（NET）	症例 4	充実性偽乳頭状腫瘍（SPN）

Questions.

Q1. 高齢者において膵の乏血性腫瘤で膵癌以外に考えるべき疾患は何か？（240 頁, A1）

Q2. PET や MRI で限局性膵癌と腫瘤形成性膵炎の鑑別は可能か？（242 頁, A2）

Q3. 膵癌はどのような所見がみられた場合に切除不能と判断されるか？（242 頁, A3）

Q4. NET で乏血性や石灰化を伴う場合の悪性度はどの程度か？（243 頁, A4）

Q5. 若年女性の充実性膵腫瘤をみた場合は何を考えるか？（243 頁, A5）

A1. 腫瘤形成性膵炎，乏血性の NET，転移，限局性脂肪浸潤

鉄則!! 膵癌以外の乏血性腫瘤として腫瘤形成性膵炎，乏血性の NET，転移，限局性脂肪浸潤がみられる

- 膵の乏血性腫瘍ではまず，膵癌を考えなければならない．**約 8 割が膵頭部（図 3-1），2 割が体尾部（図 3-5）** に発生する．

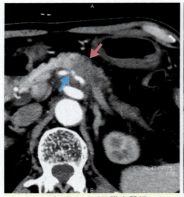 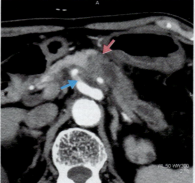 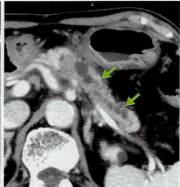

a. ダイナミック CT 膵実質相　　　b. ダイナミック CT 膵実質相（別スライス）　　　c. ダイナミック CT 門脈相

図 3-5　膵癌および随伴性膵炎（80 歳台男性）
- ダイナミック CT 膵実質相では，膵体部は腫大し，低吸収を呈しており，乏血性腫瘤の存在が示唆される（a,b ➡）．総肝動脈および脾動脈への浸潤もみられる（a,b ➡）．
- ダイナミック CT 門脈相では末梢膵管の拡張および膵実質の萎縮がみられ（c ➡），膵体部の腫瘤に伴う随伴性の膵炎が疑われる．

- 多くは限局性腫瘤であるが，びまん性にみられることもある（全体癌，図3-6）
- 乏血性腫瘍では，膵癌の頻度が高いが，画像所見が類似する腫瘤形成性膵炎との鑑別が問題となる（図3-2）．
- 神経内分泌腫瘍（neuroendocrine tumor；NET）も内部壊死などにより乏血性のことも少なくないが，比較的境界鮮明なことが多い（図3-3）．
- 腎癌以外の転移では乏血となることが多く，悪性リンパ腫も乏血性腫瘤としてみられる．
- 限局性脂肪浸潤も，乏血性の腫瘤の鑑別に挙がる（→245頁，図3-7）．

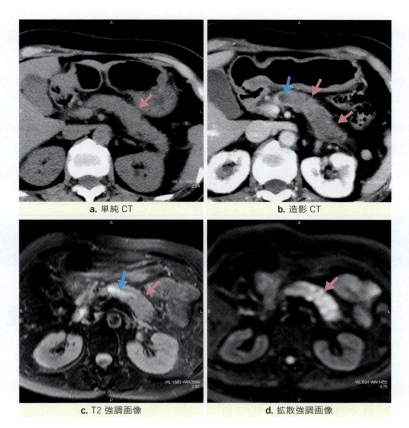

a. 単純CT　　　b. 造影CT
c. T2強調画像　　　d. 拡散強調画像

図3-6　膵全体癌（60歳台女性）
- 単純CTでは，膵体部に軽度の腫大を認め，正常の分葉構造は消失している（a ➡）．
- 造影CTでは，膵体尾部の増強効果は不良であり（b ➡），膵実質が腫瘍に置換されていることが推察される．膵体部に膵管の拡張と思われる低吸収域を認める（b ➡）．
- T2強調画像では，腫瘍は軽度高信号を呈している（c ➡）．膵体部に拡張した膵管を認める（c ➡）．
- 拡散強調画像では，膵臓の腫瘍は全体的に高信号を呈している（d ➡）．多発性に高信号のspotもみられる．

A2. 通常，困難である

鉄則!!　膵癌と腫瘤形成性膵炎の鑑別は PET や MRI でも難しい

- 膵癌は内部の変性や壊死を反映して不均一な増強効果を示すが，腫瘤形成性膵炎では平衡相で比較的均一な増強効果を示す(図 3-2)．また膵癌に比べて主膵管の拡張や尾側の萎縮の程度は弱い．
- 背景膵に膵石や石灰化があれば腫瘤形成性膵炎の可能性が高いが，自己免疫性膵炎(autoimmune pancreatitis；AIP)の場合は膵癌との鑑別が難しいことが多い．
- 膵癌では主膵管や胆管の急激な途絶を認めるのに対して，腫瘤形成性膵炎の場合は先細り状の狭窄を呈する．
- 膵癌は FDG-PET で高集積を認めるが，腫瘤形成性膵炎との鑑別が困難なことも多い(膵癌診断の感度 65〜100%，特異度 64〜100% と報告者によって差がある)．
- 自己免疫性膵炎の ADC 値は，膵癌の ADC 値より有意に低いという報告もあるが，例外も多い．

A3. 腹腔動脈，上腸間膜動脈，門脈などへの浸潤，他臓器や後腹膜浸潤，肝転移，広範なリンパ節転移，腹膜播種，遠隔転移がある場合

鉄則!!　膵癌の診断では切除可能かどうかを見極める

- 膵癌の唯一の根治治療は切除であり，R0 切除*が達成可能か否かの視点から，切除可能(Resectable；R)，切除可能境界(Borderline resectable；BR)，切除不能(Unresectable；UR)に分けられている(表 3-2)．
- 手術適応は施設により判断の基準が異なるが，一般的に表 3-3 を満たすことが必要である．
- 腫瘍径が小さくとも，これらの所見がみられれば手術不能と判断され(図 3-5)，化学療法が行われる．
- BR 膵癌は"腫瘍が門脈や上腸間膜動脈など主要血管への浸潤を認め，手術先行による外科的切除を施行しても高率に癌が遺残し，生存期間延長効果を得ることができない可能性があるもの"と定義されている．
- BR 膵癌の治療戦略として，術前補助療法による R0 切除率の向上が生存向上につながる可能性があり，その効果が注目されている．

＊：R0 切除：手術にて，肉眼のみならず顕微鏡的にも腫瘍が取り切れていること．

表3-2 切除可能性分類の基準

- R(Resectable, 切除可能)
- BR(Borderline resectable, 切除可能境界)
  BR-PV：上腸間膜静脈/門脈に180度以上の接触・浸潤がある(十二指腸下縁を超えない)
  BR-A：上腸間膜動脈あるいは腹腔動脈に180度未満の接触・浸潤がある
  総肝動脈に接触・浸潤あるが，固有肝動脈/腹腔動脈に接触・浸潤なし
- UR(Unresectable, 切除不能)
  UR-LA(局所進行)：BRの基準を超えるもの
  UR-M(遠隔転移，領域を超えるリンパ節転移がある)：M1

〔日本膵臓学会(編)：膵癌取扱い規約 第8版．金原出版，2023より作成〕

表3-3 膵癌の手術適応

① 腹腔動脈，上腸間膜動脈，門脈などへの浸潤がない
② 多臓器や後腹膜浸潤がない
③ 肝転移がない
④ 広範なリンパ節転移がない
⑤ 腹膜播種がない
⑥ 遠隔転移を認めない

A4. 悪性度が高いことが多い

鉄則!! 乏血性や石灰化を伴うNETは悪性の場合が多い

- 典型的なNETは多血性の腫瘍であるが，囊胞変性することも少なくない．また乏血性を呈したり，石灰化などを伴ったりすることがあり(dystrophic calcification)，悪性度が高いものが多いといわれている(→255頁，図4-8)．

A5. SPN

鉄則!! 若年女性の充実性膵腫瘍をみた場合，SPNを疑う

- 充実性偽乳頭状腫瘍(solid pseudopapillary neoplasm；SPN)は，膵の非内分泌腫瘍の約1〜2％と，比較的稀な低悪性度の腫瘍である．20〜30歳台の比較的若年の女性に多く(男女比1：9)，膵体尾部に好発する．
- 稀に悪性例もあり(特に高齢者)，13％に膵浸潤，5％に肝転移，他臓器浸潤を来すことがある．
- SPNに特徴的な症状はなく，健康診断での超音波やCTで，偶然みつかることが大部分である．
- 治療は外科的切除．10年以上経過して再発することもある．
- 本来，充実性腫瘍であり，経過とともに出血，壊死，石灰化などの退行性変化が起こる．CTやMRIでも内部の出血や変性を反映して，単純CTで淡い高吸収，T1強調画像では高信号を呈する(図3-4)．

- 辺縁には**厚い線維性被膜**がみられ，T2強調画像で低信号のrimがみられる．
- 30〜50%に石灰化がみられる(→275頁，シナリオ7 A2)．

鑑別のポイント

- **表3-4**に鑑別のポイントを示す．
- 臨床的には画像所見が類似する膵癌と腫瘤性膵炎の鑑別が重要である．いずれも乏血性であり，平衡相で増強効果を認めることがある．膵癌は内部の変性壊死により不均一な増強効果を示すが，腫瘤形成性膵炎は比較的均一である．
- 背景膵に膵石や石灰化など慢性膵炎を示唆する所見がみられる場合は，腫瘤形成性膵炎の可能性が高い．しかし，AIPによる腫瘤形成性膵炎と膵癌の鑑別は難しい．
- 膵癌では主膵管の急な途絶がみられるのに対し，腫瘤形成性膵炎では先細りの狭小化やduct penetrating signを認める．
- NETや転移では通常膵管には変化がないことが多く，境界も比較的明瞭である．またNETでは，壊死のため平衡相でも増強効果がみられないことが多い．
- 限局性脂肪浸潤では，膵管などの変化はなく，増強効果もみられない．CTで脂肪の存在が確定できない場合，MRIのchemical shift imagingによって脂肪の存在が明らかとなる．

表3-4　膵の乏血性腫瘤の鑑別のポイント

	頻度	境界	主膵管	増強効果など
膵癌	+++	不明瞭	急峻な途絶 末梢膵管の拡張	遷延性増強効果
腫瘤形成性膵炎	++	不明瞭	先細り状の途絶 duct penetrating sign	遷延性増強効果 膵石や石灰化など合併
NET	++	明瞭	変化なしが多い	壊死性では認めないことあり
転移	稀	明瞭なことが多い	変化なしが多い	様々
限局性脂肪浸潤	++	不明瞭	変化なし	なし

もっと知りたい！

膵の限局性脂肪浸潤

- 若年者の膵は均一な軟部組織濃度の構造であるが，高齢者や肥満者では脂肪浸潤を来し(霜降り状)，分葉構造が目立つ(→263頁，シナリオ5 もっと知りたい)．
- 脂肪浸潤は限局性にみられることもあり，腫瘍様にみえることがある(図3-7)．

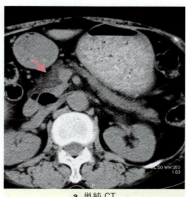
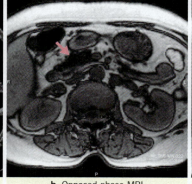
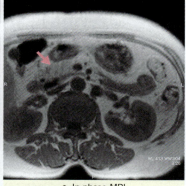

a. 単純CT　　b. Opposed phase MRI　　c. In phase MRI

図 3-7　膵の限局性脂肪浸潤（60 歳台女性）
- 単純 CT では膵頭部の吸収値は，体尾部と比較してやや低吸収である(a ➡).
- Opposed phase MRI では膵頭部は著明な低信号を呈する(b ➡).
- In phase MRI では膵頭部は高信号を呈し，脂肪の存在が示唆される(c ➡).

膵癌の病期分類

- 『膵癌取扱い規約 第 8 版』に記載されている T 分類は，Union for International Cancer Control(UICC) の『TNM 悪性腫瘍の分類 第 8 版 日本語版』に準じた形で，腫瘍の大きさと動脈(腹腔動脈，上腸間膜動脈，総肝動脈)への浸潤の有無で決定される**(表 3-5)**.
- 局所進展因子として，腫瘍のサイズ(TS)に加え，胆管(CH)，十二指腸(DU)，膵前方(S)・後方組織(RP)，門脈系(PV)，動脈系(A)，膵外神経叢(PL)および他臓器(OO)への浸潤の 8 項目が追加掲載されている.
- 長期予後が期待できる早期の膵癌は腫瘍径が 1 cm 以下であり，主膵管の拡張，膵嚢胞性病変が間接的所見として重要である.

表 3-5　膵癌の Stage 分類

	領域リンパ節への転移 なし	領域リンパ節への転移 あり	離れた臓器への転移がある
最大径 ≦ 2 cm，膵臓内に限局	IA	IIB	IV
最大径 > 2 cm，膵臓内に限局	IB	IIB	IV
癌は膵臓外に進展，腹腔動脈や上腸間膜動脈に及ばない	IIA	III	IV
癌が腹腔動脈もしくは，上腸間膜動脈へ及ぶ		III	IV

0 期：癌が膵管の上皮内にとどまっている(非浸潤癌)
〔日本膵臓学会（編）：膵癌取扱い規約第 8 版．金原出版，2023 より作成〕

膵腺房細胞癌　acinar cell carcinoma of the pancreas

- 腺房細胞癌は，膵腺房細胞への分化を示す膵癌で，全膵癌の 1% 前後を占める．60～80 歳台の高齢者に多い．通常型膵癌と同様に予後不良．

- 膵管や胆管の変化に乏しく，膵頭部に好発するにもかかわらず，黄疸発症が少ない．膵管や門脈に腫瘍栓を合併することがある．
- 限局性で出血や壊死を伴うことが多く，20〜30%に膵炎を認める．
- リパーゼ，アミラーゼ，エラスターゼ1などの外分泌酵素を産生することがあり，時に皮下の脂肪壊死や多関節炎を引き起こす．
- 画像上，境界明瞭で外方に突出した形状．小さい病変では比較的均一な増強効果を示すが，正常膵実質と比べると濃染は弱い(図 3-8)．

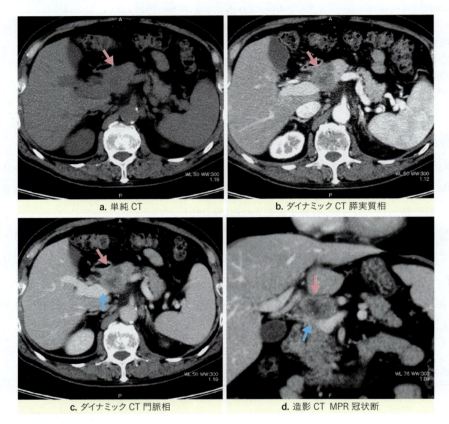

図 3-8 膵腺房細胞癌（60 歳台男性）
- 単純 CT では，膵頭部の腫大を認める(a ➡)．膵頭部病変であるが，主膵管の拡張はみられない．
- ダイナミック CT 膵実質相では，膵頭部に比較的境界明瞭な腫瘤を認め，正常膵に比し乏血性である(b ➡)．また内部に低吸収域がみられる．
- ダイナミック CT 門脈相では，腫瘍部は遷延性に増強効果を認める(c ➡)．腫瘍は門脈と広基性に接している(c ➡)．
- 造影 CT MPR 冠状断では，腫瘍(d ➡)と門脈(d ➡)との関係が明らかである．

膵粘液癌　pancreatic mucinous carcinoma

- IPMN の悪性化によるものが多い．粘液変性を伴い，粘液湖(mucinous lake)の形成が著明．通常型膵癌より予後はよい．
- 分葉状で被膜を伴い，浸潤傾向に乏しい．T2 強調画像や MRCP で著明に高信号を呈する(図 3-9)．

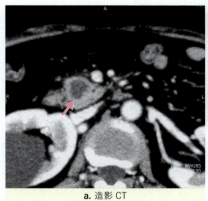
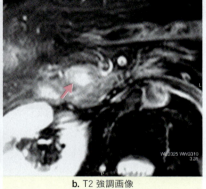

a. 造影CT　　　　　　　　　　　b. T2強調画像

図 3-9　粘液癌（60 歳台女性）
- 造影 CT では，膵鉤部に低吸収の充実性腫瘤を認める(a ➡)．
- T2 強調画像では高信号を呈している(b ➡)．

退形成性膵管癌　anaplastic ductal carcinoma of the pancreas

- 以前未分化癌と言われていたもので，巨細胞型，多形細胞型，紡錘細胞型に分けられ，膵癌の 2〜7% を占める．
- 膨張性に発育する巨大な腫瘍で壊死を伴い，浸潤や転移も多く，予後は極めて不良である．
- 破骨細胞型巨細胞性腫瘍は骨の巨細胞腫瘍と類似の腫瘍で，予後は比較的良好であり，本腫瘍とは別の腫瘍である．境界明瞭な分葉状腫瘍で，内部に広範な出血を伴う．

Chapter 3 | 膵臓

シナリオ 4 膵の多血性腫瘤

First Touch

膵の多血性腫瘤で最も頻度が高いものは神経内分泌腫瘍(NET)である．一方，腎癌の転移や膵内副脾も神経内分泌腫瘍と類似の画像所見を呈するので，注意が必要である．その他，漿液性嚢胞腫瘍(SCN)や，充実性偽乳頭状腫瘍(SPN)，腺房細胞癌なども多血性となることがあるが，強い増強効果は示さないことが多い．動静脈奇形などの血管性病変も多血性腫瘤の鑑別となる．

表4-1 膵多血性病変（充実性）の鑑別

腫瘍性	非腫瘍性
● 神経内分泌腫瘍(NET) ● 充実性偽乳頭状腫瘍(SPN) ● 腺房細胞癌 ● 転移(腎癌，乳癌，悪性黒色腫など) ● 漿液性嚢胞腫瘍(SCN)(solid variant)	● 膵内副脾 ● 動静脈奇形 ● 脾静脈瘤，上腸間膜静脈瘤

Check Points

- 臨床症状（機能性腫瘍に関連して）
- 神経線維腫症1型(NF1)や多発性内分泌腫瘍症(MEN)などの全身疾患の有無
- 腎細胞癌の手術の既往

症例 **1**　50歳台男性．検診の超音波で膵頭部腫瘤を指摘される．

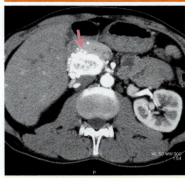
a. ダイナミックCT 動脈相

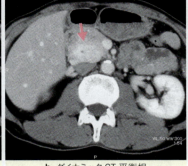
b. ダイナミックCT 平衡相

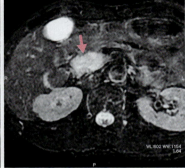
c. T2強調画像

図4-1　症例1
- ダイナミックCT 動脈相では，膵頭部に多血性の腫瘤は認める．増強効果は辺縁部に強い(a →)．
- ダイナミックCT 平衡相では，腫瘍内部まで遷延性の増強効果がみられる(b →)．
- T2強調画像では，腫瘤は高信号を呈している(c →)．

症例 **2**　60歳台男性．腎細胞癌の既往あり．経過観察中に膵腫瘤を指摘される．

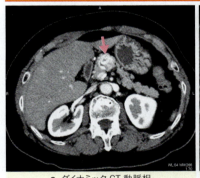
a. ダイナミックCT 動脈相

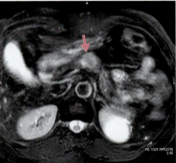
b. T2強調画像

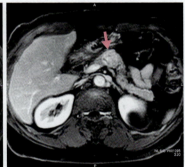
c. ダイナミックMRI

図4-2　症例2
- ダイナミックCT 動脈相では，膵体部に多血性の腫瘤は認める．内部に多発性に低吸収域を認める(a →)．末梢膵には著変を認めない．
- T2強調画像では，腫瘤は軽度高信号を呈している(b →)．
- ダイナミックMRIでは，膵体部に多血性の腫瘤を認める(c →)．

症例 **3**　40歳台男性．人間ドックで膵に囊胞性腫瘍を指摘され，紹介となる．

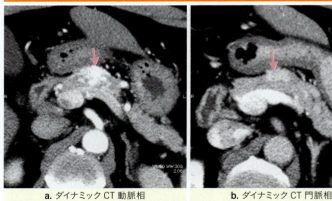

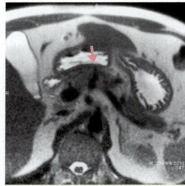
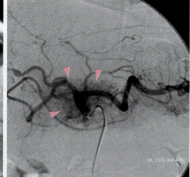

a. ダイナミック CT 動脈相　　b. ダイナミック CT 門脈相

c. T2 強調画像　　d. 腹部血管造影

図 4-3　症例 3
- ダイナミック CT 動脈相では，膵体部に辺縁不整な濃染を認める (a)．
- ダイナミック CT 門脈相では，膵体部の濃染は周囲肝と同程度である (b →)．
- T2 強調画像では，濃染部は低吸収を呈している (c →)．
- 腹部血管造影では，膵体部に多数の微小な血管増生を認める (d ▶)．

症例 **4**　70歳台男性．食道癌の精査において膵尾部に腫瘍を指摘される．腹部の自覚症状はない．

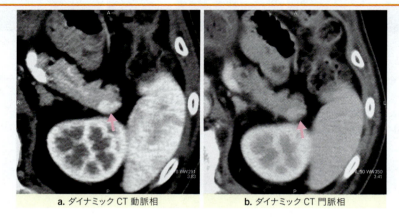

a. ダイナミック CT 動脈相　　b. ダイナミック CT 門脈相

図 4-4　症例 4
- 膵尾部に多血性の境界明瞭な腫瘤を認める (→)．濃染の程度は脾臓と同程度である．

診断
症例 ❶ 神経内分泌腫瘍（NET）　症例 ❷ 腎癌の膵転移　症例 ❸ 膵の動静脈奇形　症例 ❹ 膵内副脾

Questions.

- **Q1.** 膵臓の多血性肝腫瘍ではどのような疾患を考えるか？ (251 頁, A1)
- **Q2.** NET が乏血性となることはあるか？ (251 頁, A2)
- **Q3.** NET が多発する場合はどのような疾患を考えるか？ (252 頁, A3)
- **Q4.** 膵転移が多い腫瘍は何か？ (252 頁, A4)
- **Q5.** 動静脈奇形や膵内副脾の MRI 診断のポイントは何か？ (253 頁, A5)

A1. NET，腎癌転移，膵内副脾，SCN の solid variant，膵動静脈奇形

膵の多血性腫瘍では NET，腎癌転移，膵内副脾，SCN の solid variant，膵動静脈奇形などを考える

- 膵の多血性腫瘍で最も高頻度にみられるのは**神経内分泌腫瘍（neuroendocrine tumor；NET）**である．
- **漿液性嚢胞腫瘍（serous cystic neoplasm；SCN）**の solid variant は嚢胞性病変であるが，膵実質相で著明な濃染を示す．
- **充実性偽乳頭状腫瘍（solid pseudopapillary neoplasm；SPN）**や腺房細胞癌は膵実質相にて濃染することが多いものの，その程度は正常膵実質よりも弱いことが多い．
- 膵内転移の濃染は原発巣の性状による．膵尾部に早期濃染をみた場合には，膵内副脾の可能性を考慮する．

A2. サイズが大きく壊死に陥った場合や高悪性度の場合

NET は多血性のことが多いが，壊死のため乏血性のこともある

- 膵の **NET** は Langerhans 島から発生すると考えられている腫瘍で，膵癌に次いで多い．多くは孤発性だが，遺伝性のものもある〔多発性内分泌腫瘍症（multiple endocrine neoplasia；MEN）など〕．

シナリオ ❹　膵の多血性腫瘍　251

- 多くは多血性であり，ダイナミック CT の動脈相（膵実質相）で強く濃染することが多いが**（図 4-1，5）**，門脈相で濃染してくる腫瘍もある．
- 大きな腫瘍は変性壊死により不均一に辺縁優位に造影されるようになり，壊死が著明な例では，囊胞性となることもある．石灰化（dystrophic calcification）を認めることもある（→ 255 頁，図 4-8）．
- 高悪性度の腫瘍（NET G3 や NET）では強い濃染はみられないことが多い（→ 243 頁，シナリオ 3 A4）．

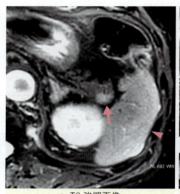 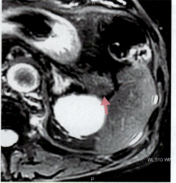

a. T2 強調画像　　　b. SPIO 投与後 T2 強調画像

図 4-5　膵内副脾（70 歳台男性，図 4-4 と同症例の MRI）
- T2 強調画像では，膵尾部に脾臓（a ▶）と同程度の信号強度である腫瘤を認める（a ➡）．
- SPIO 投与後 T2 強調画像では，脾臓の信号低下と同程度の信号低下を認める（b ➡）．

A3. MEN type 1，von Hippel-Lindau 病，結節性硬化症，神経線維腫症 1 型など

 NET が多発する場合，MEN type 1，von Hippel-Lindau 病，結節性硬化症，神経線維腫症 1 型などを疑う

- MEN type 1，von Hippel-Lindau 病，結節性硬化症，神経線維腫症 1 型（neuro fibromatosis type 1；NF1）などの患者では，NET の頻度が高く，多発することが多い

A4. 肺癌，腎細胞癌，悪性黒色腫が多いが，臨床的には腎細胞癌をみることが多い

 臨床的には膵の転移性腫瘍では腎細胞癌の転移が多い

- **膵転移**は肺癌や悪性黒色腫などで頻度が高いが，多くは終末期に全身転移に伴ってみられるものである．一方，**腎細胞癌では膵転移のみがみられる**ことが少なくない．

- 腎細胞癌で膵のみに転移を認める場合は原発巣が制御されていれば，転移性膵腫瘍を切除することで予後の延長が期待できる．
- 転移は25%程度の症例で原発巣と同時に発見される．
- 腎細胞癌や甲状腺癌などからの転移は多血性(図4-2)，乳癌や肺癌などからの転移は乏血性が多い．
- 単発，多発，びまん浸潤型のいずれかのパターンを呈するが，単発が最も多い．

A5. 動静脈奇形ではflow void，膵内副脾ではSPIOの取り込み

鉄則!! 膵の多血性腫瘍の鑑別において動静脈奇形ではflow void，膵内副脾ではSPIOの取り込みをMRIで認めた場合，診断的価値がある

- 多くの多血性腫瘍はダイナミックCT・MRIで濃染し，T2強調画像では高信号を呈することが多く，画像所見は非特異的である．
- **膵動静脈奇形**は血管が豊富であるため，T1およびT2強調画像にてflow voidがみられ，鑑別に有用である(図4-3c)．
- **膵内副脾**では正常の脾組織が存在するため，T2強調画像では高信号であるが，SPIOの取り込みを認め，確定診断が可能である(図4-5)．
- 膵内副脾は類表皮嚢胞を合併することがある(→225頁，シナリオ1 A4)．

鑑別のポイント

- 表4-2に鑑別のポイントを示す．
- 膵の多血性腫瘍では膵NET，腎癌からの転移，膵内副脾の頻度が高い．その他solid variantのSCNも時々遭遇する．病変が多発する場合は，NETや転移の可能性が高い．膵内副脾は必ず膵尾部に発生する．
- 病変内部に嚢胞成分を有する場合は，壊死を来したNETやSPNが疑われる．またSCNも嚢胞状にみえることがある．
- MRIも鑑別に役に立つことがある．SPIOによって信号低下があれば膵内副脾と診断可能である．SCNはT2強調画像にて著明な高信号，SPNは嚢胞内出血のためT1強調画像にて高信号であるが，NETや転移でも同様の信号強度を呈することがある．動静脈奇形は稀であるが，血流が速いためT2強調画像で低信号を呈する．

表 4-2　膵臓の多血性腫瘍の鑑別のポイント

	臨床像	頻度	CT
NET	ホルモン過剰症状	++	内部変性あり 多発することあり
転移性腫瘍	悪性腫瘍（特に腎癌）の既往	+	多発することあり
SCN	女性に多い 頭部＞体尾部	+	T2 強調画像で著明高信号 微小囊胞が多発
膵内副脾	膵尾部のみ	+	膵臓と同程度の信号強度 SPIO の取り込みあり
動静脈奇形	通常無症状	稀	境界不明瞭，微小血管 T2 強調画像で低信号（flow void）

もっと知りたい！

NET の悪性度

- 膵，消化管の Ki-67 指数と核分裂像数をもとにした細胞の増殖動態を指標として，分化度の高いものから NET G1（カルチノイド），NET G2，NET G3，NEC に分類される（表 4-3）.

表 4-3　膵・消化管神経内分泌腫瘍の WHO 分類（2019）

WHO 分類	NET（高分化型）			NEC（低分化型）*
	G1	G2	G3	G3
Ki-67 指数（%）	＜ 3	3〜20	＞ 20	＞ 20
核分裂像（/10 HPF）	＜ 2	2〜20	＞ 20	＞ 20
悪性度	低	中	高	高

*：大細胞型および小細胞型

機能性の NET

- NET はホルモンの過剰産生による症状の有無により機能性（症候性）と非機能性（非症候性）に分類され，非機能性のほうが多い．分泌されるホルモンによって悪性度も異なる（表 4-4）.
- 非機能性が多いが，機能性のものは 30 mm 以下の比較的小さな腫瘍が多く，insulinoma（50%），gastrinoma（30%），VIPoma（10〜15%）の順で頻度が高い.
- insulinoma は低血糖を呈し，多発例，MEN type 1 関連，悪性例の頻度がそれぞれ約 10% 程度（図 4-6）.
- gastrinoma は gastrinoma triangle（図 4-7）に好発し，難治性胃十二指腸潰瘍を主症状とする Zollinger-Ellison 症候群を呈する．約 60% が悪性（図 4-8），30% が MEN type 1 と関連し，多発例が多い.
- カルチノイド腫瘍はセロトニンを産生することがあり，カルチノイド症候群を来す．またセロトニンによって線維化の誘導がみられることがある.

表 4-4　機能性 NET と悪性度

NET の名称	産生ホルモン	症状	悪性の頻度
insulinoma	insulin	動悸，冷や汗，意識障害などの低血糖症状	10%
gastrinoma	gastrin	繰り返す消化性潰瘍（Zollinger-Ellison 症候群）	60%
VIPoma	VIP	激しい水様性下痢，電解質の異常（低カリウム血症）	75%
glucagonoma	glucagon	糖尿病，体重減少，貧血，移動性紅斑	50%
serotoninoma	serotonin	皮膚の紅潮，下痢，心臓病，喘息症状（カルチノイド症候群）	100%
somatostatinoma	somatostatin	糖尿病，脂肪便，胆石	50%

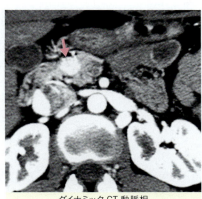

ダイナミック CT 動脈相

図 4-6　膵 NET（insulinoma）（20 歳台女性）
- 膵頭部に境界明瞭な多血性腫瘤を認める（→）．

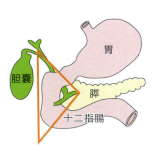

図 4-7　gastrinoma triangle
- gastrinoma は胆嚢管合流部，膵の頸体部の移行部，十二指腸の下行脚と水平脚の移行部からなる gastrinoma triangle（オレンジの三角）に好発する．

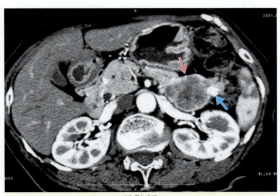

造影 CT

図 4-8　悪性膵内分泌腫瘍（70 歳台女性，gastrinoma）
- 膵尾部に膵臓と比して低吸収域の腫瘤を認める（→）．腫瘍の辺縁には石灰化もみられる（→）．

膵動静脈奇形　pancreatic arteriovenous malformation

● 膵の動脈と静脈の間に異常な吻合が形成される稀な血管奇形で，先天性が 90%．Osler-Rendu-Weber 病に合併，腫瘍や 炎症，外傷，門脈圧亢進症に続発することもある．

● 腫瘤そのものによる消化管壁の圧迫や血栓形成による十二指腸潰瘍や消化管出血，門脈圧亢進（腹水，静脈瘤など），盗血による虚血性膵炎などを合併することがある．

● 異常血管網を認め，早期に門脈が描出される．MRI では flow void となる**(図 4-3c)**．

小児の膵腫瘍

● 小児の膵腫瘤は極めて稀で，仮性囊胞や神経芽腫などが膵腫瘍様にみえることがあるので，まずはそれらを除外する必要がある．

● 真の膵腫瘍では，**SPN が最多**である．

● 若年の男児では稀ではあるが，**膵芽腫**がみられる．発見時の年齢の平均は 5 歳前後で，男児に好発する．25〜55% の症例で AFP の上昇を伴う．

● 中心壊死を伴う巨大腫瘍で，発見時に肝転移を認めることが多い．

Chapter 3 膵臓

シナリオ 5　膵のびまん性腫大

First Touch

　個人差は大きいが，正常な膵臓は若年者では均一な軟部濃度として認められ，高齢者では霜降り状に膵実質に脂肪組織が混在するようになり，分葉状構造が目立つことが多い．膵にびまん性の病変がみられる場合には，膵の腫大とともに，辺縁の分葉状構造も不明瞭となる．

　びまん性膵腫大の原因として最も多いのは急性膵炎であるが，自己免疫性膵炎（AIP）でもびまん性膵腫大を来す．その他，悪性リンパ腫，神経内分泌腫瘍（NET）や膵癌，転移でもびまん性の浸潤によって腫大を来すことがある．

表 5-1　びまん性膵腫大の鑑別

- 急性膵炎
- 自己免疫性膵炎（AIP）
- 神経内分泌腫瘍（NET）
- 悪性リンパ腫
- 白血病
- 形質細胞腫
- 転移
- 膵癌

Check Points

- 臨床症状
- 悪性リンパ腫や癌の既往，膵外病変の有無
- 腫瘍マーカー，IgG4 の値

読影にチャレンジ！

症例 60歳台男性．心窩部痛，吐き気あり，救急車で来院．

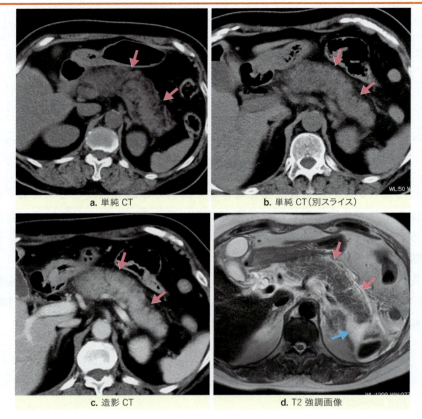

図 5-1　症例 1
- 単純 CT では，膵はびまん性に軽度腫大している(a,b ➡)．辺縁部では若干低吸収域を認め，膵周囲の液体貯留が示唆される．
- 造影 CT では，膵内に壊死などを示唆する低吸収域は認めない(c ➡)．
- T2 強調画像では，膵は軽度腫大し(d ➡)，前腎傍腔に液体貯留を伴っている(d ➡)．

症例 ❷ 50歳台男性．腹痛にて来院．超音波で膵腫大を指摘される．

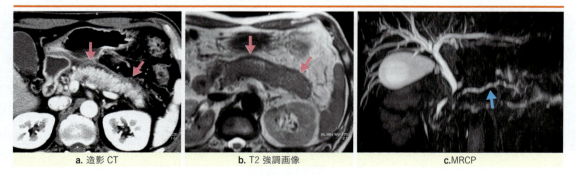

図 5-2　症例 2
- 造影 CT では，膵実質にびまん性の腫大を認め，周囲に低吸収の被膜様構造がみられる(a ➡)．
- T2 強調画像では，周囲の被膜構造は膵実質より低信号である(b ➡)．
- MRCP では，膵管に不整な狭窄を認める(c ➡)．

症例 **3**　10歳台男性．腹痛で受診，超音波で膵臓の腫大を指摘され，急性膵炎が疑われた．

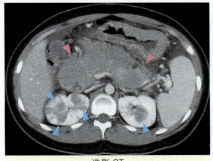

図 5-3　症例 3
- 膵臓はびまん性に腫大し，内部構造は均一である（）．分葉構造ははっきりしない．両側腎にも多発性に低吸収域を認め，腎病変が示唆される（）．

造影 CT

症例 **4**　50歳台男性．上腹部痛あり．超音波で膵腫大される．

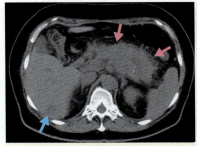
a. 単純 CT

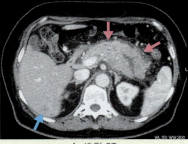
b. 造影 CT

図 5-4　症例 4
- 膵臓はびまん性に腫大し，辺縁は不整である（a, b →）．内部には低吸収域もみられる．肝臓にも一部不整な低吸収域を認める（a, b →）．

診断

症例 1	自己免疫性膵炎（AIP）	症例 2	急性膵炎
症例 3	悪性リンパ腫	症例 4	びまん性膵癌

Questions.

Q1. びまん性膵腫大をみたときに考えるべき疾患は何か？（260頁, A1）
Q2. 自己免疫性膵炎でみられる特徴的な画像所見は何か？（260頁, A2）
Q3. 自己免疫性膵炎でみられる膵外の所見を挙げよ．（261頁, A3）
Q4. 膵臓の悪性リンパ腫でみられる肉眼形態にはどのようなタイプがあるか？（261頁, A4）

A1. 急性膵炎，自己免疫性膵炎，悪性リンパ腫，膵癌，転移

> **鉄則!!** びまん性の膵腫大は膵炎の場合が多いが，悪性腫瘍（リンパ腫や膵癌など）のこともある

- 膵にびまん性の病変がみられる場合には，膵腫大とともに辺縁の分葉状構造が不明瞭になる．
- びまん性膵腫大の原因として最も多いのは急性膵炎であるが，臨床症状や血液生化学データと合わせると診断は容易であり(図 5-2)，むしろ重症度判定が重要である(→ 285 頁，シナリオ 8 A2)．
- 自己免疫性膵炎もびまん性膵腫大を示す代表的な疾患であり，膵周囲に被膜様構造がみられる(capsule-like rim)(図 5-1)．
- 悪性リンパ腫や白血病の膵浸潤において，びまん性の像を呈することがある(図 5-3)．
- 稀ではあるが，神経内分泌腫瘍や膵癌（通常型膵癌および腺房細胞癌）でもびまん性の浸潤を示すことがある(図 5-4)．
- 膵転移は腎細胞癌が最も多く，他に肺癌や悪性黒色腫が多い．通常単発性だが，15～40% でびまん性膵腫大を示す．

A2. 膵臓のびまん性腫大(sausage-like appearance)と周囲被膜様変化(capsule-like rim)，膵管狭小化

> **鉄則!!** AIP では膵臓のびまん性腫大，周囲被膜様変化，膵管狭小化が特徴的である

- 自己免疫性膵炎(autoimmune pancreatitis；AIP)は IgG4 関連疾患の 1 つ．自己免疫の機序により膵の腫大や膵管の狭小化を来す．
- 本邦では lymphoplasmacytic sclerosing pancreatitis(LPSP，Type 1)が多いが，欧米では膵管上皮に好中球浸潤を特徴とする idiopathic duct-centric pancreatitis(IDCP，Type 2)が多い．Type 2 では男女とも罹患し若年者にみられ，IgG4 は上昇しない．膵外病変は炎症性腸疾患である．
- 病変はびまん性または限局性の造影不良域としてみられ，漸増性の増強効果を示す(図 5-1)．
- 被膜様変化は実際の被膜ではなく，辺縁部の線維化の強い部分である．CT では乏血性で遅延増強効果を示し，T2 強調画像では低信号を示す．
- 狭細化した主膵管が病変部を走行し，T2 強調画像で明瞭である(duct penetrating sign)．
- 20～30% の症例では限局性の腫瘤を形成し，膵癌との鑑別が困難である(→ 242 頁，シナリオ 3 A2)．

A3. 硬化性胆管炎，硬化性唾液腺炎，後腹膜線維症など

鉄則!! AIPでは全身の様々な領域に炎症性腫瘤を認める

- IgG4陽性形質細胞浸潤と線維化を伴う特殊な自己免疫疾患で，全身に非腫瘍性の炎症性腫瘤がみられる(表5-2)．
- 血清学的に高IgG4血症(135 mg/dL以上)である．

表5-2 各臓器のIgG4関連疾患

涙腺	Mikulicz病，涙腺の両側性腫大
唾液腺	Kuttner腫瘍，両側性，顎下腺に多い
眼窩	炎症性偽腫瘍(外眼筋腫大，眼窩脂肪組織，涙腺病変など)
下垂体	下垂体炎，下垂体腫大
硬膜	肥厚性硬膜炎
甲状腺	Riedel甲状腺炎，一部の橋本病
肺	肺門・縦隔リンパ節，気管支，肺，胸膜などに多彩な病変
胆管	硬化性胆管炎類似の胆管炎
腸間膜	腸間膜脂肪織炎(mesenteric panniculitis)
腎	多発性結節性病変が多い．間質性腎炎，糸球体腎炎
血管周囲	後腹膜線維症，縦隔線維症，大動脈周囲炎，炎症性大動脈瘤

A4. 単発腫瘤，びまん浸潤型，多発腫瘤

鉄則!! 膵の悪性リンパ腫は単発性腫瘤のことが多いが，多発型やびまん型もみられる

- **膵の悪性リンパ腫**は原発，二次性とも類似した画像所見を呈する．単発腫瘤，びまん浸潤型，多発腫瘤の3パターンがあり，単発腫瘤の形態が最も多い．
- 腫瘤を形成した場合は境界明瞭で内部均一なことが多く，乏血性腫瘤の像を呈する．
- 白血病の膵浸潤でも悪性リンパ腫と類似の所見を呈する(図5-5)．

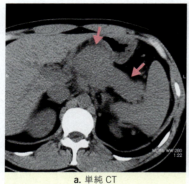
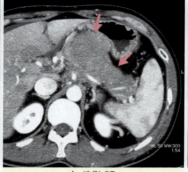
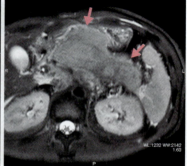

a. 単純 CT　　　　　　　　　　b. 造影 CT　　　　　　　　　　c. T2 強調画像

図 5-5　白血病の膵浸潤（骨髄肉腫，30 歳台男性）
- 単純 CT，造影 CT では，膵臓はびまん性に腫大し，内部構造は均一である(a,b ➡)．腺房構造ははっきりしない．
- T2 強調画像では，脾臓と同程度の信号強度である(c ➡)．

鑑別のポイント

- 表 5-3 に鑑別のポイントを示す．
- 急性膵炎の診断は臨床像から容易である．
- 自己免疫性膵炎では特徴的な画像所見がみられる．
- 周囲のリンパ節腫大，血管の腫瘤内貫通，膵管拡張が欠如する場合は，悪性リンパ腫や白血病を考える．
- 転移は腎細胞癌からが多いが，多くは多血性である．乏血性の場合は，膵癌との鑑別が困難である．
- 膵癌においては末梢膵萎縮や膵管の拡張がみられることが多い．

表 5-3　びまん性膵腫大の鑑別のポイント

	臨床像	頻度	CT
急性膵炎	腹痛 アミラーゼ上昇	+++	膵周囲の毛羽立ち，液体貯留 麻痺性イレウス，仮性嚢胞など
自己免疫性膵炎	非特異的	++	capsule-like rim, 膵管のびまん性狭窄 膵外病変あり
悪性リンパ腫	リンパ腫の既往	+	単発腫瘤，びまん浸潤，多発腫瘤 リンパ節腫大
転移	癌の既往（特に腎癌）	+	単発腫瘤，多発腫瘤，稀にびまん浸潤
膵癌（全体癌）	非特異的 腹痛や背部痛，糖尿病発症など	+	末梢膵管の拡張，末梢膵萎縮

もっと知りたい！

膵臓の正常像と加齢，脂肪浸潤

- 正常な膵臓は個人差が大きく，膵の前後径は，頭部で 11〜44 mm，体部で 8〜37 mm，尾部で 9〜34 mm とされ，年齢による変化を含めて個人差が多い
- 一般的には，CT にて若年者では均一な軟部濃度として認められるが，高齢者では霜降り状に膵実質間に脂肪組織が混在するようになり，分葉状構造が目立つようになる(図 5-6)．
- 脂肪浸潤が限局性にみられ，腫瘤性病変と紛らわしいこともある(→ 244 頁，シナリオ 3 もっと知りたい)．
- 脂肪浸潤が強くなると，実質がほとんど認識できないことがある(図 5-7)．
- 膵脂肪浸潤は動脈硬化，ステロイド投与，糖尿病，Cushing 症候群，囊胞線維症，Shwachman-Diamond 症候群，Johanson-Blizzard 症候群などでもみられることがある．

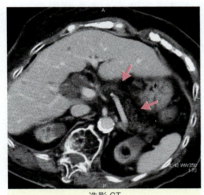
造影 CT

図 5-6　高齢者の膵臓（80 歳台女性）
- 膵実質には不規則に脂肪組織が混在する(→)．

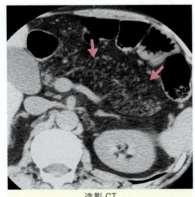
造影 CT

図 5-7　膵の脂肪浸潤（40 歳台男性）
- 膵臓はびまん性に腫大し，脂肪浸潤のためいわゆる霜降り状である(→)．

Chapter 3 | 膵臓

シナリオ 6　主膵管拡張

First Touch

　主膵管の拡張は腹部超音波にて体尾部で径3mm以上とされるが，文献により定義が様々である．高齢者では特に原因なく拡張がみられることがある．

　閉塞機転がみられない主膵管拡張をみた場合には，慢性膵炎を疑う．また膵癌や乳頭部癌に伴う主膵管閉塞によって主膵管拡張を来す．病変が微小の場合，閉塞の機転がはっきりしないことがある．膵管内乳頭粘液性腫瘍(IPMN)では産生する粘液により主膵管が拡張する．

表 6-1　主膵管拡張の鑑別

- 慢性膵炎
- 膵癌，乳頭部癌
- 遠位総胆管結石
- 膵管内乳頭粘液性腫瘍(IPMN)
- 加齢

Check Points

- 年齢
- 結石や腫瘤の有無，膵実質の石灰化など
- 胆道系拡張の有無

読影にチャレンジ！

症例 ❶ 50歳台男性．数か月前より，腹部の鈍痛を自覚．超音波で膵管拡張がみられた．

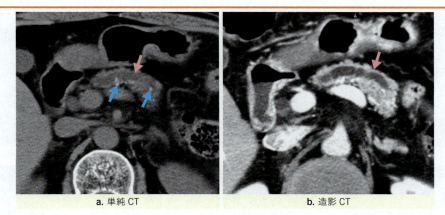

図6-1 症例1
- 主膵管はびまん性に拡張し(a,b ➡)，膵実質は萎縮している．膵実質内に一部石灰化がみられる(a ➡)．

症例 ❷ 60歳台女性．腹痛あり．近医の超音波で膵管の拡張を指摘される．

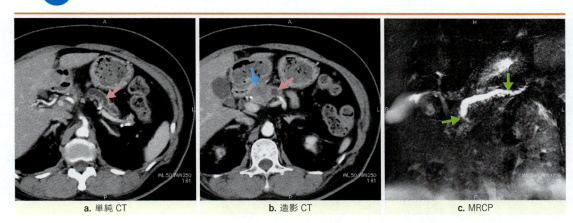

図6-2 症例2
- 単純CT，造影CTでは，膵体尾部の主膵管は拡張し(a,b ➡)，膵尾部においては膵管分枝の拡張もみられる．膵頭部には低吸収の腫瘤を認める(b ➡)．
- MRCPでは主膵管の途絶がみられる(c ➡)．

症例 70歳台男性．検診の超音波で膵管の拡張を指摘される．自覚症状は特にない．

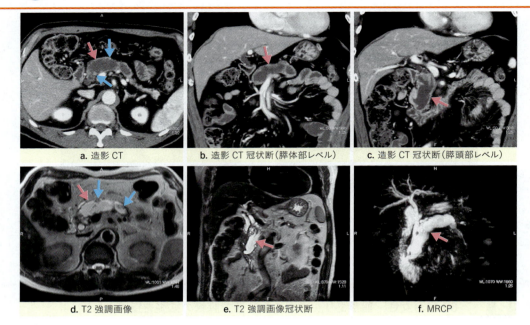

図 6-3 症例3
- 膵体部から頭部にかけて，びまん性の膵管の拡張を認める(a-f ➡)．
- 拡張した膵管内に，一部結節影を認め(a,d ➡)，充実部の存在が示唆される．総胆管の拡張はみられない．

症例 40歳台男性．発熱および上腹部痛あり．軽度の黄疸と肝機能異常がみられた．超音波で軽度の膵管の拡張を指摘される．

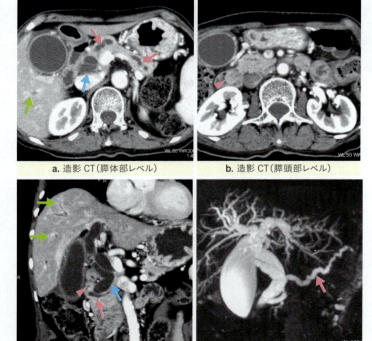

図 6-4 症例4
- 主膵管(a,c,d ➡)および総胆管の拡張を認める(a,c ➡)．胆嚢も軽度腫大している．十二指腸内の乳頭部に一致して腫瘤を認める(b,c ▶)．肝内胆管も軽度拡張し，胆管周囲に濃染を認め(a,c ➡)，感染の合併が示唆される．

診断

| 症例 1 | 慢性膵炎 | 症例 2 | 膵癌 |
| 症例 3 | 主膵管型の膵管内乳頭粘液性腫瘍 (IPMN) | 症例 4 | 乳頭部癌 |

Questions.

Q1. 主膵管拡張をみた場合，どのような疾患の頻度が高いか？（267頁, A1）

Q2. 主膵管閉塞に伴う膵管の拡張は，どのような腫瘍が原因となるか？（267頁, A2）

Q3. 腫瘍性病変で膵管閉塞を来さずに主膵管の拡張を認めることはあるか？（268頁, A3）

Q4. 胆道系疾患で膵管の拡張を認めることはあるか？（269頁, A4）

A1. 慢性膵炎，膵癌，主膵管型のIPMN，総胆管結石，加齢

鉄則!! 膵管の拡張は慢性膵炎，膵癌や主膵管型のIPMN，総胆管結石などでみられる

- 主膵管の拡張は，①膵実質の萎縮によるもの（慢性膵炎や加齢性など），②腫瘍や炎症による閉塞に伴う末梢膵管の拡張（膵癌，総胆管癌や総胆管結石），③膵管分泌液増加（主膵管型の膵管内乳頭粘液性腫瘍(intraductal papillary mucinous neoplasm；IPMN)など）に大別される．
- 膵管拡張がみられた場合，その拡張が全体にわたるものか（①，③），限局性の狭窄を伴う拡張か（②）を判断する必要がある．
- 加齢に伴い，膵管は軽度拡張することもある．

A2. 膵癌，乳頭部癌，総胆管癌，膵NET

鉄則!! 限局性の膵管拡張をみたら，膵癌やNETなどによる閉塞を考える

- 限局性の狭窄を伴った膵管狭窄の場合は**膵癌**（図6-2）や**神経内分泌腫瘍**（neuroendocrine tumor；NET）などによる**腫瘤性病変**の可能性を考える．
- 末梢膵には二次性の膵炎（閉塞性膵炎）がみられることが多い．
- 乳頭部癌や総胆管癌，総胆管結石に伴う炎症などでは主膵管のびまん性の拡張がみられる（図6-4）．

腫瘤性病変が検出されない場合でも微小膵癌の可能性あり

- 腫瘤性病変がみられない場合でも**微小膵癌**の可能性もあり，ERCPや超音波内視鏡，膵液細胞診などにより，膵癌を否定することが望ましい．

A3. 主膵管型，混合型のIPMNでは認める

 主膵管型のIPMNでは主膵管が全長にわたって拡張する

- 主膵管型および混合型IPMNでは，部分的あるいは全体的な5 mm以上の主膵管の拡張がみられる．**下流の主膵管に閉塞機転を認めない点が最も重要**である．
- 混合型は分枝型と主膵管型の基準を満たすものである**（図6-5）**．
- 内視鏡では十二指腸乳頭が開大し，粘液を排出する所見を認めることがある．
- 主膵管型は悪性の頻度が高い．IPMNで主膵管の拡張がみられるようになった場合は，悪性化を考えるべきである．
- IPMNと鑑別を要する粘液性囊胞腫瘍（mucinous cystic neoplasm；MCN）や漿液性囊胞腫瘍（serous cystic neoplasm；SCN）では，通常，腫瘍内腔と主膵管とが交通することはなく，主膵管拡張もみられない（→ 230頁，シナリオ2 A1）．

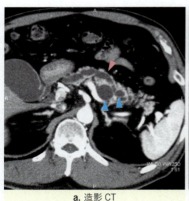

a. 造影CT

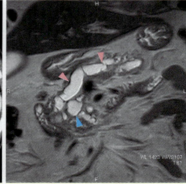
b. T2強調画像冠状断

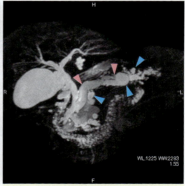
c. MRCP

図6-5 IPMN混合型（70歳台男性）
- びまん性の主膵管の拡張を認める（a-c ◀）．多発性に分枝膵管の拡張もみられる（a-c ◀）．

A4. 総胆管結石や総胆管癌，乳頭部癌で認めることがある

 鉄則!! 膵管の拡張は総胆管結石や総胆管癌などの胆道系疾患で認めることがある

- 膵胆管合流部付近に結石や腫瘍（乳頭部癌，膵頭部癌など）が存在することによって胆管と膵管の拡張を来す(double duct sign)(図 6-4)．
- double duct sign は，悪性腫瘍よりも結石によることが多い(図 6-6, 7)．

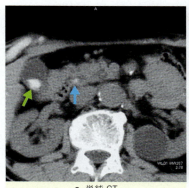
a. 単純 CT

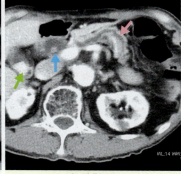
b. 造影 CT

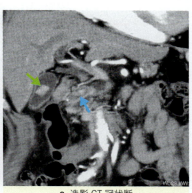
c. 造影 CT 冠状断

図 6-6　総胆管結石（80 歳台男性）
- 膵管にびまん性の拡張を認める(b ➡)．総胆管は拡張し，多発性に結石を認める(a-c ➡)．胆嚢内にも結石がみられる(a-c ➡)．

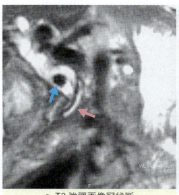
a. T2 強調画像冠状断

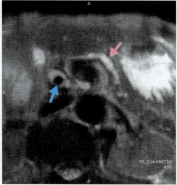
b. T2 強調画像

図 6-7　総胆管結石および胆管炎に伴う膵管拡張（90 歳台女性）
- 主膵管の軽度の拡張を認める(a, b ➡)．総胆管は拡張し，総胆管に結石を認める(a, b ➡)．

鑑別のポイント

- 表6-2 に鑑別のポイントを示す.
- 主膵管の拡張がみられた場合，その拡張が閉塞の機転なく全体に及ぶものか，限局性の狭窄を伴うものかをまず評価する.
- 全長性の拡張であれば慢性膵炎をはじめとした非腫瘍性疾患や総胆管結石の有無について確認する. 主膵管型 IPMN でも主膵管全体の拡張がみられる.
- 限局性の膵管狭窄を伴った主膵管拡張では膵癌をはじめとする腫瘍性病変の有無を確認する.
- 腫瘍性病変が認められない場合でも，微小膵管癌などの可能性もある. ERCP や超音波内視鏡，膵液細胞診などにより膵癌を否定することが必要である.

表6-2　主膵管拡張の鑑別のポイント

	膵管拡張	頻度	CT
慢性膵炎	びまん性	+++	膵石灰化など
膵癌	腫瘤の末梢側	++	中枢側に乏血性腫瘤
乳頭部癌 / 下部胆管癌	びまん性	+	総胆管の拡張あり (double duct sign) 乳頭部や下部胆管に腫瘤あり
主膵管型の IPMN	びまん性，局所性の膵管拡張	+	分枝膵管の拡張
総胆管結石	びまん性	++	総胆管の拡張あり (double duct sign) 総胆管内に結石あり

もっと知りたい!

閉塞性膵炎

- 膵石や腫瘍などをはじめとして様々な原因によって生じる膵炎で，膵炎自体は治療によって可逆的である (図 6-8). 仮性嚢胞を形成することもある(図 6-9).
- 膵石がみられないときには，IPMN や膵癌などの腫瘍性病変の合併を念頭に置いて精査を進めることが必須である.
- 膵癌例では発見の 1 年前から 53.4% で膵萎縮，淡い局所の濃染，主膵管の変化など間接的所見のみが認められたと報告されており，これらの所見が経過で出現した場合には，膵癌を念頭に精査を考慮する必要がある.

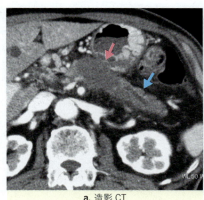
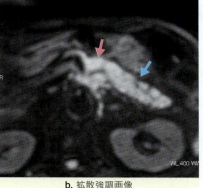

a. 造影CT　　　　　　　　　　b. 拡散強調画像

図6-8　膵癌に併発した閉塞性膵炎（70歳台男性）
- 造影CTでは膵体部に低吸収の腫瘤を認める(a ➡)．腫瘤より末梢の膵実質の濃染は不良であり，軽度膵管拡張がみられる(a ➡)．
- 拡散強調画像では末梢に腫瘍のみならず(b ➡)，末梢膵実質にも高信号がみられる(b ➡)．

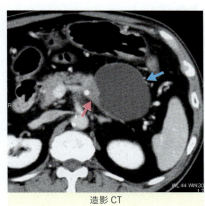

造影CT

図6-9　膵癌に合併した閉塞性膵炎，仮性嚢胞形成（70歳台男性）
- 膵体部に低吸収の腫瘤を認め(➡)，末梢に仮性嚢胞を形成している(➡)．

Chapter 3 | 膵臓

シナリオ 7 膵の石灰化

First Touch

膵の石灰化をみた場合，最も頻度の高いものがアルコール性慢性膵炎である．また血管の石灰化が膵実質の石灰化のようにみえることも少なくない．膵癌における石灰化は約2～4％と稀である．漿液性囊胞腫瘍（SCN）では腫瘍の中心部，充実性偽乳頭状腫瘍（SPN）では辺縁部に石灰化がみられることがある．

表7-1　膵石灰化の鑑別リスト

- 慢性膵炎：アルコール性，喫煙によるもの，遺伝性．自己免疫性．特発性
- 腫瘍性病変：漿液性囊胞腫瘍（SCN），粘液性囊胞腫瘍（MCN），膵管内粘液産生乳頭腫瘍（IPMN），リンパ上皮嚢胞（LEC），充実性偽乳頭状腫瘍（SPN），神経内分泌腫瘍（NET），膵癌，転移（結腸癌）
- 膵内出血：陳旧性血腫，膿瘍，梗塞
- 遺伝性疾患（囊胞性線維症，Shwachman-Diamond症候群）
- ヘモクロマトーシス
- 栄養障害（クワシオルコル，セリアック病）
- 血管壁の石灰化（血液透析や副甲状腺機能亢進症に伴うものを含む）や，リンパ節石灰化
- 肉芽腫性疾患（包虫症などを含む感染症，黄色肉芽腫性膵炎，膵結核など）

Check Points

- 飲酒歴や膵炎の既往
- 膵実質の石灰化か，腫瘍内の石灰化か
- 腫瘍内での石灰化の位置

読影にチャレンジ！

症例 30歳台男性．毎日多量のアルコールを摂取していた．以前，急性膵炎の既往あり．昨日より急に腹痛あり．

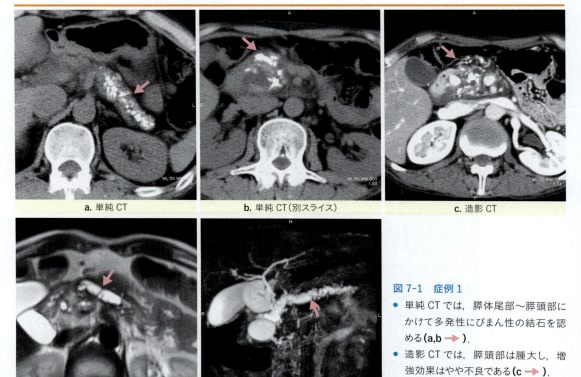

図 7-1 症例 1
- 単純 CT では，膵体尾部〜膵頭部にかけて多発性にびまん性の結石を認める (a,b →)．
- 造影 CT では，膵頭部は腫大し，増強効果はやや不良である (c →)．
- T2 強調画像および MRCP では，主膵管びまん性の拡張を認める (d,e →)．

症例 2　70歳台女性．幼少時期より腹痛発作を繰り返していた．昨日より腹痛発作，血清アミラーゼの上昇あり．

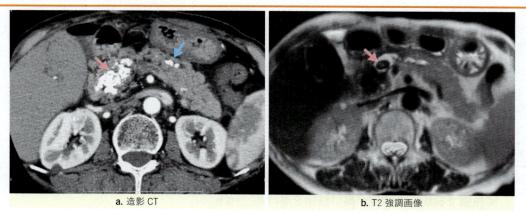

図 7-2 症例 2
- 幼少時期より腹痛発作を繰り返していた．昨日より腹痛発作，血清アミラーゼ上昇あり．
- 造影 CT では，膵頭部に粗大な石灰化を認める (a →)．また膵体部の主膵管内に，多発性に結石を認める (a →)．
- T2 強調画像では，主膵管の拡張および主膵管内の結石がみられる (b →)．

シナリオ 7　膵の石灰化　273

症例 **3** 40歳台女性．血尿があったため腹部超音波を施行したところ，膵腫瘍を指摘される．

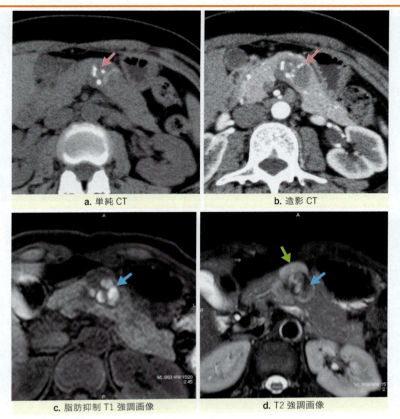

a. 単純CT
b. 造影CT
c. 脂肪抑制T1強調画像
d. T2強調画像

図 7-3 症例 3
- 単純CT，造影CTでは，膵体部に乏血性の腫瘍を認める(a,b →)．腫瘍内部に粗大な石灰化がみられる．
- MRIでは石灰化は不明であるが，T1強調画像にて高信号，T2強調画像にて低信号の分布を認め，腫瘍内の出血が疑われる(c,d →)．前方にはT2強調画像にて高信号を認め，充実性部と思われる(d →)．
- CTでの石灰化は主に充実部にみられるようである．

診断

症例 **1** アルコール性慢性膵炎   症例 **2** 膵石症（特発性慢性膵炎）

症例 **3** 充実性偽乳頭状腫瘍(SPN)の石灰化

Questions.

Q1. 膵に石灰化がみられる場合はどのような疾患を考えるか？ (275頁, A1)

Q2. 膵腫瘍で石灰化の頻度が高い腫瘍を挙げよ．(275頁, A2)

Q3. 慢性膵炎の診断はどのような所見があれば可能か？ (276頁, A3)

Q4. アルコール性膵炎ではどのような膵石がみられるか？ (276頁, A4)

Q5. 慢性膵炎の合併症にはどのようなものがあるか？ (277頁, A5)

A1. 慢性膵炎（膵石症），腫瘍性の石灰化，加齢性石灰化

鉄則!! 膵の石灰化はアルコール性慢性膵炎で多いが，腫瘍に石灰化を伴うことがある

- 膵の石灰化は様々な疾患でみられるが(表 7-1)，最も高頻度なものが**アルコール性慢性膵炎**で，分枝膵管にびまん性の石灰化を来す(図 7-1)．
- 嚢胞性線維症やクワシオルコルでは，膵に散布性の石灰化がみられる．
- 加齢に伴い膵実質の石灰化がみられることがある．また脾動脈の石灰化は高頻度にみられるが，膵臓の石灰化と区別する必要がある．

A2. SPN

鉄則!! 膵の充実性腫瘤の石灰化は SPN に多く，嚢胞性腫瘤では SCN で中心部にみられる

- 充実性腫瘤で最も高頻度に石灰化がみられるのは**充実性偽乳頭状腫瘍**(solid pseudopapillary neoplasm；SPN)で，約 30% にみられ，辺縁部に粗大な石灰化が多い(図 7-3)．膵癌における石灰化は約 2〜4% と稀である．
- 嚢胞性の膵腫瘤は**粘液性嚢胞腫瘍**(serous cystic neoplasm；SCN)で高頻度で，腫瘤中心部の sun burst 状の石灰化が特徴的である(図 7-4)．膵粘液性嚢胞腫瘍(mucinous cystic neoplasm；MCN)では石灰化は稀であるが，被膜や隔壁にみられる．
- 膵 NET では 10% 程度に石灰化を認め，悪性度の高いものが多いといわれている(→ 243 頁，シナリオ 3 A4)．

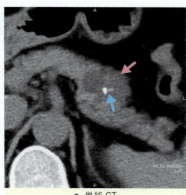
a. 単純 CT

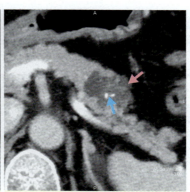
b. 造影 CT

図 7-4 膵の漿液性嚢胞腺腫（50 歳台女性）
- 膵体部に多房性の嚢胞性病変を認める(a, b →)．中心部に石灰化がみられる(a, b →)．

A3. 膵管内の結石，膵全体に分布する複数，びまん性の石灰化があれば確診する．その他，主膵管の拡張，膵実質の腫大や萎縮，仮性嚢胞

膵内の石灰化（膵石）は慢性膵炎の確診所見である

- **慢性膵炎**はアルコールや胆石などに伴う膵臓の持続性炎症で，膵内に線維化，細胞浸潤，実質の脱落，肉芽などの慢性変化が生じる非可逆性，進行性の疾患．
- 膵損傷，高脂血症，副甲状腺機能亢進症も原因となりうる．喫煙も関与する．最近では慢性膵炎発症のメカニズムとして new mechanistic definition が注目されている（→278頁，本項もっと知りたい）．
- 男性ではアルコール性が多く（73%），女性では特発性が多い（40%）．
- 慢性膵炎は腹痛や背部痛などの症状に加えて，血液検査，膵機能検査，画像診断によって総合的に診断されるが，特徴的な画像所見があればそれのみで診断できる**(表7-2)**．
- 進行すると膵の外分泌（脂肪便），内分泌機能の低下（糖尿病発症）を来す．
- 膵に限局して腫瘤を形成する場合があり，腫瘤形成性膵炎と呼ばれ，膵癌との鑑別が困難である（→242頁，シナリオ3 A2）．

表7-2 画像診断のみで慢性膵炎と診断できる特徴的なCTないしMRIの画像所見

確定診断
①膵管内の結石
②膵全体に分布する複数ないしびまん性の石灰化
③MRCP または ERCP において，主膵管の不規則な拡張とともに膵全体に不均等に分布する分枝膵管の不規則な拡張

準確定診断
①MRCP または ERCP において，膵全体に不均等に分布する分枝膵管の不規則な拡張，主膵管のみの不規則な拡張，蛋白栓のいずれか
②CT において，主膵管の不規則なびまん性の拡張とともに膵の変形や萎縮

A4. びまん性の小膵石が多い

アルコール性膵炎ではびまん性膵石，特発性膵炎では大膵石が多い

- 膵石は慢性膵炎の経過中に主膵管や分枝膵管内に膵液中の蛋白質が析出または凝縮（蛋白栓）し，これに炭酸カルシウムが結晶化することによって生じる．
- **アルコール性膵炎はびまん性の小結石**が多く（図7-1, 5），**特発性では主膵管内の大結石**が多い（図7-2）．

- 慢性膵炎の中でも膵石症を有するもの（特に特発性で，大結石を有するもの）は膵癌のリスクが高いといわれる．

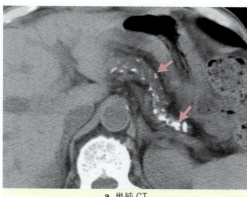 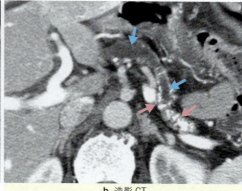

図 7-5　アルコール性慢性膵炎およびびまん型の膵石（70 歳台男性）
- アルコールは若い頃より多飲．白血病の既往あり．超音波で膵管拡張を認めた．
- 主膵管はびまん性に拡張し(b ➡)，膵実質は萎縮している．膵実質に一致してびまん性に微小な石灰化を認める(a,b ➡)．

A5. 仮性嚢胞，仮性動脈瘤，肝や脾の梗塞，膵癌

 慢性膵炎の合併症には仮性嚢胞，仮性動脈瘤，肝や脾の梗塞，膵癌などがある

- 仮性嚢胞や血管に浸潤した場合，門脈系の狭窄や閉塞，仮性動脈瘤(図 7-6)（→ 286 頁，シナリオ 8 A4），肝や脾の梗塞を合併することがある．
- 仮性動脈瘤が膵管と交通し，Vater 乳頭からの出血を認めることがあり，hemosuccus pancreaticus と呼ばれる．
- 膵癌のリスクは 10〜20 倍増加し，他の悪性腫瘍のリスクも増加する．

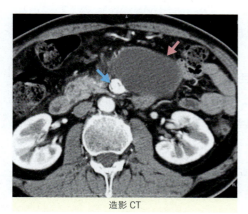

造影 CT

図 7-6　仮性嚢胞と仮性動脈瘤（50 歳台男性）
- 膵体部に仮性嚢胞を認める(➡)．仮性嚢胞に接して血管と同程度に増強される仮性動脈瘤がみられる(➡)．

鑑別のポイント

- **表7-3**に鑑別のポイントを示す.
- 膵の石灰化で最も高頻度のものはアルコール性の慢性膵炎であるが，その他腫瘍性病変をはじめ，様々な原因で石灰化を来す.
- アルコール性の慢性膵炎はびまん性の小結石，特発性の慢性膵炎では主膵管内に大結石がみられることが多い.
- 膵の腫瘍性病変において石灰化の頻度が高い充実性腫瘤はSPNで，NETでも稀に認める．膵癌ではかなり稀である．嚢胞性病変では，SCNで高頻度で腫瘤の中心にみられ，MCNでは嚢胞の隔壁や被膜にみられることが多い.

表7-3　膵の石灰化の鑑別のポイント

	バックグラウンド	石灰化頻度	CT
慢性膵炎	アルコール多飲など	+++	アルコール性膵炎はびまん性の小結石 特発性膵炎は主膵管内の大結石
SCN	中〜高齢女性	++	腫瘍中心部，sun burst状
MCN	中年女性	稀	隔壁や被膜
SPN	若年女性	++	辺縁部の粗大石灰化
NET	性差なし 非機能性は偶然みつかる	稀	辺縁部の一部石灰化

もっと知りたい！

new mechanistic definition

- 慢性膵炎の古典的疾患概念ではnecrosis-fibrosis説を基盤とした"急性膵炎の繰り返しによって慢性膵炎が形成されるとする発症機序"を想定し，急性膵炎，再発性急性膵炎，慢性再発性膵炎，慢性膵炎の分類が行われてきた.
- 2016年にはWhitcombらがnew mechanistic definitionを提唱し[1]，現在の慢性膵炎の標準的疾患概念になっている.
- new mechanistic definitionにおいて慢性膵炎は「遺伝的要因，環境要因あるいは他の危険因子を有する患者が，膵実質障害や膵実質ストレスに対して持続的な病的反応を起こすことによって生じる膵臓の線維化を伴う炎症性症候群」と定義され，わが国の「慢性膵炎臨床診断基準2019」でも採用されている.

groove 膵炎と groove 膵癌

- 十二指腸下行脚と膵頭部，総胆管の間の溝（groove 領域，図 7-7）に生じる特殊な膵炎（図 7-8）．若年の大酒家に多い．
- groove 膵癌は膵癌が groove に沿って索状の上下に進展し，十二指腸や膵内胆管に浸潤するが，主膵管には異常がないこともある（図 7-9）．
- groove 膵炎と膵癌との鑑別が重要で，膵炎では病変や十二指腸壁に囊胞を伴うことが多いとされるが，鑑別が困難なことも少なくなく，十二指腸粘膜の生検で癌を証明することで膵癌の診断に至ることが多い．

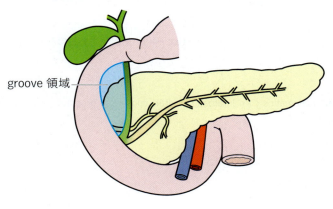

図 7-7　groove 領域

- groove 領域は十二指腸下行脚と膵頭部，総胆管の間の溝で，脂肪織内を胃十二指腸動脈が走行する．この領域には副膵管の障害や十二指腸内の異所性膵組織による限局性の膵炎を認めることがある．また，癌も発生し，膵炎との鑑別が問題となる．

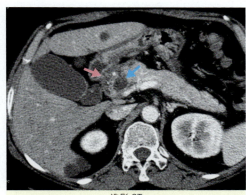

造影 CT

図 7-8　groove 膵炎（50 歳台女性）

- 造影 CT では，膵頭部の groove 領域に造影不良域を認める（→）．内部に囊胞もみられる（→）．

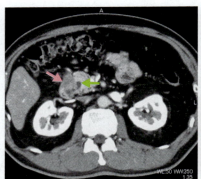 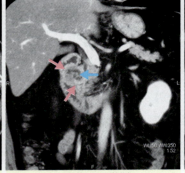 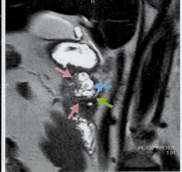

a. 造影 CT　　　　　　　　　b. 造影 CT 冠状断　　　　　　　c. T2 強調画像冠状断

図 7-9　groove 領域の膵癌（50 歳台男性，IPMC）
- 膵頭部の groove 領域に造影不良域を認める(a-c ➡)．内部に囊胞もみられる(b,c ➡)．総胆管の拡張はみられない(a,c ➡)．

【文献】
1) Whitcomb DC, Frulloni L, Garg P, et al : Chronic pancreatitis : An international draft consensus proposal for a new mechanistic definition. Pancreatology 16 : 218-224, 2016

Chapter 3 膵臓

シナリオ 8 急性膵炎を疑ったら

First Touch

急性膵炎の診断は腹痛などの症状，血中あるいは尿中の膵酵素の上昇と併せて，画像診断，特にダイナミックCTも診断の根拠となる．さらにCTは重症度判定や合併症の評価，膵炎の原因検索（胆石や奇形など）にも用いられる．急性膵炎は発症から数日で病態が急激に変化することがあることに注意が必要である．特に重症膵炎では急性期以降も合併症の把握，治療介入が必要であることから常に変化する病態の評価が重要である．

Check Points

- 発症からの時間経過
- 胆石や膵奇形合併の有無
- 膵腫大や膵実質の増強効果
- 炎症所見の広がり
- 感染や血管合併症の有無

読影にチャレンジ！

症例 **1** 60歳台男性．心窩部痛と吐き気があり，救急外来を受診．総胆管結石の既往があり，胆管ステントを留置している．

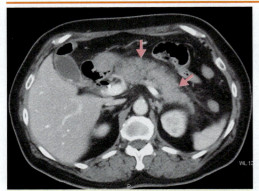
造影 CT

図 8-1　症例 1
- 膵臓にびまん性に浮腫性の腫大がみられる(→)．

症例 **2** 40歳台女性．アルコールを常飲している．半月前より，腹痛が出現，いったん軽快するも再燃．数日前より倦怠感強く，尿量減少がみられるようになった．

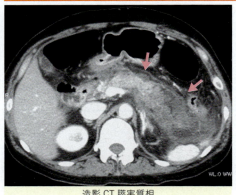
造影 CT 膵実質相

図 8-2　症例 2
- 膵は腫大し，体尾部は低吸収で，壊死に陥っている(→)．前腎傍腔に広範な炎症の波及を認める．

症例 **3**　50歳台男性．昨晩，アルコール多飲後に急激な腹痛で発症．その後，経過観察されていた．

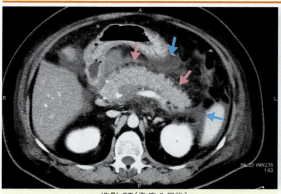
a. 造影 CT（発症 2 日後）

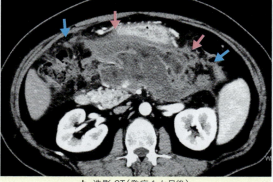
b. 造影 CT（発症 1 か月後）

図 8-3　症例 3
- 発症 2 日後の造影 CT では，膵臓には軽度腫大し（a ➡），周囲に，少量の液体貯留がみられる（a ➡）．
- 発症 1 か月後の造影 CT では，膵実質は不明瞭化し，前腎傍腔に隔壁構造を有する被包化された液体貯留を認める（b ➡）．辺縁の脂肪織には不整を認め，病変の腸間膜根部への進展が示唆される（b ➡）．

症例 **4**　60歳台男性．朝食後，上腹部に激痛があり，救急受診．嘔吐もみられた．

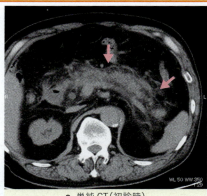
a. 単純 CT（初診時）

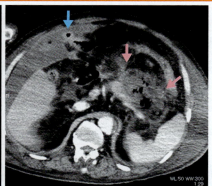
b. 造影 CT（2 週間後）

図 8-4　症例 4
- 初診時の単純 CT では，膵周囲組織の軽度の不整を認めるのみである（a ➡）．
- 2 週間後の造影 CT では，膵実質はほぼ消失し，壊死および多発性に air を認め（b ➡），感染の合併が示唆される．多量の腹水も出現し，一部 air もみられる（b ➡）．

症例 60歳台男性．5年前，急性膵炎の既往あり．最近腹痛が再燃し，検査となる．

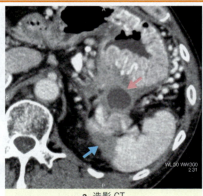
a. 造影 CT

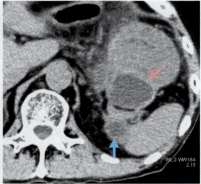
b. 造影 CT（1 か月後）

図 8-5 症例 5
- 造影 CT では，膵尾部に囊胞性病変を認める．囊胞壁は厚い（a ➡）．脾には低吸収域がみられる（a ➡）．
- 1 か月後の造影 CT では，囊胞は増大がみられる（b ➡）．また，脾にも仮性囊胞がみられる（b ➡）．

診断		
症例 ① 浮腫性膵炎	症例 ② 壊死性膵炎	症例 ③ 被包化壊死（WON）
症例 ④ 感染性壊死性膵炎（膵膿瘍）	症例 ⑤ 仮性囊胞	

Questions.

Q1. 急性膵炎の 2 大成因は何か？（284 頁，A1）

Q2. 急性膵炎において CT によって評価すべき重要な 2 項目は何か？（285 頁，A2）

Q3. 図 8-1〜5 の病態はそれぞれ次のどれか？（285 頁，A3）
　　① APFC，② PPC，③ ANC，④ WON，⑤ ACS

Q4. 急性膵炎の後期（急性期後）の合併症を挙げよ．（286 頁，A4）

A1. アルコールと胆石

 急性膵炎はアルコールと胆石によるものが多いが，特発性もみられる

- 急性膵炎は，酵素による自己膵の消化で，アルコール（37%）と胆石（24%）が 2 大成因である．特発性（23%）がこれに次ぐ．アルコールは男性，胆石症と特発性は女性に多い．
- 外傷，外科手術，ERCP 後，膵胆管合流異常，高脂血症，副甲状腺機能亢進症，薬剤でも発症する．
- 膵癌が原因で急性膵炎を発症して，癌が顕在化することがある．
- 炎症の程度によって浮腫性膵炎（間質の浮腫）（図 8-1）と壊死性膵炎（膵実質に壊死）（図 8-2）に大別され，壊死性は予後不良．

284　Chapter 3　膵臓

A2. 膵周囲の炎症所見の進展，膵実質の増強効果

鉄則!! 急性膵炎ではCTによって炎症の進展度と膵実質の増強効果を評価する

- わが国の『急性膵炎診療ガイドライン2021 第5版』では，急性膵炎の重症度診断において「9つの臨床的予後因子からなる重症度判定基準」と独立して，造影CT所見に基づいた「造影CT grade分類」が採用されている．
- ダイナミックCTで，① 膵周囲の炎症所見（液体貯留，浮腫）の進展，② 膵実質の増強効果で重症度の判定が可能(表8-1)．

表8-1 造影CT grade分類

膵造影不良域 \ 膵外進展度	前腎傍腔	結腸間膜根部	腎下極以遠
< 1/3	1	1	2
1/3～1/2	1	2	3
1/2 <	2	3	3

〔高田忠敬（編）：急性膵炎診療ガイドライン2021 第5版，p56，金原出版，2021より改変〕

A3. 症例1：APFC，症例2：ANC，症例3：2日後はAPFC，1か月後はWON，症例4：初診時はAPFC，2週間後以降はWON（感染あり），症例5：PPC

鉄則!! 急性膵炎後の液体貯留は発症からの時間，膵実質の壊死の有無で分類される

- 膵炎後の合併症は時期と壊死の有無に基づいて分類される(表8-2)．

表8-2 膵炎後液体貯留の分類（改訂アトランタ分類）

	発症4週以内	発症4週以降
壊死なし（間質性浮腫性膵炎）	急性膵周囲液体貯留(APFC)	膵仮性囊胞(PPC)（狭義）
壊死あり（壊死性膵炎）	急性壊死性貯留(ANC)	被包化壊死(WON)

- 壊死がなければ**急性膵周囲液体貯留（acute peripancreatic fluid collection；APFC）**（図8-1，3a，4a），壊死があれば**急性壊死性貯留（acute necrotic collection；ANC）**とし，発症4週以降それぞれ**仮性嚢胞（pancreatic pseudocyst；PPC）**（図8-5），**被包化壊死（walled-off necrosis；WON）**．（図8-3b）へ移行する．
- 造影CT診断に際しては，発症後1週以内は膵実質や膵周囲脂肪組織の壊死の程度や広がりは過小評価の傾向があり，1週以降の所見がより確実である．膵実質の造影不良域は壊死と判断すべきである．
- 感染性（膵）壊死（infected necrosis）は，ANCあるいはWONに細菌・真菌の感染が加わったもので，その診断には臨床症状のほか，CT所見としては貯留物内のガスの存在が診断の助けとなる（図8-4）．

A4. 膵炎後液体貯留，血管障害（仮性動脈瘤，門脈血栓症），感染，腹部コンパートメント症候群など

鉄則!! 急性膵炎の後期合併症として膵炎後液体貯留，血管障害（仮性動脈瘤，門脈血栓症），感染，腹部コンパートメント症候群などが問題となる

- 急性期（7日間）には多臓器不全，亜急性期（8〜14日）には**感染（感染性膵壊死）**が問題となる．
- 後期合併症として仮性嚢胞や被包化壊死，血管侵蝕に伴う**仮性動脈瘤**（図8-6），**門脈血栓症**，**感染（感染性膵壊死）**，**腹部コンパートメント症候群**などがみられる．

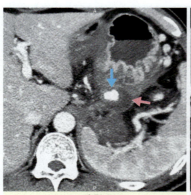
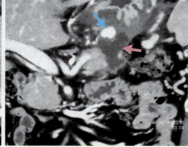
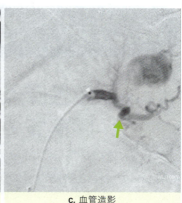

a. 造影CT　　　　b. 造影CT冠状断　　　　c. 血管造影

図8-6 アルコール性慢性膵炎に伴う仮性嚢胞，仮性動脈瘤（50歳台男性）
- 腹痛発作を繰り返していた．
- 造影CTでは，胃の背側および足側に仮性嚢胞を認める（a,b →）．内部に血管と同程度に強く増強される動脈瘤を認める（a,b →）．
- 血管造影では左胃動脈に仮性動脈瘤を認める（c →）．この後に同部の塞栓術が施行された．

もっと知りたい！

膵炎を発症する先天奇形

- 稀に膵胆道系の先天奇形が急性膵炎の原因となることがある．特に小児例ではその頻度が高い．

①輪状膵　annular pancreas

- 膵組織が十二指腸下行脚を取り囲んだ先天奇形．必ずしも全周性ではない．門脈を囲むこともある（門脈輪状膵）．
- 輪状膵の膵管は，Wirsung 管と交通することが多いが，時に Santorini 管と交通したり，直接十二指腸に開口する．
- 新生児期と中高年期に発症することが多い．新生児期に発症するものは狭窄の程度が強く，嘔吐や腹痛などの閉塞症状，成人では，胃十二指腸潰瘍や膵炎の合併(図 8-7)，慢性膵炎による十二指腸狭窄や総胆管の狭窄で発症するが，無症状のこともある

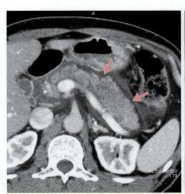
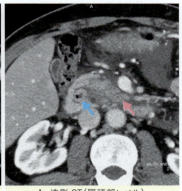

a. 造影 CT（膵体尾部レベル）　　b. 造影 CT（膵頭部レベル）

図 8-7　輪状膵に伴う急性膵炎（50 歳台男性）
- 膵臓には浮腫性の肥大を認める(a,b →)．膵周囲には少量の液体貯留もみられる．
- 膵頭部においては，膵臓は十二指腸(b →)を取り囲んでいる．

②膵管非癒合　pancreas divisum

- 背側膵管と腹側膵管との間に癒合が認められない発生異常で*，3〜10% の人にみられる．全く交通のないものを完全型，細い交通枝のある場合を不完全型(functional divisum)という．
- 膵実質の融合は様々で，分離していることもあるが，通常は融合している．
- 背側膵からの膵液が，小さく狭い小乳頭に流出するため，膵液がうっ滞し，背側膵に慢性膵炎がみられることが多い(dorsal pancreatitis)．
- MRCP では太い背側膵管が小乳頭に開口し，腹側膵管は細く短い(図 8-8)．横断像では，太い背側膵管が総胆管の腹側を走行し，小乳頭に向かう．

*：横断像では背側膵は腹側に，腹側膵は右背側に位置する．

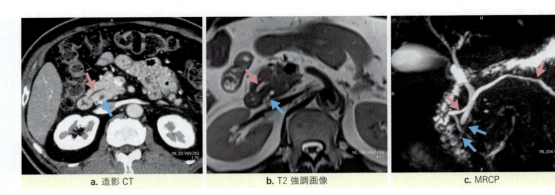

図 8-8　膵管非癒合（60 歳台男性）
- 太い背側膵管が小乳頭に開口し（a–c ➡），細く短い腹側膵管は乳頭に開口している（a–c ➡）．

腹部コンパートメント症候群　　abdominal compartment syndrome（ACS）

- 腹腔内大量出血，後腹膜血腫，腸管浮腫などによって腹腔内圧が上昇することで呼吸・循環障害をはじめとする多臓器不全を生じる病態の総称．20 mmHg を超える腹圧の上昇によって生じる。
- 重症急性膵炎患者の約 15% が ACS を発症し，死亡率は 50% 前後とされる。

Chapter 4

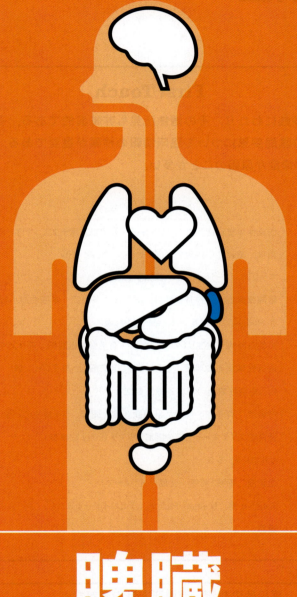

脾臟
Spleen

Chapter 4 脾臓

シナリオ 1 脾腫

> **First Touch**
>
> 脾腫の原因は多岐にわたり，その画像所見も非特異的である．そのため，脾腫を見た場合は，その基礎疾患について臨床情報の検索が重要である．一方，巨脾は血液疾患や特殊な感染症が原因のことが多い．

表 1-1 脾腫を来す原因

感染症	急性	伝染性単核球症，ウイルス性肝炎，敗血症，腸チフス，サイトメガロウイルス，トキソプラズマ
	亜急性，慢性	結核，感染性心内膜炎，ブルセラ症，梅毒，HIV
	寄生虫	マラリア，リーシュマニア，住血吸虫症
血液系	骨髄増殖性	骨髄線維症，慢性骨髄性白血病，真性多血症，本態性血小板血症
	リンパ腫	非 Hodgkin リンパ腫，Hodgkin リンパ腫
	白血病	急性白血病，慢性リンパ性白血病，有毛細胞白血病，前リンパ性白血病
	先天性	遺伝性球状赤血球症，サラセミア，鎌状細胞ヘモグロビン病
	その他	自己免疫性溶血，巨赤芽球性貧血
うっ血性		肝硬変，脾静脈/門脈/肝静脈塞栓・閉塞，うっ血性心不全
炎症性	膠原病	全身性エリテマトーデス，関節リウマチ(Felty 症候群)
	肉芽腫	サルコイドーシス
腫瘍性		血管腫，転移(肺癌，乳癌，メラノーマ)
蓄積・浸潤性		Gaucher 病，Nieman-Pick 病，アミロイドーシス
その他		嚢胞

Check Points

- 血液データの異常，感染症の有無，門脈圧亢進の有無など
- 画像所見は非特異的であるが，脾腫の程度はある程度参考になる

読影にチャレンジ！

| 症例 | **1** | 60歳台女性．アルコール依存症で，肝機能障害を指摘される． |

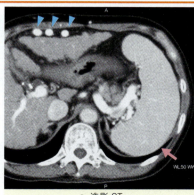
a. 造影 CT

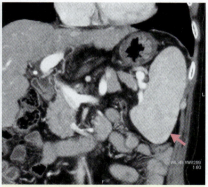
b. 造影 CT 冠状断

図1-1　症例1
- 脾腫を認める(a, b →)．内部は均一である．
- 肝臓の凹凸不整を認め，肝臓の前面には，側副路と考えられる血管構造がみられる(a ◀)．

| 症例 | **2** | 70歳台男性．貧血の精査で紹介となった． |

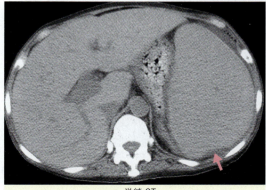
a. 単純 CT

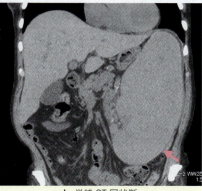
b. 単純 CT 冠状断

図1-2　症例2
- 脾腫を認める (a, b →)．内部は均一である．

| 症例 | **3** | 40歳台女性．感冒症状が改善せず，かかりつけ医を受診した．その際に白血球増多と貧血を指摘された(RBC：2.51，WBC：28.8，Hgb：5.4，PLT：12.9)． |

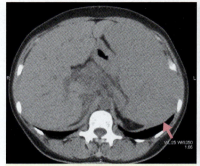
a. 単純 CT

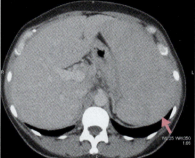
b. 造影 CT

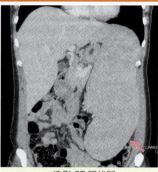
c. 造影 CT 冠状断

図1-3　症例3
- 脾腫を認める(a-c →)．内部は均一である．

シナリオ **1** 脾腫　291

症例 10歳台女児．知的障害，失調歩行がみられ，小児科でフォロー中．脾腫を指摘された．

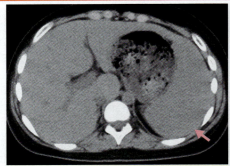
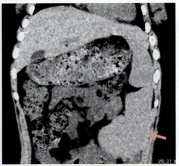

a. 単純 CT　　　　　　b. 単純 CT 冠状断

図 1-4　症例 4
- 脾腫を認める(a, b →)．内部は均一である．

症例 50歳台男性．慢性骨髄性白血病でフォロー中，脾臓に CT で低吸収を指摘される．

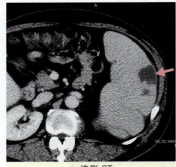
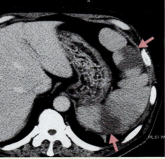
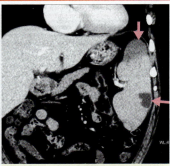

a. 造影 CT　　　　b. 造影 CT (別スライス)　　　　c. 造影 CT 冠状断

図 1-5　症例 5
- 脾腫を認め，脾内に多発性に楔型の低吸収域がみられる(a-c →)．

診断

| 症例 ① | アルコール性肝硬変に伴う門脈圧亢進症 | 症例 ② | 骨髄線維症 |

症例 ③　悪性リンパ腫 (indolent B cell lymphoma with monoclonal IgG paraprotein)

| 症例 ④ | Niemann-Pick 病 | 症例 ⑤ | 慢性骨髄性白血病に合併した脾梗塞 |

Questions.

- **Q1.** 脾腫の患者に頻度の高い疾患は何か？ (293頁, A1)
- **Q2.** 巨大脾腫はどのような疾患でみられるか？ (293頁, A2)
- **Q3.** 脾腫を伴う蓄積症で頻度の高い疾患は何か？ (294頁, A3)
- **Q4.** 脾腫に多発性に乏血域をみた場合，何を考えるか？ (294頁, A4)

A1. 肝硬変，血液疾患，悪性リンパ腫，感染症，うっ血など

鉄則!! 脾腫は非常に様々な疾患でみられるが，肝硬変，血液疾患，悪性リンパ腫，感染症，うっ血の頻度が高い

- 成人の脾臓は平均150g程度といわれるが，重さ，形態ともに個体差が大きい．
- 脾腫が起きるメカニズムは，① 免疫応答（感染性心内膜炎，伝染性単核球症），② 赤血球破砕（遺伝性球状赤血球症，サラセミア），③ うっ血（脾静脈血栓症，門脈圧亢進），④ 髄外造血，⑤ 蓄積性（Gaucher病やNieman-Pick病など），⑥ 腫瘍性に分けられる．
- 脾腫の原因は**表1-1**のように非常に多く，脾腫だけでは鑑別は難しいが，本邦で頻度の高い疾患は**門脈圧亢進症（肝硬変）に伴うもの**である**(図1-1)**．慢性骨髄性白血病や骨髄線維症などの血液系疾患**(図1-2)**，悪性リンパ腫**(図1-3)**，感染，うっ血での頻度も比較的高い．
- 脾腫を来す疾患では，極めて稀に非外傷性の脾破裂を来すことがある．

A2. 骨髄線維症，慢性骨髄性白血病，リンパ腫，国際感染症（マラリア，リーシュマニア）など

鉄則!! 巨大脾腫を来す疾患は限られ，骨髄線維症，慢性骨髄性白血病，リンパ腫，国際感染症でみられる

- 脾腫で脾臓が腸骨稜まで達する，正中線を越える，左肋骨縁から8cmを超えて触れる，1,000もしくは1,500g以上になった場合は**巨大脾腫**とされる．
- 脾腫を来す疾患の種類は多いが，巨大脾腫を来す疾患は比較的限られ，**表1-2**のような疾患が挙げられる．
- 貧血（溶血性貧血やサラセミアなど）や蓄積症（Gaucher病，Niemann-Pick病），門脈圧亢進症，うっ血でも比較的大きな脾腫がみられることがある．

表 1-2　巨大脾腫を来す疾患

① 骨髄増殖性疾患（骨髄線維症）(図 1-2)
② 慢性骨髄性白血病
③ 悪性リンパ腫 (図 1-3)
④ 国際感染症（マラリア，リーシュマニアなど）

A3. Gaucher 病，Niemann-Pick 病

 鉄則!!　Gaucher 病，Niemann-Pick 病などの蓄積症でも脾腫がみられる

- 先天性代謝異常に伴う蓄積症では中等度の肝脾腫を認める(図 1-4)．
- Gaucher 病では Gaucher 細胞が集簇した結節を形成し，T1 強調画像や T2 強調画像で低信号の結節を認めることがある．

A4. 血液疾患の巨大脾腫に合併した脾梗塞

 鉄則!!　血液疾患に伴う脾腫では循環障害を合併し，脾梗塞を来すこともある

- 血液疾患が原因の脾腫では**脾梗塞を合併**することがある(図 1-5)．
- 骨髄線維症では髄外造血巣が循環不全を引き起こし，白血病などでは著明な脾腫や貧血によって増加した酸素需要をまかないきれないため，梗塞が起こると考えられている．

鑑別のポイント

- 脾腫の原因は多岐にわたり，かつその所見も非特異的である(表 1-3)．原因となる基礎疾患について臨床情報を追求することが重要である．
- 巨大脾腫を生じた場合は血液疾患や悪性リンパ腫，国際感染症に限定される．
- 中程度の場合は溶血性貧血や門脈圧亢進症，蓄積症のことが多い．
- 軽度の脾腫においては，上記の疾患以外に感染症やサルコイドーシス，アミロイドーシス，膠原病なども含まれ，画像上鑑別は困難なことが多い．

表 1-3 脾腫の鑑別

	臨床像	頻度	画像所見
門脈圧亢進症 (肝硬変含む)	肝機能障害や食道胃静脈瘤	+++	MRIで多発の微小低信号を認めることがある (Gamna-Gandy結節)
血液疾患 (骨髄線維症，慢性骨髄性白血病)	貧血，血液像の異常	++	非特異的，梗塞を合併することあり
悪性リンパ腫	リンパ節腫大，肝脾腫	++	非特異的，腫瘤を認めることあり
感染症	脾尾部のみ	+	非特異的
うっ血肝	―	+	非特異的
蓄積症	貧血，血小板減少 肝脾腫，骨，腎，肺障害	稀	非特異的 Gaucher病では結節を認めることあり

もっと知りたい！

遊走脾および捻転　wandering spleen and its torsion

- 脾は胃脾間膜（最も重要），脾腎間膜，脾結腸間膜などで固定されている．これらの間膜の欠損や形成不全，脾腫や妊娠，外傷で，支持組織が脆弱化すると**遊走脾（wandering spleen）**が起こる．
- 遊走脾は無症状のことが多いが，捻転や脾梗塞を合併することがあり**(図1-6)**．若年の女性に多い．膵尾部の捻転を合併し，膵壊死を起こすことがあり，遊走脾症候群と呼ばれる．

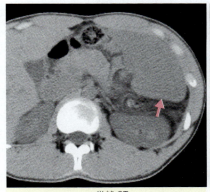
a. 単純CT

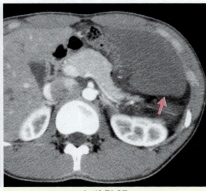
b. 造影CT

図1-6 遊走脾の捻転（10歳台男性）

- 膵臓の前方に脾臓を認める (a →)．造影での脾臓の増強効果は不良である (b →)．

副脾と脾症　accessory spleen and splenosis

- 副脾（accessory spleen）は 10〜30 %の人に認め，脾門部に認めることが多い（図 1-7）．臨床的意義はないが，大網，後腹膜，腸間膜，膵尾部（→ 250 頁，膵シナリオ 4 図 4-4）をはじめ，肝，腎など様々な部位にみられることがあり，悪性腫瘍との鑑別が問題となる．
- 脾症（splenosis）は摘脾や脾破裂の際，脾から切り離された組織が付着した臓器で発育したもので，リンパ節などと鑑別を要する（図 1-8）．

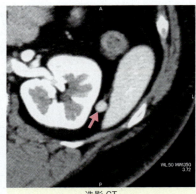

造影 CT

図 1-7　副脾（50 歳台女性）
- 脾臓の内側に，脾臓と同程度の増強効果を有する結節性病変を認める（→）．

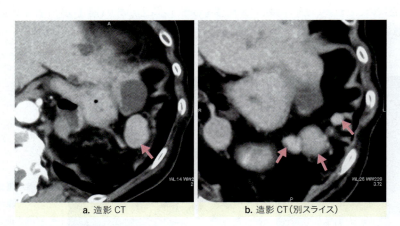

a. 造影 CT　　　b. 造影 CT（別スライス）

図 1-8　副脾あるいは術後の脾症（70 歳台女性）
- 脾臓のあった部位に一致して，多発性に結節性病変を認める（a, b →）．副脾あるいは術後の脾症が考えられる．

Chapter 4 脾臓

シナリオ 2 脾臓の腫瘤性病変

First Touch

脾臓の腫瘤は血管腫やリンパ管腫の頻度が比較的高いが，それ以外の腫瘤は稀である．良性で過誤腫，悪性では転移の頻度が高い．充実性腫瘍の画像所見は非特異的であり，鑑別は難しいことも多い．

表2-1 比較的頻度の高い脾の腫瘤性病変の鑑別

良性	悪性
● 脾嚢胞（真性，仮性）	● 悪性リンパ腫
● 血管腫，リンパ腫	● 白血病
● 過誤腫	● 血管肉腫
● SANT（sclerosing angiomatoid nodular transformation）	● 転移
● 炎症性偽腫瘍	
● 脾梗塞	
● 脾結核	

Check Points

- 血液疾患や多部位に悪性腫瘍はないか
- リンパ節腫大はみられないか
- 心内膜炎，心房細動などの心疾患はないか

症例 **1**　40 歳台男性．検診の超音波で脾臓に腫瘤性病変を指摘される．

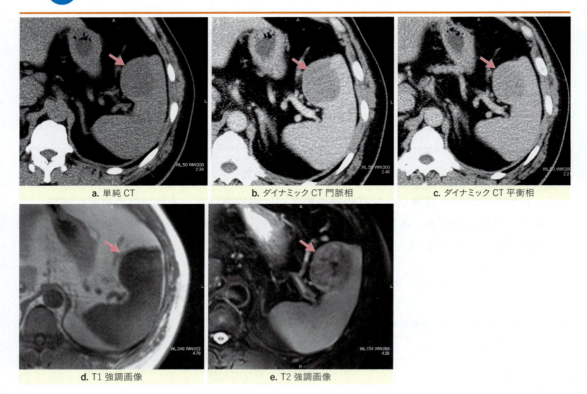

図 2-1　症例 1
- 単純 CT にて脾内に境界明瞭な低吸収の腫瘤を認める (a, b ➡)．同腫瘤は乏血性で，平衡相では遷延性の増強効果を認める (c ➡)．
- T1 強調画像では軽度低信号 (d ➡)，T2 強調画像では不規則に高信号と低信号が混在している (e ➡)．

症例 **2**　70 歳台男性．早期胃癌の精査において腹部超音波が施行され，脾臓に腫瘤を指摘される．

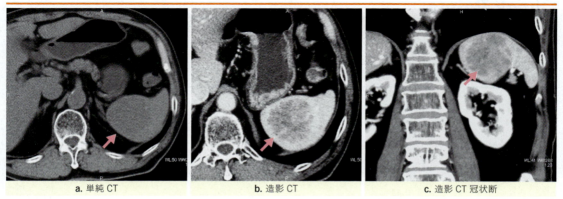

図 2-2　症例 2
- 単純 CT にて脾内に境界明瞭な低吸収の腫瘤を認める (a ➡)．造影にて車軸状の増強効果を認める (b, c ➡)．

298　Chapter **4**　脾臓

症例 **3** 60歳台男性．食道癌の放射線治療後，フォロー中に脾臓に腫瘤を指摘される．

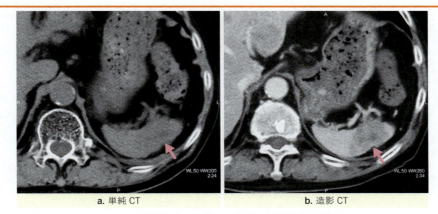

図 2-3 症例 3
- 脾臓に低吸収域を認める(a →)．増強効果は周囲脾臓より軽度で，中心部は壊死によると思われる低吸収を認める(b →)．

 症例 **4** 70歳台男性．腰痛が出現し，転移性腫瘍が疑われた．全身の精査で脾臓にも腫瘤が指摘される．

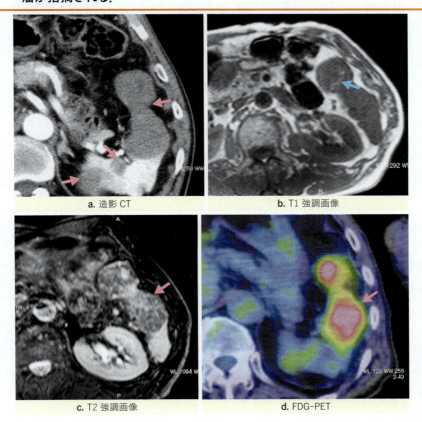

図 2-4 症例 4
- 脾臓に多発性に乏血性の腫瘤を認める(a →)．
- T1強調画像では，内部に一部出血によると思われる高信号域を認める(b →)．
- T2強調画像では，腫瘤は低信号で，一部高信号域がみられる(c →)．
- PETでは，FDGの強い取り込みがみられる(d →)．

| 症例 | 5 | 70歳台男性．心房細動や肝硬変の既往がある患者で，CTで脾臓に異常を指摘される．|

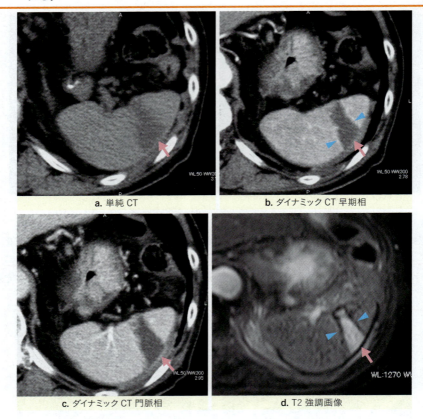

図 2-5 症例 5
- 脾臓にくさび形の低吸収域を認める（a-c →）．
- 辺縁部に強い増強効果を認めるが（b ◁），中心部には明らかな増強効果はみられない．
- T2強調画像では，中心部は高信号（d →），辺縁部（d ◁）は低信号を呈しており，出血に伴うヘモジデリンの沈着などが疑われる．

診断

| 症例 ❶ 脾過誤腫 | 症例 ❷ SANT |
| 症例 ❸ 食道癌の脾転移 | 症例 ❹ 血管肉腫 | 症例 ❺ 脾梗塞 |

Questions.

Q1. 脾臓で頻度の高い充実性腫瘤は何か？(301頁，A1)

Q2. SANTの画像上の特徴は何か？(301頁，A2)

Q3. 脾臓で頻度の高い悪性腫瘍は何か？(301頁，A3)

Q4. 脾臓で最も多い原発性の脾腫瘍は何か？(302頁，A4)

Q5. どのような場合に脾梗塞を疑うか？(303頁，A5)

A1. 過誤腫，転移，悪性リンパ腫など

鉄則!! 脾臓の充実性腫瘍では過誤腫，転移，悪性リンパ腫が多い

- 脾臓の充実性腫瘍は稀である．良性の充実性腫瘍では過誤腫(図 2-1)の頻度が最も高く，その他，SANT や炎症性偽腫瘍に時に遭遇する．
- 脾臓の悪性腫瘍では転移，悪性リンパ腫が多いが，稀に原発の血管肉腫がみられる．
- その他，極めて稀であるが，血管系の腫瘍として littoral cell angioma，血管外皮腫，血管内皮腫などが報告されている．

A2. T2 強調画像で低信号，放射状の増強効果

鉄則!! SANT は稀な脾腫瘍であるが，T2 強調画像で低信号，放射状の増強効果が特徴的

- SANT(sclerosing angiomatoid nodular transformation)は稀な赤脾髄由来の非腫瘍性(血管性)腫瘤形成性病変で(図 2-2)，構成する血管成分が真の腫瘍と違い単一ではない．境界明瞭である．原因は不明であるが，反応性，IgG4，EBV などの関与や炎症性偽腫瘍との関連も示唆されている．
- 腫瘤内部は多発性に辺縁優位に大小の血管腫様結節，中心部には線維化がみられる．
- 単純 CT では低吸収，T1 強調画像で等から低信号，T2 強調画像でもヘモジデリンの沈着によって低信号を呈する．
- 造影では辺縁部は血管腫様成分が主体で，車軸状の増強効果(spoke wheel appearance)を示す(図 2-2b)．中心部は線維性の瘢痕のため，漸増性の増強効果がみられる．

A3. 転移性腫瘍

鉄則!! 脾臓の悪性腫瘍では転移の頻度が最も高い

- 悪性腫瘍の脾臓転移は比較的稀であるが，脾臓の悪性腫瘍では転移の頻度が最も高い(図 2-3)(→ 312 頁，図 4-3)．

- 転移性脾腫瘍の原発巣としては，乳癌，肺癌，卵巣癌，胃癌などが高頻度である．膵癌などの周囲臓器からの浸潤がみられることもある．
- 悪性リンパ腫も脾臓に原発することがあり，限局性腫瘍としてみられることもあれば**(図 2-6)**，びまん性の脾腫としてしか捉えられないこともある(→ 291 頁，図 1-3)．

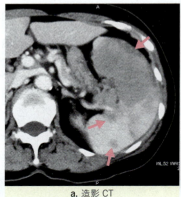
a. 造影 CT

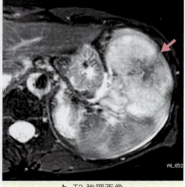
b. T2 強調画像

図 2-6　脾の悪性リンパ腫（70 歳台女性）
- 脾臓に多発性に低吸収の腫瘤を認める(a ➡)．
- T2 強調画像で腹側の腫瘤は高信号を呈し，中心部はやや低信号である(b ➡)．

A4. 血管肉腫

 鉄則!!　脾臓に不均一な増強効果，不均一な信号強度の腫瘤をみたら，血管肉腫も考える

- **脾臓原発血管肉腫**は，極めて稀な腫瘍であり，初診時既に約 7 割の患者に肺・肝臓・骨・脳・リンパ節に遠隔転移が認められ，予後は非常に不良（多くは初診時から 12 か月以内に死亡）．
- 単発性あるいは多発性腫瘍として認められることもあるが，脾臓全体が腫瘍細胞によって置換され，内部不均一な腫瘍として認めることも多い．腫瘍内部に出血や壊死を伴う**(図 2-4)**．
- 症例の多くは造影によって腫瘍に不均一な増強効果を認めるが，均一な強い増強効果を呈する例や全く増強効果を呈さない例もある．
- 約 2 割の症例で腫瘍内部に点状の石灰化が認められる．血管腫でみられる辺縁主体の結節性増強効果や pooling を認めることもある．
- 高率に出血，壊死を伴うことを反映して，T1 および T2 強調画像では腫瘍内部に高信号を認めることが多い．またヘモジデリン沈着に伴う低信号を認めることもある．

A5. 様々な基礎疾患を有する患者においてくさび状の造影不良域をみた場合

鉄則!! 様々な基礎疾患を有する患者にくさび状の造影不良域をみた場合には脾梗塞を疑う

- **脾梗塞**は，心内膜炎や心房細動など心血管性病変，骨髄線維症やリンパ腫，白血病などの血液疾患（→292頁，図1-5），全身性エリテマトーデスや感染性血管炎，マラリアなどの炎症，膵炎，脾動脈瘤，脾動脈捻転や腫瘍の脾動脈浸潤など種々の疾患が原因で生じる．
- 一般的に40歳以上は塞栓，40歳以下は血液疾患に伴うことが多い．
- 造影CT，MRIで単発あるいは多発のくさび状の低吸収域を呈する**(図2-5)**．不整形あるいは類円形の病変としてみられることもある．慢性期は限局性の萎縮がみられる．
- 造影早期には正常でも脾に染まりムラを生じることがあるため，後期相，遅延相も参考にする必要がある．
- 脾の被膜に沿ってrim状増強が認められることがあり，被膜からの血流と考えられる**(図2-4c)**．

鑑別のポイント

- 表2-2に鑑別のポイントを示す．
- 脾の充実性腫瘤の鑑別においては良悪性の鑑別が重要である．急速な増大，リンパ節腫大や肝転移など他臓器への転移浸潤があれば悪性の診断は容易である．
- 一方，初診時に単発の境界明瞭な充実性腫瘤の鑑別は難しい．過誤腫は，正常の脾組織として網内系が存在するためSPIOでの造影を行い，信号低下がみられれば診断可能である．SANTは，非特異的であるが，車軸状所見(spoke wheel appearance，中心瘢痕)が診断に有用なサインである．
- FDG-PETは良性疾患では低集積のことが多いが，高集積のこともあり，悪性リンパ腫などとの鑑別は困難である．
- 脾梗塞は基礎疾患のある患者において急激に発症した左側腹部痛やくさび状の乏血性病変をみた場合に疑う．症状がみられず，画像診断で初めて指摘されることも少なくない．

表 2-2 充実性脾腫瘤の鑑別

	臨床像	頻度	画像所見
過誤腫	無症状	比較的稀	等吸収～低吸収，造影で不均一な濃染 SPIO 集積あり
SANT	無症状	稀	T2 強調画像で低信号，車軸状濃染
悪性リンパ腫	リンパ節腫大，肝脾腫	+	等吸収，低吸収
転移	全身転移の部分症	+	低吸収（嚢胞形成，壊死，出血がみられることあり）
血管肉腫	急速に増大	極めて稀	低吸収（嚢胞形成，壊死，出血がみられることあり）
脾梗塞	心房細動，動脈硬化	+	くさび形，乏血性腫瘤，多発することあり

もっと知りたい！

脾炎症性偽腫瘍　splenic inflammatory pseudotumor（IPT）

- 非特異的炎症細胞浸潤と間葉組織の修復像に特徴づけられる良性の腫瘍性病変で，腫瘍から炎症まで包括されるやや曖昧な疾患概念．一部，EB ウイルス関連のものもみられる（EBV 関連炎症性偽腫瘍様樹状細胞腫瘍）．
- 画像所見は多彩であるが，造影では早期は辺縁が増強され，後期には遷延性の濃染を来すことが多い（図 2-7）．

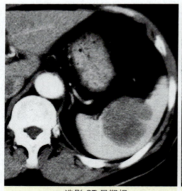

a. 造影 CT 早期相

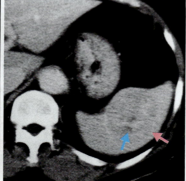

b. 造影 CT 平衡相

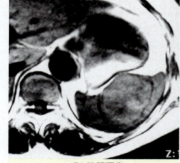

c. T1 強調画像

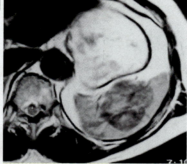

d. T2 強調画像

図 2-7　脾炎症性偽腫瘍（60 歳台女性）
- 脾門部から脾内にかけて境界明瞭な腫瘤を認める．動脈相での腫瘤の濃染は軽微である．平衡相では腫瘤内部に濃染がみられる（b ➡）．平衡相では被膜様構造もみられる（b ➡）．
- T1 強調画像では，辺縁部は周囲肝臓よりやや高信号，T2 強調画像では，不整な低信号を呈し，中心部に一部信号強度が高い部分を認める．

Chapter 4 | 脾臓

シナリオ 3　脾臓の囊胞性病変

First Touch

脾臓に仮性囊胞や血管腫，リンパ管腫などの囊胞性病変をみることは比較的多い．多くは良性病変であるが，転移性腫瘍でも囊胞様にみえることもあるので注意が必要である．また寄生虫性や外傷，梗塞後の血腫が囊胞に変性することもある．

表3-1　脾臓の囊胞性疾患

真性囊胞	仮性囊胞	寄生虫性囊胞
● 上皮性（先天性）：類表皮囊胞 ● 腫瘍性（内皮性）：血管腫，リンパ管腫，囊胞性転移など	● 外傷，梗塞，膿瘍など ● 膵仮性囊胞 ● 腫瘍随伴性	● エキノコックス症 　（単包虫症，多包虫症）など

Check Points

- 単房性か，多房性か
- 増強効果はみられるか，壁不整はみられないか
- 悪性腫瘍の既往や，他部位に悪性腫瘍がみられないか
- 膵病変の波及はないか

読影にチャレンジ！

症例 **1** 60歳台女性．肝臓癌の精査中，脾臓に囊胞性腫瘍を指摘される．

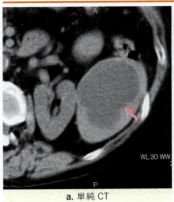

図 3-1 症例 1
- 脾臓内に低吸収の腫瘤を認める(a ➡)．
- 造影 CT でも増強効果はみられない(b ➡)．隔壁や壁在結節も認めない．

症例 **2** 40歳台女性．検診において腹部超音波が施行され，脾臓に腫瘤を指摘される．

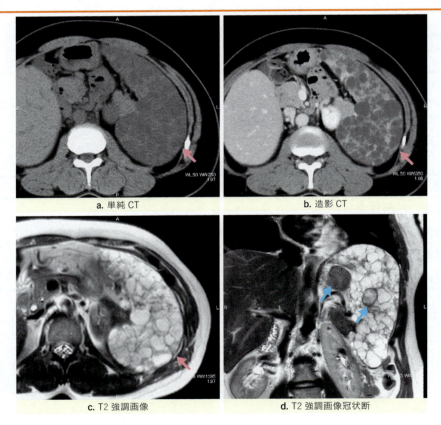

図 3-2 症例 2
- 脾臓内に無数の低吸収の腫瘤で占居されている(a ➡)．
- 造影でも，増強効果はみられず(b ➡)，残存脾実質のみ増強されている．隔壁や壁在結節も認めない．
- T2 強調画像で，脾内に無数の著明な高信号の囊胞を認める(c ➡)．
- 一部の囊胞は低信号を呈し，出血を合併していると思われる(d ➡)．

306　Chapter **4** 脾臓

症例 ③ 60歳台女性．かかりつけ医に脾臓の腫瘤を指摘される．

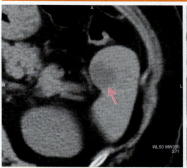
a. 単純CT

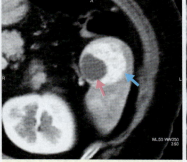
b. 造影CT

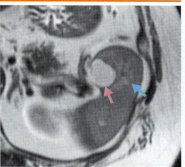
c. T2強調画像

図 3-3　症例 3
- 造影にて脾臓内に早期に濃染される腫瘤を認め (b ➡)，T2強調画像では周囲脾臓より若干高信号で内部に，点状低信号がみられる (c ➡)．同部は，単純CTでは周囲脾実質と等吸収である (a ➡)．
- 腫瘤の内側に増強効果を認めず，T2強調画像にて著明な高信号は嚢胞と思われる病変を合併している (c ➡)．

症例 ④ 70歳台男性．左季肋部痛を主訴に受診．血液の炎症反応亢進，脾臓に腫瘤がみつかり，紹介となる．

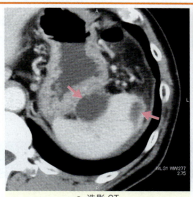
a. 造影CT

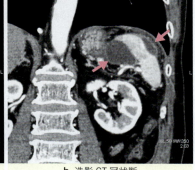
b. 造影CT冠状断

図 3-4　症例 4
- 脾門部および脾外側の被膜下に低吸収の腫瘤を多発性に認める (a, b ➡)．被膜の軽度肥厚もみられる．
- 抗菌薬による治療により，病変は消退した．

診断

症例 ❶ 類表皮嚢腫	症例 ❷ 脾リンパ管腫
症例 ❸ 脾血管腫	症例 ❹ 脾膿瘍

Questions.

Q1. 脾臓で頻度の高い囊胞性腫瘤は何か？ (308頁, A1)

Q2. 脾臓の多房性囊胞ではどのような疾患がみられるか？ (308頁, A2)

Q3. 脾臓でみられる多血性腫瘍にはどのようなものがあるか？ (309頁, A3)

Q4. 脾膿瘍の原因で最も多いものは何か？ (309頁, A4)

A1. 仮性囊胞，リンパ管腫，血管腫，類表皮囊胞など

 鉄則!! 脾臓の囊胞性病変は仮性囊胞の頻度が高く，その他，リンパ管腫，血管腫，類表皮囊胞などもみられる

- 脾臓の囊胞性疾患は**表3-1**のように上皮細胞の被覆を伴う上皮性囊胞（先天性囊胞）と，上皮細胞の被覆を欠く仮性囊胞，寄生虫性の囊胞に分類される．最も頻度が高いものが**仮性囊胞**である．
- 仮性囊胞は通常単発で外傷に続発するものが多いが，膿瘍や梗塞などに続発するものや，膵炎の波及により形成されるものもある．囊胞壁は線維性組織，囊胞内は血液や壊死性のデブリで満たされている．
- 上皮性囊胞（類表皮囊胞）は通常単発の囊胞で**(図3-1)**，小児や若年成人にみられ，漿液で満たされていることが多い．
- 寄生虫性囊胞では，**多包虫症**（エキノコックス症）は北海道を中心に国内発生があり，一次病巣を肝臓に形成し，約2%で脾に転移を来す．

A2. 脾リンパ管腫，エキノコックス症，仮性囊胞など

 鉄則!! 多房性の脾囊胞は，脾リンパ管腫，エキノコックス症，仮性囊胞などでみられることが多い

- リンパ管腫は先天性良性疾患で約75%が頸部，約20%が腋窩にみられ，脾リンパ管腫は稀である．通常小児に認める疾患であるが，脾リンパ管腫は30歳台以降に画像検査で偶然発見されることが多い．
- 被膜下にみられ，境界明瞭で隔壁構造を伴う低吸収の単発性あるいは多発性の囊胞性腫瘤として描出される**(図3-2)**．囊胞内は造影されないが，隔壁には軽度から中等度の濃染がみられることがある．
- 壁に沿った曲線状の石灰化はリンパ管腫を示唆する所見といわれる．
- 寄生虫性囊胞（包虫囊胞）との鑑別には，肝病変の有無やエキノコックス症の血清学的検査が判断に有用である．
- 経過観察で，仮性囊胞では縮小することが多いが，リンパ管腫は不変．

A3. 血管腫，過誤腫，炎症性偽腫瘍，SANT，血管肉腫など

脾臓の多血性囊胞性腫瘍では血管腫の頻度が高い

- 脾血管腫は多形性の脾腫瘍，原発性の脾腫瘍としては最も頻度が高く，多くは海綿状血管腫である．単発のことも多発のこともある．
- ダイナミックCTで辺縁部早期濃染からcentripetal fill-inやT2強調画像で高信号を示すような典型的な画像所見を呈することが多く，診断は比較的容易である**(図3-3)**．
- しばしば変性により多彩な画像所見を呈することがあり，他の血管系腫瘍との鑑別が難しいことがある．

A4. 心内膜炎，敗血症などによる血行性感染

脾膿瘍は心内膜炎，敗血症などによる血行性感染が多いが，免疫不全に伴う膿瘍も増加している

- 脾膿瘍の成因としては，①血行性（心内膜炎，敗血症）が最も多く，②隣接臓器からの炎症の波及（膵炎，腎周囲膿瘍などから），③梗塞巣への感染，④外傷，⑤免疫不全状態などが挙げられる．
- 免疫不全患者の増加，また静注薬物乱用やAIDSの増加に伴い，脾膿瘍に遭遇する機会が増えている．
- 症状は発熱，上腹部痛などである．単発，多発いずれの場合もあり**(図3-4)**，内部が多房性を呈することもある．
- 原因菌はブドウ球菌，連鎖球菌が多いが，大腸菌などのグラム陰性桿菌でもみられる．嫌気性菌，真菌も原因となりうる．
- 2～5mm程度の低吸収域が無数にみられる場合は，微小膿瘍（micro abscess）と呼ばれ，カンジダ，アスペルギルス，クリプトコッカスなどの真菌感染によることが多く，日和見感染により起こる．これらの膿瘍が非常に微小の場合，画像では認識されないこともある．
- 造影CTにおいて，rim状の増強がみられることがあるが，肝膿瘍ほど頻度は高くない．膿瘍内部は粘稠な成分のため，拡散強調画像で高信号（→44頁，肝シナリオ4 図4-8），ADC値低下を示す．

鑑別のポイント

- 鑑別のポイントを**表 3-2** に示す.
- 脾臓に嚢胞性病変をみる頻度は比較的高い. その 80% は仮性嚢胞である.
- リンパ管腫は多房性のことが多い. 包虫症や陳旧性血腫では壁の石灰化を伴いやすい. 転移性腫瘍でも嚢胞状にみえることがある. 血管腫は造影を行えば, 診断は比較的容易であるが, しばしば変性により多彩な画像を呈することがある.
- 膿瘍の診断においては, 基礎疾患や病歴の確認が必要であり, 血液データも参考にすべきである. また拡散強調画像は, 膿瘍の診断に有用である.

表 3-2 囊胞性脾腫瘤の鑑別

	臨床像	頻度	画像所見
仮性嚢胞	外傷や膵炎の既往	++	単房性や多房性, 石灰化
類表皮腫	無症状	稀	単房性嚢胞
リンパ管腫	無症状	+	低吸収, 隔壁 多発性
血管腫	無症状	+	水と等吸収からやや高吸収 辺縁から増強
脾膿瘍	発熱, 左側腹部痛 敗血症, 免疫不全など	+	水よりやや高吸収, 乏血性, 辺縁リング状 拡散制限あり

Chapter 4 | 脾臓

シナリオ 4 脾臓の多発性病変

First Touch

脾臓の多発性病変は比較的大きな結節から無数にみられる微小結節まで様々で，原因疾患も良性病変から悪性病変まで多数の疾患が鑑別として挙がる．鑑別は困難なことが多いが，症状や悪性腫瘍の既往などを念頭に鑑別を進める．

表 4-1 脾内に多発する低吸収結節の鑑別

- 粟粒結核
- 微小転移
- 真菌感染
- サルコイドーシス
- 悪性リンパ腫
- 良性腫瘍：血管腫，littoral cell angioma，過誤腫
- Gamna-Gandy 結節（MRI のみ）

Check Points

- 結節の大きさ，数
- 癌，血液疾患，サルコイドーシスなどの既往
- 症状や免疫状態

症例 **1** 70歳台男性．潰瘍性大腸炎の既往あり．検診の超音波で脾腫瘍および腹腔内，頸部，鼠径リンパ節腫大を指摘された．自覚症状はない．

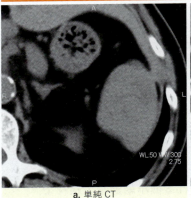
a. 単純CT　　b. 造影CT

図 4-1　症例1
- 単純CTでははっきりしないが，造影CTでは脾内に多発性に乏血性の腫瘍を認める(b ◀)．

症例 **2** 70歳台女性．逆流性食道炎でフォローされていた．超音波で脾臓に多発性腫瘤を指摘される．

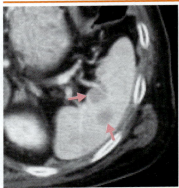 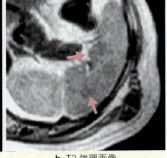
a. 造影CT　　b. T2強調画像

図 4-2　症例2
- 脾内に多発性に乏血性の腫瘍を認める(a →)．T2強調画像では同腫瘍は軽度低信号を呈している(b →)．

症例 **3** 50歳台女性．卵巣癌(明細胞癌)の既往あり．脾臓に多発性に腫瘤を指摘された．

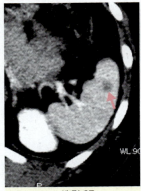 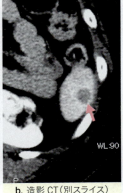 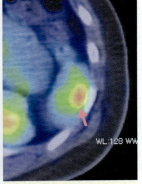
a. 造影CT　　b. 造影CT(別スライス)　　c. FDG-PET

図 4-3　症例3
- 脾内に多発性に乏血性の腫瘍を認める(a,b →)．
- PETではFDGの取り込みを認める(c →)．

症例 4

80歳台女性．数か月前より後腹膜腫瘍による疼痛を認め，CTガイド下生検で悪性リンパ腫（DLBCL）の診断がついている．フォローアップのCTで脾臓に低吸収の腫瘤が出現．

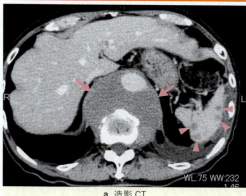
a. 造影CT

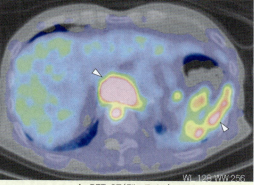
b. PET-CT（別スライス）

図4-4 症例4

- 脾内に多発性に乏血性の腫瘍を認める（a ◀）．椎体および大動脈周囲には大きな腫瘤を認める（a →）．
- PETでは脾内，傍大動脈ともFDGの取り込みを認める（b ◁）．

症例 5

60歳台男性．中咽頭癌で治療中の患者．発熱がみられた．

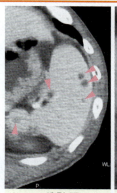
a. 造影CT

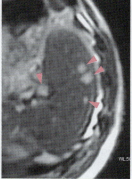
b. T2強調画像

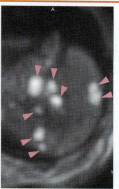
c. 拡散強調画像

図4-5 症例5

- CTでは脾内に多発性に乏血性の腫瘍を認める（a ◀）．
- T2強調画像では高信号を呈し（b ◀），拡散強調画像でも高信号（拡散制限）を呈している（c ◀）．

診断

症例	診断
症例 1	脾サルコイドーシス
症例 2	脾結核
症例 3	脾転移（卵巣癌転移）
症例 4	脾悪性リンパ腫（びまん性大細胞型B細胞性リンパ腫）
症例 5	多発脾膿瘍

Questions.

Q1. 脾臓で多発性の小結節をみた場合，どのような疾患を考えるか？ (314頁, A1)

Q2. 脾臓のサルコイドーシスや結核はどのような画像所見を示すか？ (314頁, A2)

Q3. 脾臓の悪性リンパ腫はどのような画像所見を示すか？ (315頁, A3)

A1. サルコイドーシス，粟粒結核，悪性リンパ腫，免疫不全患者の感染，転移など

鉄則!! 脾内に多発性の小結節性病変をみた場合，様々な疾患の可能性があり，背景因子の把握が重要である

- 脾臓に多発性に結節を認める場合，多数の疾患が鑑別として挙がり(表 4-1)，癌の既往や免疫状態など**背景因子の把握**が重要である．画像上の鑑別は困難である．
- 症状を有するが，悪性腫瘍の既往がない場合は，(粟粒)結核(図 4-2)，悪性リンパ腫，免疫不全患者の感染〔細菌性膿瘍や真菌による micro abscess (図 4-5)，AIDS 患者の結核，非結核性抗酸菌症〕，サルコイドーシスの頻度が高い．
- 無症状であれば，良性腫瘍(血管腫，littoral cell angioma など)やサルコイドーシス(図 4-1)，転移性腫瘍などをまず考えるべきである．
- 脾臓への転移は肝転移に比べて稀であるが，脾臓単独の転移も報告されている．原発として乳癌，肺癌，卵巣癌(図 4-3)，胃癌などが多い．

A2. 多発性の乏血性腫瘤，肝脾腫，結核は陳旧化すると石灰化

鉄則!! サルコイドーシスや結核では多発性の乏血性腫瘤がみられるが，肝脾腫しか認識できないこともある

- 臨床的に脾サルコイドーシスと診断された患者のうち，多発結節性病変を呈する頻度は比較的低く，脾腫を認める場合が多い．肉芽腫が癒合した場合は，大きな結節を形成する．
- 肝臓，脾臓などの腹部実質臓器の結核病変は非常に稀だが，全身結核における脾結核は 70% 程度みられるといわれ，続発性の粟粒性脾結核である．
- 肝脾の活動性結核病変は通常，免疫抑制状態，とりわけ進行した HIV 感染時にみられるといわれる．

- サルコイドーシス，結核は通常多発性の乏血性腫瘤であるが，稀に孤立性の腫瘤を形成することがあり，脾の腫瘍性病変との鑑別が問題となる．
- 結核が陳旧性肉芽腫の状態になると石灰化を生じる(図 4-6)．

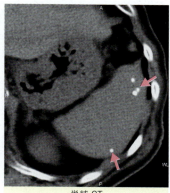

単純 CT

図 4-6　結核によると考えられる陳旧性の肉芽腫（70 歳台女性）
- CT 上，脾内に多数に微小な石灰化結節を認める( )．

A3. 脾腫のみ，単発性腫瘤，多発性腫瘤，脾臓全体に不均一な低吸収など様々

鉄則!! 悪性リンパ腫の脾病変は様々な形でみられる

- 悪性リンパ腫は多彩な病理像を反映して，①脾腫のみ，②単発性低吸収腫瘤，③多発性低吸収腫瘤(図 4-4)，④脾臓全体に不均一な低吸収など様々な形態を呈する．
- 脾臓の悪性リンパ腫は B 細胞リンパ腫がほとんどで，わが国ではびまん性大細胞型 B 細胞性リンパ腫（diffuse large B cell lymphoma；DLBCL）が多い．このタイプは，白脾髄に孤立性あるいは多発性の結節性病変を形成する．
- 一方，T 細胞性リンパ腫は稀であるが赤脾髄や髄索をびまん性に浸潤する．

鑑別のポイント

- 脾臓に多発性に低吸収域を認めた場合，画像上の特異性がないため，背景因子の把握や臨床症状の評価が重要である(表 4-2)．癌の既往がなく無症状であれば，良性腫瘍（血管腫，littoral cell angioma など）やサルコイドーシスなどをまず考えるべきである．
- 症状を有するが，悪性腫瘍の既往がない場合は，（粟粒）結核，悪性リンパ腫，免疫不全患者の感染（細菌性膿瘍や真菌による微小膿瘍，AIDS 患者の結核，非結核性抗酸菌症），サルコイドーシスの頻度が高い．悪性腫瘍の既往があれば，転移を疑うべきであるが，他の疾患の可能性もあり，慎重に鑑別あるいは経過を観察する必要がある．

表 4-2　多発性脾腫瘤の鑑別

	臨床像	頻度	画像所見
サルコイドーシス	無症状	＋	微小な多発低吸収
結核	無症状	稀	微小な多発低吸収
悪性リンパ腫	リンパ節腫大 肝脾腫	＋	単発，多発腫瘤
多発転移	全身転移の部分症	＋	単発，多発腫瘤 囊胞，壊死，出血を認めることあり
多発膿瘍	発熱，左側腹部痛 敗血症，免疫不全など	＋	単発，多発腫瘤 拡散制限あり
血管腫，リンパ管腫	無症状	＋＋	――
多発梗塞	心房細動，動脈硬化	＋	くさび形，乏血性腫瘤

もっと知りたい！

Gamna-Gandy 結節　　Gamna-Gandy body

- 脾のうっ血に伴い，脾内に多発性の微小出血で，門脈圧亢進の 9〜12％にみられる．
- T2 強調画像で脾内に多発性に微小出血（ヘモジデリン）による低信号を認める**（図 4-7）**．

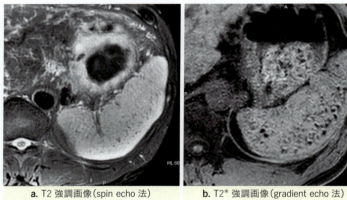

a. T2 強調画像（spin echo 法）　　b. T2* 強調画像（gradient echo 法）

図 4-7　肝癌合併肝硬変にみられた Gamna-Gandy 結節（50 歳台男性）
- 脾臓内に多発性に低信号域を認める．
- T2 強調画像よりも，T2* 強調画像にて低信号は明らかである．

脾臓の石灰化

- 脾臓の石灰化は，結核などの肉芽腫や血管腫，囊胞，エキノコックスなど良性の腫瘤性病変，動脈瘤や動脈硬化，梗塞など多くの原因でみられる**(表 4-3)**.

- 大半は臨床的に問題とならないものが多い．脾に多発性の微小石灰化を認めた場合は，多くは陳旧性の結核の肉芽腫である**(図 4-6)**．1 cm 以上の大きな孤立性の石灰化は，陳旧性の梗塞や血腫，膿瘍や結核でみられる．

- 曲線状であれば脾動脈の動脈硬化性石灰化，包虫症，外傷後の囊胞，びまん性に均一な微細顆粒状であれば鎌状赤血球症，ニューモシスチス肺炎を考える．

表 4-3　脾の石灰化の鑑別

- 血管：脾動脈瘤，動脈硬化，静脈石
- 膿瘍：細菌性，結核性
- 囊胞(包虫症や慢性血腫)
- 肉芽腫：結核，ヒストプラズマ，ブルセラ，ニューモシスチス肺炎など
- 梗塞
- Gamna-Gandy 結節
- 腫瘍：血管腫(静脈石)，粘液性腺癌の転移，過誤腫，リンパ管腫など
- 鎌状赤血球症

索引

Index

事項索引

記号
α-フェトプロテイン　110

和文

あ
アミオダロン塩酸塩　138

か・こ
化学シフト画像　85
拡散強調画像　26, 28
コレステロール結石　118, 213

た
ダイナミック CT　1
胆石　174
胆泥　174
胆道内ガス　123

と
陶器様胆嚢　174
動脈相　2

は・ひ
馬鈴薯肝　154
ビリルビンカルシウム結石　118, 213

ふ・へ
浮遊胆嚢　177
平衡相　2

も
門脈相　2
門脈内ガス　122

り
リピオドール®　115

欧文

c
capsule-like rim　260
central dot sign　52
Charcot の三徴　190
chemical shift imaging　85
comet sign　175
confluent fibrosis　35

d
debris　174
double duct sign　204, 269
double target sign　23
duct penetrating sign　260
dystrophic calcification　243, 252

e・f
EEPL（early enhancing pseudolesion）　59, 66
EOB 造影 MRI　16, 25, 69, 72, 101
extravasation　104
flow void　253, 256

g・h
gastrinoma triangle　254
Gd-EOB-DTPA　4, 25, 72, 75
Glisson 鞘　94, 151
Glisson 被膜　158
groove 領域　279
hemosuccus pancreaticus　277

m
malignant foci　102
MRCP（magnetic resonance cholangiopancreatography）　196, 198

n
new mechanistic definition　278
nodule-in-nodule sign　102, 104

p
pearl necklace sign　175
peliotic change　33
periportal collar sign　63, 129, 150
periportal halo　150
PHI（periportal highsignal intensity）　150
porcelain gallbladder　174

r
RAS（Rokitansky-Aschoff sinus）　167
Reynolds の五徴　190

s
scalloping　160
sonographic Murphy 徴候　174
sonolucent layer　174
SPIO（Super Paramagnetic Iron Oxide）　138
spoke wheel appearance　17, 301
string of beads sign　175
strings of pearls　188

t・w
T2* 強調画像　136
third inflow　143
time density curve　1
whirl sign　177

疾患索引

和文

あ

悪性リンパ腫	
——，肝	93, 95
——，膵	259
——，脾	292, 313
アミロイドーシス	141
アルコール性肝炎	141
アルコール性肝障害	79
アルコール性慢性膵炎	274

い・う

陰性結石	203
うっ血肝	128, 153

え・お

エキノコックス	43
壊死性神経内分泌腫瘍	223
壊死性膵炎	284
壊疽性胆嚢炎	178
遠位肝外胆管癌	186
黄色肉芽腫性胆嚢炎	173, 179

か

仮性嚢胞	223, 284
褐色細胞腫	12
カルチノイド症候群	254
肝炎症性偽腫瘍	96
肝外傷	121
肝芽腫	108, 111
肝血管腫	11, 12, 22, 108, 111
肝血管筋脂肪腫	18, 84
肝硬変	176
肝細胞癌	11, 12, 74, 84, 97, 115
——，硬化型	32, 36, 104
——，混合型	32, 36
——，早期	104
——，びまん型	58, 93
肝細胞腺腫	11, 132
肝サルコイドーシス	58, 63
肝周囲膿瘍	157
肝腺腫	12, 15, 17, 74
肝腺腫症	15
感染性壊死性膵炎	284

（第2列）

肝損傷	125
肝内肝動脈−門脈シャント	66
肝内結石	115, 116, 118, 213
肝内胆管細胞癌	12
肝内門脈−肝静脈シャント	66, 70
肝粘液性嚢胞腫瘍	40, 43, 47
肝膿瘍	22, 40, 121
肝被膜下血腫	157
肝門部胆管癌	184, 186, 213, 216
間葉系過誤腫	108, 112

き

偽脂肪腫	84, 116
急性肝炎	128, 142, 176
急性肝不全	154
急性膵炎	259, 281
急性胆嚢炎	173, 178
急性閉塞性化膿性胆管炎	190
偽リンパ腫	95

け

劇症肝炎	154
結核性肉芽腫	115
血管肉腫	300
結節性硬化症	252
限局性結節性過形成	11, 16, 17, 74
限局性脂肪肝	84, 93, 144
原発性硬化性胆管炎	184, 188

こ

硬化性血管腫	32, 36
骨髄線維症	292
コレステロールポリープ	166

さ・し

再生結節	58
自己免疫性膵炎	259
脂肪肝	141, 147
充実性偽乳頭状腫瘍	240
十二指腸乳頭部胆管癌	185
出血性嚢胞	40, 46
腫瘤形成性膵炎	240, 276
常染色体優性多嚢胞腎	54
小児膵腫瘍	256
静脈奇形	108
神経芽腫	108

（第3列）

神経線維腫症1型	252
神経内分泌腫瘍	15, 33, 240, 251, 254, 267
真性嚢胞	226

す

膵癌	240, 245, 267
膵管内乳頭粘液性腫瘍	229, 234, 267
膵管内乳頭粘液腺癌	234
膵管非癒合	287
膵漿液性嚢胞腫瘍	230
膵石症	274
膵腺房細胞癌	245
膵胆管合流異常	168, 207
膵動静脈奇形	251, 256
膵頭部癌	203
膵内副脾	251
膵粘液癌	246
膵粘液性嚢胞腫瘍	223, 230
膵膿瘍	284
膵の限局性脂肪浸潤	244

せ

成人型多発性肝嚢胞性疾患	54
先天性胆道拡張症	203
線毛性前腸性肝嚢胞	46

そ

総胆管癌	184, 194
総胆管結石	116, 194, 203, 269
総胆管嚢腫	205

た

退形成性膵管癌	247
多嚢胞肝	51, 54
多発肝膿瘍	313
多発性内分泌腫瘍	252
胆管炎	66
胆管細胞癌	22, 32, 74, 93
胆管周囲嚢胞	51
胆管神経内分泌腫瘍	169
胆管性過誤腫	51
胆管内乳頭状腫瘍	47, 194, 213
胆管嚢胞腺腫（癌）	47
胆汁性仮性嚢胞	162
胆石	168, 203

320

胆石イレウス　178
胆石胆嚢炎穿孔に伴う横隔膜下膿瘍　157
断端神経腫　198
胆道気腫　121, 194
胆嚢癌　166, 173
胆嚢腺筋腫症　166, 173
胆嚢(腺)扁平上皮癌　169
胆嚢捻転　173

ち
腸管壊死　123
重複胆嚢　207

て
鉄過剰症　135, 138
転移性肝腫瘍　22, 40, 58, 115, 141, 157
転移性脾腫瘍　300, 313

と
糖原病　15, 131, 132, 137, 142
特発性慢性膵炎　274

に
日本住血吸虫症　116
乳児血管腫　108
乳頭部癌　203, 267

は
白血病　128
反応性リンパ組織増殖症　95

ひ
脾炎症性偽腫瘍　304
脾過誤腫　300
脾結核　313
脾血管腫　307
脾梗塞　292, 300
脾サルコイドーシス　313
脾腫　290
脾症　296
微小膿瘍　58
脾臓原発血管肉腫　302
脾損傷　125
脾膿瘍　307
被包化壊死　284

脾リンパ管腫　307

ふ
複雑性嚢胞　40
副脾　296
腹部コンパートメント症候群　288
腹膜偽粘液腫　157, 160, 162
腹膜播種　160
浮腫性膵炎　284
浮腫性胆嚢壁肥厚　173

へ・ほ
閉塞性黄疸　189
閉塞性膵炎　270
ヘモクロマトーシス　135
ヘモジデローシス　136
放射線性肝炎　146

ま・み
慢性骨髄性白血病　292
慢性膵炎　267
慢性胆嚢炎　168, 173
未分化肉腫　108, 112

も
門脈圧亢進症　292
門脈内ガス　121

ゆ
遊走脾　295
遊走脾症候群　295

ら・り
卵巣癌　43
輪状膵　287
リンパ上皮嚢胞　236

る
類上皮性血管内皮腫　36, 160
類表皮嚢腫　223, 307

欧文

a
accessory spleen　296
acinar cell carcinoma of the pancreas　245
ACS(abdominal compartment syndrome)　288
acute liver failure　154
ADPKD(autosomal dominant polycystic kidney disease)　54
AIDS cholangiopathy　191
AIP(autoimmure pancreatitis)　259
AML(angiomyolipoma)　18
amputation neuroma　198
amputation neuroma following cholecystectomy　198
anaplastic ductal carcinoma of the pancreas　247
anaplastic sarcoma　112
annular pancreas　287
AOSC(acute obstructive suppurative cholangitis)　190
AP shunt　66

b
biliary cystadenoma (adenocarcinoma)　47
biloma　162
Budd–Chiari 症候群　79, 132

c
Caroli 病　43, 51, 54
cholangitis associated with HIV infection　191
ciliated hepatic foregut cyst　46
complicated cyst　40
congestive liver　153

d
dorsal pancreatitis　287
dysplastic nodule　79

e
epithelioid hemangioendothelioma　36

f

Fitz Hugh-Curtis 症候群 **162**
fluminant hepatitis **154**
FNH (focal nodular hyperplasia) **11, 16, 17, 74**
FNH-like nodule **79**
——, Fontan 手術後 **80**

g

gallbladder duplication **207**
Gamna-Gandy 結節 **316**
gastrinoma **254**
Gaucher 病 **294**
GIST (gastrointestinal stromal tumor) **42**
glycogen storage disease **132**
groove 膵炎 **279**
groove 膵癌 **279**

h

HCC (hepatocellular carcinoma) **97**
——, fibrolamellar **104**
——, mixed type **36**
——, sclerosing **36, 104**
hemorrhagic cyst **46**
hepatic adenoma **17**
hepatic inflammatory pseudotumor **96**
hepatic lymphoma **95**
hepatobiliary parasites **118**
hepatoblastoma **111**
HIV 感染による胆管炎 **191**

i

IgG4 関連胆管炎 **184, 188, 213**
infantile hemangioma **111**
insulinoma **254**
intrahepatic cholelithiasis **118**
intrahepatic omental packing **89**
intrahepatic porto-hepatic venous shunt **70**
IPMC (intraductal papillary mucinous carcinoma) **234**

IPMN

IPMN (intraductal papillary mucinous neoplasm) **229, 234, 267**
IPNB (intraductal papillary neoplasm of bile duct) **47**
IPT (splenic inflammatory pseudotumor) **304**
iron overload disease **138**

j・k

juxtacaval fat **89**
Klatskin tumor **185, 213**

l

LEC (lymphoepithelial cyst) **236**
Lemmel 症候群 **203**
liver injury **125**
liver sarcoidosis **63**
lymphatic liver metastasis **63**

m

MCN (mucinous cystic neoplasm) **229**
mesenchymal hamartoma **112**
Mirizzi 症候群 **184, 189**
mixed neuroendocrine neoplasm (MiNEN) **169**
multicystic biliary hamartoma **48**
multifocal fibrosclerosis **215**

n

NEC (neuroendocrine carcinoma) **42**
NEN (neuroendocrine neoplasm) **169**
NET (neuroendocrine tumor) **15, 33, 223, 241, 251, 254, 267**
Niemann-Pick 病 **292**

p

pancreas divisum **287**
pancreatic arteriovenous malformation **256**
pancreatic mucinous carcinoma **246**
pancreaticobiliary maljunction **207**
peribiliary cyst **51**

polycystic disease **54**
polycystic liver **54**
PSC (primary sclerosing cholangitis) **184, 188**
pseudolymphoma **95**
pseudomyxoma peritonei **162**
PV shunt **66**

r

radiation hepatitis **146**
reactive lymphoid hyperplasia **95**

s

SANT (sclerosing angiomatoid nodular transformation) **300**
sclerosing hemangioma **36**
SCN (serous cystic neoplasm) **229**
siderotic nodule **59**
splenic injury **125**
splenosis **296**
SPN (solid pseudopapillary neoplasm) **240, 274**

t

THAD (transient hepatic attenuation difference) **64, 67**
third inflow **68, 70**

v

Vater 乳頭部癌 **204**
VIPoma **254**
von Hippel-Lindau 病 **252**
von Meyenburg complex **51**

w・x

wandering spleen **295**
Wilson 病 **137**
WON (walled-off necrosis) **284**
XGC (xanthogranulomatous cholecystitis) **179**